窦汉卿针灸经验集粹
——注疏与发挥

贾春生　王锐卿　编著

全国百佳图书出版单位
中国中医药出版社
·北 京·

图书在版编目（CIP）数据

窦汉卿针灸经验集粹：注疏与发挥 / 贾春生，王锐卿
编著 . —北京：中国中医药出版社，2022.12
ISBN 978-7-5132-7529-3

Ⅰ.①窦… Ⅱ.①贾…②王… Ⅲ.①针灸疗法—中医
临床—经验—中国—元代 Ⅳ.① R246

中国版本图书馆 CIP 数据核字（2022）第 053958 号

中国中医药出版社出版

北京经济技术开发区科创十三街 31 号院二区 8 号楼
邮政编码 100176
传真 010-64405721
保定市西城胶印有限公司印刷
各地新华书店经销

开本 880×1230 1/32 印张 10.75 字数 241 千字
2022 年 12 月第 1 版 2022 年 12 月第 1 次印刷
书号 ISBN 978 – 7 – 5132 – 7529 – 3

定价 48.00 元
网址 www.cptcm.com

服务热线 010-64405510
购书热线 010-89535836
维权打假 010-64405753

微信服务号 zgzyycbs
微商城网址 https://kdt.im/LIdUGr
官方微博 http://e.weibo.com/cptcm
天猫旗舰店网址 https://zgzyycbs.tmall.com

如有印装质量问题请与本社出版部联系（010-64405510）
版权专有 侵权必究

前　言

　　燕赵大地，名医辈出，为中医学术的发展做出了不可磨灭的贡献。在针灸学术史上，窦汉卿的学术思想更是起到了承上启下的作用，其上承《内经》《难经》针法之要，下启明清针法之风。其一生在针灸诸多方面均有创新和发挥。前人多对窦氏针法方面进行阐述，由于《窦太师针经》的湮没，使得对于穴法创新，前人总结得不够全面，另外岁月封存的《针灸集成》《盘石金直刺秘传》亦重见天日，使得对窦氏学术经验进行进一步系统全面地挖掘整理成为可能，于是笔者萌生了撰写此书的念头。

　　对于窦汉卿的学术思想，首先应继承好、传承好，于是本书对窦汉卿的生平、学术成就、处方特点等进行论述，使得读者对窦汉卿有一个整体的认识，并对窦汉卿针灸学术相关的歌赋进行注解，使得读者能更好地理解其学术思想；其次就是在继承好窦汉卿经验的基础上进行发展和发挥，本书的特色在中篇，即注疏与发挥部分，主要针对窦汉卿的相关书籍并结合本人多年临床经验及认识，对其进行注解和发挥，以期对临床有所帮助。

本书的撰写感谢河北中医学院燕赵医学研究院及河北省中医药管理局 2021 年度中医药类科研指令性计划课题（No.2021096）的资助。感谢我的学生王锐卿在书籍撰写过程中的辛勤付出。假如本书能对同道有所启示，对燕赵医学有所贡献，则本人深感欣慰。由于时间精力有限，书中不足之处还请各位同道提出宝贵的意见和建议，以便进一步完善。

贾春生

2022 年 8 月 17 日

编写说明

一、参考书籍及版本

本书上篇部分所参考文献多来自于网络数据库（如中国知网、万方数据、维普、读秀等）的研究论文及本科研团队的研究成果。

下篇所参考书籍及版本主要有黄龙祥主编的《针灸名著集成》及黄龙祥、黄幼民整理的《元代珍稀针灸三种》。其中《针经指南》以成化八年（1472年）本为底本，《扁鹊神应针灸玉龙经》底本采用上海古籍出版社1989年影印文渊阁《四库全书》本。《窦太师针经》以甲抄本为底本，《针灸集成》以明节抄本为底本，《盘石金直刺秘传》以《针灸集要》本为底本。

二、内容与结构

本书主要由三部分构成，即上、中、下三篇，上篇为窦汉卿生平及学术思想钩玄，主要介绍窦汉卿的生平、学术成就、处方特点等，使得读者对窦汉卿有一个整体的认识。中篇为注疏与发挥，主要针对窦汉卿的相关书籍进行注解和发挥，以期对读者临床有所帮助。下篇为窦汉卿相关歌赋注疏，对窦汉卿针灸学术相关的歌赋进行注解，使得读者能更好地理解其学术思想。

三、编排与处理

本书以黄龙祥、黄幼民整理的《元代珍稀针灸三种》为参照，将其《窦太师针经》部分按照《经络腧穴学》教材中的体例进行重新编排处理，如少商穴，原文作"少商二穴，木也。在手大拇指端内侧，［阙文］阴脉所出为井。针入一［阙文］喉中一切乳蛾等证，泻［阙文］治。又治五痫，灸七壮。吹［阙文］逆腹满，腮目肿，手挛不［阙文］"。本书采用黄龙祥研究员考证结果，原文应作"少商二穴，木也。在手大拇指端内侧，去爪甲如韭叶。手太阴脉所出为井。针入一分，更沿皮向后三分。治喉中一切乳蛾等证，泻，三棱针出血亦妙。又治五痫，灸七壮。烦心善呕，喉痹，咳逆腹满，腮目肿，手挛不伸"。

全书腧穴体例作：

少商

归经：手太阴脉。

位置及取穴法：在手大指端内侧。

刺灸法：针入一分，更沿皮向后三分。

主治：喉中一切乳蛾（三棱针刺出血亦妙），五痫（灸七壮），烦心善呕，喉痹，咳逆腹满，腮目肿，手挛不伸。

余皆仿此。

《盘石金直刺秘传》及《针灸集成》二书，笔者以《盘石金直刺秘传》的分类方式为准，将两部书籍的内容进行重新编排，并将《针灸集成》的医案统编至《盘石金直刺秘传》下。如原书作"耳聋气闭无闻，盖肾经虚败，攻于两耳，闭塞虚鸣如锣声，如蝉鸣，如热报叫：泻合谷、足三里"。

全书针灸处方体例作：

病症：耳聋气闭无闻，闭塞虚鸣如锣声，如蝉鸣，如热报叫。

病机：盖肾经虚败，攻于两耳。

取穴与刺灸法：合谷（泻）、足三里（泻）。

以上编排使得读者查看清晰，易于查找及临床应用。在发挥部分容纳了百家之长及贾春生教授多年临床经验，使得读者在发皇古义的同时，可以融会新知，汲取百家之长，以提高临床疗效。

另外，原书中的正经穴位均附有示意图，因与现代腧穴定位几乎一致，故本书均未予展示。

贾春生

2022 年 8 月 17 日

目　录

2

上篇

窦汉卿生平及学术思想钩玄

第一章　年少多舛，厚积薄发

第一节　窦汉卿生平简介

窦默（1196—1280），字子声，初名杰，字汉卿，广平肥乡（今河北省邯郸市肥乡县）人，金元时期著名针灸医家。

窦杰幼知读书，毅然有立志。其叔祖窦旺任郡功曹，令窦氏学习吏事，不肯就。元兵伐金时，当时窦杰十八岁，为元兵所俘，同俘者三十人皆被杀害，惟窦杰逃脱归乡（广平府肥乡），归家发现家破母独存，惊怖之余，母子俱得疾，母竟亡，扶病藁葬。

年二十时，大兵复至，亲属亡没，家业荡尽，遂南走渡河，与河南母舅吴氏居三年。后遇河南清流河（今河南省许昌市附近）医者王翁，授以方脉之术，且与其女婚配。其敏而求学十七年（嘉定—绍定年间），方习得针灸之术。南宋绍定四年（1231），时年三十六岁的窦汉卿从宋子华山人处得流注八穴，惜初学未成而又遇战火，河南破，又丧其家，使其家藏书籍悉数尽毁，窦公由陈州（今河南省周口市淮阳县，元属汴梁路陈州）转客蔡州（今河南省驻马店市汝南县，元初为蔡州，后改汝宁府），于南宋绍定五年（1232）遇名医李浩授以铜人针法。窦汉卿恐兵且至，又走湖北德安（今湖北省安陆市），于孝感县令谢宪子门下学习宋儒伊洛性理之学。南宋端平三年至嘉熙三年间，中书杨惟中奉旨招集儒道释之士，窦汉卿遂北归隐于大名（今河北省邯郸市大名县），改名窦默，与姚枢、许衡朝暮讲习，至忘寝食。有乡人好学者、来问经书疾病者、来求医药率者，窦氏皆欣然应答。南宋淳祐四至五年（1244—1245），许衡之弟许衎受针术于窦汉卿。

南宋淳祐九年（1249），元世祖忽必烈闻其贤将招之，使者持教令至，窦公不得已乃出拜命，遂至潜邸（今内蒙古自治区锡林郭勒盟上都音高勒苏木）。后举荐姚枢，仕至中书左丞相。南宋淳祐十二年（1252），忽必烈命窦汉卿往诣曲你河拜见太后，太后命皇子真金从窦汉卿学习，并赐以玉带钩。南宋理宗宝祐元年（1253），罗天益与窦汉卿随驾爪忽都田地里住冬，与其讲论。1260年，即元世祖忽必烈中统元年，忽必烈上位，召窦汉卿至上都开平城。元中统二年（1261），时年六十六岁的窦汉卿任翰林侍讲学士。同年岁冬，窦汉卿因疾归家（肥乡）。元中统三年（1262），帝召还京。元至元三年（1266），帝留意经学，窦汉卿与商挺、姚枢、王鹗、杨果纂《五经要语》。元至元七年（1270），窦汉卿与张文谦请立国子学。元至元十二年（1275），窦汉卿与王磐等请分置翰林院，此时窦汉卿已近八十岁高龄。元至元十七年（1280），加昭文馆大学士，卒年八十五岁。厚加赠赐，皇太子亦赠以钞二千贯，命有司护送归葬肥乡。后累赠太师，封魏国公，谥文正。

【昭文馆大学士正议大夫窦公神道碑】

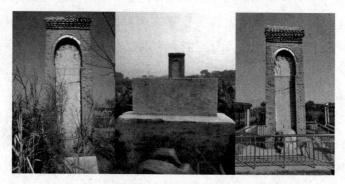

中华人民共和国成立后不同时期窦公神道碑近影
翰林学士承旨、资善大夫、知制诰兼修国史　王磐撰
少中大夫、山东东西道提刑按察使　胡祗遹书丹
正奉大夫、前参知政事、枢密副使　商挺篆额

至元十七年秋七月十有二日，昭文馆大学士、正议大夫窦公，以疾薨于京师。讣闻，上深悼惜，赙恤其家甚厚；皇太子送楮币二千缗以供葬事。以是年十一月庚戌日，葬于广平府肥乡县兴教乡之先茔。皇太子令旨，命翰林学士王磐定撰碑文。磐谨按行状：

公讳杰，字汉卿，世为广平府肥乡县人。其先出汉大司空融，世代绵远，无谱牒可征，不能纪其世次远近。曾祖亨，值金正隆间，料民为兵，曾祖以丁力富强，被选为签军之家，乡人遂以签军目之。祖荣，父思，隐德不耀。

公幼好学，喜读儒书。叔祖旺，为郡功曹，充执事权，家门荣润，亦欲使公改业。公曰："趋近利而弃远图，非计也，不若仍旧。"卒不改。

年二十，值国朝兵南下，亲属亡没，家业荡尽，惟余一身，暮夜潜出，收亲属之可识者，埋瘗讫，即南走渡河，依母党吴氏。居三年，有清流河医者王氏，妻以其女，且授公以方脉之术。公由是从容安居而生理赡足，平昔义理之学益得所养而日进于高明矣。

壬辰岁，河南破，又丧其家，由陈走蔡，由蔡渡淮，由淮至德安。有孝感县令谢宪子者，一见如故交，遂馆于其家，日相与讲明伊洛程张义理之学，比之在北方时，又益精切矣。

丙申丁酉岁，中书杨君惟中，奉朝命招收三教，公应募北来，遂得复归乡里，更其旧名曰默，字子声。乡人好学者来问经书，疾病者来求医药，率皆欣然应答，人无贫富贵贱，视之如一。针石所加，医药所施，病辄痊安，而未尝有一毫责报之心。久之，道誉益重。

是时，今上在潜邸，闻其贤，将召之。公深自韬晦，罕所应接。

己酉岁，使者持教令至，先使公之友人以私意往见公，使者微服蹑其后。公不得已，乃出拜。命大名官府即日赍遣就道。既至入见，上问以治道，公首以三纲五常为对。上曰："何谓三纲五常？"公一一敷演具言之。上曰："人道之端，孰大于此。失此，则不名为人，且无以立于世矣。"遂大称旨，一日三召，或至夜分不寐。公又言："帝王之学，贵正心诚意。心既正，则朝廷远近莫敢不一于正矣。"自是燕见晤语无时，不令暂去左右。一日言及治道，因问："今之明治道者为谁？"公以姚枢对，即日遣使召之，后仕至中书左丞。

壬子岁冬，上命公往诣曲你河拜见太后，赐之貂帽、貂裘、靴袜称是。既至，太后问："汝为何等人"？公以孔夫子门弟子为对，乃命之坐，赐之酒食，顾遇之礼甚厚。时皇太子未冠，

5

上命公教之。上将往征大理，以玉带钩赐公，且曰："此金内府物也，汝老人，被服为宜，太子见我所赐物，如见我矣"。

公留数年，请南还。上命大名、顺德两处，各给第宅及土田、婢仆、冬夏衣服，岁以为常。

庚申岁，上登宝位，首召公至上都，问曰："朕欲求一个如唐太宗时魏征等辈人物，可得否？"公对曰："犯颜谏诤，刚毅不挠，许衡即其人也。若识深虑远，有宰相才，可大用者，则万户史天泽即其人也"。不数日，拜天泽为左丞相。授公太子太傅，公固辞曰："东宫未正位号，臣何敢先受师傅之名，且臣才学空疎，不称众望。"五辞乃得免，改授翰林侍讲学士。

王文统拜平章政事，上颇委注。公奏曰："陛下初登宝位，天下之人引领望治，朝廷宜得端方忠厚之人，以立万世基本。王文统乃机谋权谲之士，不可大用"。一日，同在上前，又面诋之曰："此人学术不正，他日必为天下祸。"是岁冬，公以疾归家。

明年，文统败，上追忆公言，尝谓人曰："曩言王文统不可用者，惟窦汉卿一人。向使更有一二人言，则朕宁不思之。"又尝谓侍臣曰："朕访求贤士几三十年，惟得窦汉卿、李状元二人。"又曰："如窦汉卿之心，姚公茂之才，合而为一，始为完人。"遂遣使召公还京师，益被信遇，赐之第宅，月给俸廪，国有大政，辄以咨访。公又奏言："三代之有天下，所以风俗纯厚、历数长久者，皆自设学养士所致。方今宜建学立师，博选贵族子弟教养之，以立风化之本。"于是拜许衡为国子祭酒。

至元十一年，迁嘉议大夫，职如故。公年老不视事，家居养疾，上数遣使候问，时以珍玩枕杖、名果异味赐之。东宫礼意又有加焉。十七年，又迁昭文馆大学士、正议大夫，竟不起，享年八十有五。公前娶两王氏，皆早卒。再娶夫人贾氏，出曹南大家，慈惠贤淑，治家有法。次室王氏、荣氏。子男一人，曰履，今为奉训大夫、中书吏部郎中，挺特有父风。女三人，长适中顺大夫、淮西道宣慰副使刘执中；次适金紫光禄大夫、太保、参领中书省事刘秉忠；其季适承直郎、大名路总管府判官刘珪。

大抵士君子之学，贵乎知道，不贵乎骋才，盖知道则循天理，骋才则徇人欲。若窦公之学，可谓知道者欤！不泛溢于词章，不驰骛于功利，清修寡欲，惟理是依。一旦值遇，运属昌辰，骤登荣贵，其中□[1]□□□□□材时略无少异，而忠言谠论裨益宸聪，善诲良规，封植国本，其言史天泽有宰相才、王文统不可大用，荐许衡为国子祭酒以教胄子，若是者皆深识远虑、有补益于国家之大者也。

铭曰：纪元中统，运属昌辰。九重渊默，侧席幽人。惟时窦公，乐道安闲，潜身丘壑，混迹尘阛。征车召至，入见金銮，立谈称旨，喜见天颜。置之左右，日接话言。宫师严重，馆学尊崇。公心澹然，无辱无荣，岩廊丘壑，一政齐同。政事否臧，人才进退，清问所及，正言不讳。权臣奸计，直挫其锋，嬖倖邪谋，预折其萌。如秤称物，轻重不差，如镜照形，妍媸不昧。我无偏私，人无怨怼。公之云亡，圣情哀矜。念公平生，言无隐情，指陈是非，炳如日星。悃愊无华，信而有征。勒铭丰碑，百代流声。

大元至元二十五年□□□□二日，奉政大夫、河东山西道提刑按察副使，男履立石

武安刘郁镌

【《元史·列传》第四十五】

窦默，字子声，初名杰，字汉卿，广平肥乡人。幼知读书，毅然有立志。族祖旺，为郡功曹，令习吏事，不肯就。会国兵伐金，默为所俘。同时被俘者三十人，皆见杀，惟默得脱，归其乡。家破，母独存，惊怖之余，母子俱得疾，母竟亡，扶病藁葬。而大兵复至，遂南走渡河，依母党吴氏。医者王翁妻以女，使业医。转客蔡州，遇名医李浩，授以铜人针法。金主迁蔡，默恐兵且至，又走德安。孝感令谢宪子以伊洛性理之书授之，默自以为昔未尝学，而学自此始。适中书杨惟中奉旨招集儒、道、释之士，默乃北归，隐于大名，与姚枢、许衡朝暮讲习，至忘寝食。继还肥乡，以经术教授，由是知名。

世祖在潜邸，遣召之，默变姓名以自晦。使者俾其友人往见，而微服踵其后，默不得已，乃拜命。既至，问以治道，默首以三纲五常为对。世祖曰："人道之端，孰大于此。失此，则无以立于世矣。"默又言："帝王之道，在诚意正心，心既正，则朝廷远近莫敢不一于正。"一日凡三召与语，奏对皆称旨，自是敬待加礼，不令暂去左右。世祖问今之明治道者，默荐姚枢，即召用之。俄命皇子真金从默学，赐以玉带钩，谕之曰："此金内府故物，汝老人，佩服为宜，且使我子见之如见我也。"久之，请南还，命大名、顺德各给田宅，有司岁具衣物以为常。

世祖即位，召至上都，问曰："朕欲求如唐魏徵者，有其人乎？"默对曰："犯颜谏净，刚毅不屈，则许衡其人也。深识远虑，有宰相才，则史天泽其人也。"天泽时宣抚河南，帝即召拜右丞相，以默为翰林侍讲学士。时初建中书省，平章政事王文统颇见委任，默上书曰：臣事陛下十有余年，数承顾问，与闻圣训，有以见陛下急于求治，未尝不以利生民安社稷为心。时先帝在上，奸臣擅权，总天下财赋，操执在手，贡进奇货，炫耀纷华，以娱悦上心。其扇结朋党、离间骨肉者，皆此徒也。此徒当路，陛下所以不能尽其初心。救世一念，涵养有年矣。今天顺人应，诞登大宝，天下生民，莫不欢忻踊跃，引领盛治。然平治天下，必用正人端士，唇吻小人一时功利之说，必不能定立国家基本，为子孙久远之计。其卖利献勤、乞怜取宠者，使不得行其志，斯可矣。若夫钩距揣摩，以利害惊动人主之意者，无他，意在摈斥诸贤，独执政柄耳，此苏、张之流也，惟陛下察之。伏望别选公明有道之士，授以重任，则天下幸甚。他日，默与王鹗、姚枢俱在帝前，复面斥文统曰："此人学术不正，久居相位，必祸天下。"帝曰："然则谁可相者？"默曰："以臣观之，无如许衡。"帝不悦而罢。文统深忌之，乃请以默为太子太傅，默辞曰："太子位号未正，臣不敢先受太傅之名。"乃复以为翰林侍讲学士，详见《许衡传》。默俄谢病归，未几，文统伏诛，帝追忆其言，谓近臣曰："曩言王文统不可用者，惟窦汉卿一人。向使更有一二人言之，朕宁不之思耶？"召还，赐第京师，命有司月给廪禄，国有大政，辄以访之。

默与王磐等请分置翰林院，专掌蒙古文字，以翰林学士承旨撒的迷底里主之；其翰林兼国史院，仍旧纂修国史，典制诰，备顾问，以翰林学士承旨兼修起居注和礼霍孙主之。帝可其奏。默又言："三代所以风俗淳厚、历数长久者，皆设学养士所致。今宜建学立师，博选贵族子弟教之，以示风化之本。"帝嘉纳之。默尝与刘秉忠、姚枢、刘肃、商挺侍上前，默言："君有过举，臣当直言，都俞吁咈，古之所尚。今则不然，君曰可，臣亦以为可，君曰否，臣亦以为否，非善政也。"明日，复侍帝于幄殿。猎者失一鹘，帝怒，侍臣或从旁大声谓宜加罪。帝恶其迎合，命杖之，释猎者不问。既退，秉忠等贺默曰："非公诚结主知，安得感悟至此。"

至元十二年，默年八十，公卿皆往贺，帝闻之，拱手曰："此辈贤者，安得请于上帝，减去数年，留朕左右，共治天下，惜今老矣！"怅然者久之。默既老，不视事，帝数遣中使以珍玩及诸器物往存问焉。十七年，加昭文馆大学士，卒，年八十五。讣闻，帝深为嗟悼，厚加赗赐，皇太子亦赙以钞二千贯，命有司护送归葬肥乡。默为人乐易，平居未尝评品人物，与人居，温然儒者也。至论国家大计，面折廷诤，人谓汲黯无以过之。帝尝谓侍臣曰："朕求贤三十年，惟得窦汉卿及李俊民二人。"又曰："如窦汉卿之心，姚公茂之才，合而为一，斯可谓全人矣。"后累赠太师，封魏国公，谥文正。子履，集贤大学士。

【窦汉卿生平相关问题考辨】

中华人民共和国成立以来，研究窦汉卿生平者不乏其人，以窦汉卿生平及其神道碑考证为主题的期刊文章有 12 篇。但是文章中对诸如窦汉卿生卒年份、历史足迹及师承等相关问题多有出入，故有必要对相关问题重新进行考辨，以考镜源流，与同道共参。

1. 窦汉卿生卒年份考辨

通过阅读带有窦汉卿生卒年份的文献，发现主要有三种说法。魏稼、张存明等认为窦汉卿生卒年份为 1186—1280；魏稼主编的高等医药院校试用教材《各家针灸学说》认为窦氏生卒年份为 1195—1280；黄龙祥、李鼎、康锁彬及高希言主编的

"十三五"规划教材《各家针灸学说》等认为窦汉卿生卒年份为
1196—1280。

　　研究窦汉卿生平的主要参考文献为《窦公神道碑》《元史》
《嘉靖广平府志》《肥乡县志》。卒年据《天一阁藏明代方志选
刊·广平府志·昭文馆大学士窦公默墓》载:"至元十七年秋七月
十有二日,昭文馆大学士正议大夫窦公以疾薨于京师。"其内容与
位于邯郸市肥乡县城西村的《昭文馆大学士正议大夫窦公神道碑》
同。又《元史·列传·卷四十五》载:"十七年,加昭文馆大学士,
卒年八十五。"至元十七年即公元 1280 年,诸家也多统一。

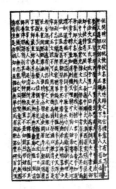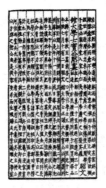

《广平府志·昭文馆大学士窦公默墓》书影

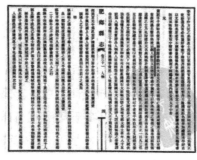

《肥乡县志》书影

不同之处是窦氏的出生年份，因《窦公神道碑》《元史》《嘉靖广平府志》《肥乡县志》等书中均未写明窦汉卿出生具体年份，如《窦公神道碑》载："公幼好学，喜读儒书。"《元史·列传·卷四十五》：载"幼知读书，毅然有立志。"《肥乡县志》载："幼读书，毅然有立志。"故只能利用卒年向前推导。《元史·列传·卷四十五》明确记载："至元十二年，默八十……十七年，加昭文馆大学士，卒年八十五。"《天一阁藏明代方志选刊·广平府志·昭文馆大学士窦公默墓》亦有记载："十七年，又迁昭文馆大学士正议大夫，竟不起，享年八十有五。"（图1）。已知窦公卒于至元十七年，享年八十五岁，由此推算出窦汉卿的出生年份应为金明昌七年或南宋庆元二年，即公元1196年，与黄龙祥、李鼎等考证一致。

2. 窦汉卿历史足迹考辨

关于窦汉卿历史足迹的关键问题是窦氏是否去过山东。魏稼认为其足迹遍及河北、山东、河南、湖北等省。另外，张永臣等主编的《齐鲁针灸医籍集成·金元Ⅱ》，因其曾学医于山东滕县名医李浩，故亦将窦汉卿部分著作纳入其中。

从以上所提史料文献中，尚未发现窦氏去过山东的资料，与山东名医李浩相关内容见于《昭文馆大学士正议大夫窦公神道碑》"壬辰岁，河南破，又丧其家，由陈走蔡"。《元史·列传·卷四十五》载："转客蔡州，遇名医李浩，授以铜人针法。"《针经指南·流注通玄指要赋》载："后避屯于蔡邑，方获诀于李君。"故公元1232年，时年37岁的窦汉卿于河南蔡州遇山东名医李浩，而非直接去到山东。魏稼言窦氏去过山东，尚不知依据何如？

笔者根据史料记载，对窦汉卿历史足迹的先后顺序进行考

辨，并绘制出表格，标注出其主要经过的地理位置，并引用相
关带有明确时间和地理位置的文献作为说明，李宝金已经对相
关地点进行了考辨，但是并未对"曲你河"及"瓜忽都田地"
进行考辨。《窦公神道碑》载："壬子冬，上命公往诣曲你河拜见
太后，赐之貂帽、貂裘、靴袜称是。"元代史籍文献只此一处见
"曲你河"之名。有学者认为曲你河即怯绿连河，但是无论如
何，"曲你河"极有可能位于唆鲁禾帖尼谦谦州的冬营地。"瓜
忽都田地"应为"爪忽都田地"，《元史·本纪》载"岁辛亥，
六月，宪宗即位……遂南驻爪忽都之地"即是一佐证。陈晓伟
已进行详细考辨，并认为爪忽都田地实指燕京一带，如此窦氏
足迹已进行较为完整考辨。具体见表 1。

表 1　窦汉卿历史足迹年表

文献出处	文献内容	时间	地点（元代）	地点（现代）
《窦公神道碑》	公讳杰，字汉卿，世为广平府肥乡县人	1196 年	肥乡	河北省邯郸市肥乡县
《窦公神道碑》	年二十……即南走渡河，依母党吴氏	1215 年	清流河岸	河南省许昌市
《窦公神道碑》	壬辰岁，河南破，又丧其家，由陈走蔡，由蔡渡淮至德安府	1232 年	陈州、蔡州	河南省周口市、驻马店市
《元史列传·窦默》	金主迁蔡，默恐兵且至，又走德安。孝感令谢宪子以伊洛性理之书授之。	1233 年	德安府孝感	湖北省孝感市
《元史列传·王鹗》	天兴二年，金主迁蔡			

续表

文献出处	文献内容	时间	地点（元代）	地点（现代）
《窦公神道碑》《元史列传·窦默》	丙申丁酉岁，中书杨君惟中奉朝命，招收三教，公应募北来，遂得复归乡里，更其旧名曰默，字子声。默乃北归，隐于大名……继还肥乡	1236年	大名府、肥乡	河北省邯郸市大名县、肥乡县
《窦公神道碑》	是时上在潜邸，闻其贤，将召之……已酉岁，使者持教令至……公不得已，乃出拜	1249年	潜邸（漠北王府）	蒙古国前杭爱省
《窦公神道碑》	壬子冬，上命公往诣曲你河，拜见太后，赐之貂帽、貂裘、靴袜称是	1252年	曲你河	俄罗斯叶尼塞河上游流域
《卫生宝鉴·针法门》	癸丑岁与窦子声先生随驾在瓜忽都田地里住冬	1253年	瓜忽都田地	北京
《窦公神道碑》	公留数年，请南还，上命大名、顺德两处，各给第宅及土田婢仆、冬夏衣服，岁以为常	1254—1256年	大名府、顺德府	河北邯郸大名、河北邢台
《元史列传·董俊》《元史志·礼乐》	丁巳，世祖令授皇子经……又命召遗老窦默、姚枢、李俊民、李治、魏璠于四方。六年夏五月，世祖以潜邸次滦州	1257年	潜邸	河北唐山滦县

续表

文献出处	文献内容	时间	地点（元代）	地点（现代）
《窦公神道碑》	庚申岁，上登宝位，首召公至上都	1260 年	上都	内蒙古自治区锡林郭勒盟中部上都音高勒苏木
《窦公神道碑》	是岁冬，公以疾归家	1261 年	肥乡	河北邯郸肥乡
《窦公神道碑》	明年，文统败。上追忆公言……遂遣使召公还京师	1262 年	上都	内蒙古自治区锡林郭勒盟中部上都音高勒苏木
《元史本纪·世祖五》	十年……九月……丙戌，刘秉忠、姚枢、王磐、窦默、徒单公履等上言	1273 年	中都	北京
《元史本纪·世祖五》	十二年……庚子，从王磐、窦默等请，分置翰林院	1275 年	大都	北京
《窦公神道碑》	至元十七年秋七月十有二日，昭文馆大学士正议大夫窦公以疾薨于京师……以是年十一月庚戌日，葬于广平府肥乡县兴教乡之先茔	1280 年	大都、肥乡	北京、肥乡

3. 窦汉卿师承及先后次序考辨

关于窦汉卿师承相关问题主要集中于两点：一是师承于谁，

二是师承先后顺序。魏稼通过诸文献发现姓名可考者，有丘长生、李浩、李元、李源、郭氏、少室隐者、宋子华等人。孙孟章考证窦氏先后师从其岳丈医者王翁、山人宋子华、山东名医李浩父子、湖北孝感县令谢宪子、全真七子之丘处机等。李鼎考证窦氏先后师从宋子华、王翁、李浩、谢子宪。李宝金考证窦氏师承先后次序为王翁、宋子华、李浩、谢宪子。

　　窦氏曾师从于丘长生（为"长春"之误）一说经李鼎及李宝金考证，贝琼之说不可信，笔者认为极是。从上考证可知，窦汉卿于 1232 年于蔡州遇李浩，而张耘等考证李浩之子李元公元 1235 年才出生，应不会出现《滕县志·卷九·方术传》中提到的"窦文正默，幼从子元学"的情况，时年 37 岁的窦汉卿也不应该称为"幼"。另外，李鼎与张耘均认为，李"源"应为李"浩"之误，李浩字巨川。至于魏稼所提"郭氏"，笔者尚未找到相关文献。

《滕县县志》书影

《窦公神道碑》载："居三年，有清流河医者王氏，妻以其女，且授公以方脉之术。壬辰岁……由陈走蔡，由蔡渡淮至德安府。孝感县令谢宪子者。"《元史·列传·卷四十五》载："医者王翁妻以女，使业医。转客蔡州，遇名医李浩，授以铜人针法。金主迁蔡，默恐兵且至，又走德安。孝感令谢宪子以伊洛性理之书授之。"《针经指南·流注通玄指要赋》载："即已受教，遂敏求师，前后仅十七年……方获诀于李君。"故窦氏先后师承于王翁、李浩、谢宪子。长青、康锁彬等均认同此说。关键问题在宋子华，《针经指南·流注八穴序》载："予少时尝得其本于山人宋子华，子华以此术行于河淮间四十一年……而兵火荐至……今十五年矣。时丙午岁重阳有二日窦汉卿序。"窦汉卿于丙午岁作序，应相当于公元 1246 年，此时窦汉卿 51 岁，故"兵火荐至"应为公元 1231 年，窦氏 36 岁。另外窦氏师从王翁后才开始业医，宋子华行医于河淮间，故窦汉卿应于 1219 年至 1231 年间遇宋子华，故当以李宝金考证为是，即窦汉卿师承及先后次序应为王翁、宋子华、李浩、谢宪子。笔者按照窦氏师承相关文献，附表如下（表 2）。

表 2 窦汉卿师承先后次序表

文献出处	文献内容	师承	时间	地点
《窦公神道碑》	居三年，有清流河医者王氏，妻以其女，且授公以方脉之术	王翁	1218 年	清流河岸
《针经指南·流注八穴序》	予少时尝得其本于山人宋子华，子华以此术行于河淮间四十一年……而兵火荐至……今十五年矣	宋子华	1219—1231 年	清流河岸

文献出处	文献内容	师承	时间	地点
《窦公神道碑》《元史列传·窦默》《针经指南·流注通玄指要赋》	转客蔡州，遇名医李浩，授以铜人针法；壬辰岁……由陈走蔡；即已受教，遂敏求师，前后仅十七年……方获诀于李君	李浩	1232 年	蔡州
《窦公神道碑》	壬辰岁……由蔡渡淮至德安府。孝感县令谢宪子者……日相与讲明伊洛程张义理之学	谢宪子	1233 年	孝感

4. 结语

综上所述，通过笔者考证，窦氏生卒年份应为 1196—1280；窦汉卿足迹遍及中国内蒙古、河北、北京、河南、湖北等地，未曾到过山东；窦汉卿直接师承者按照时间先后次序应为王翁、宋子华、李浩、谢宪子。窦汉卿对中国针灸各个领域均有杰出贡献，在中国针灸史上的功绩彪炳千古，窦氏针灸学术值得我们每一个针灸人学习和传承。

第二节 窦汉卿家族关系

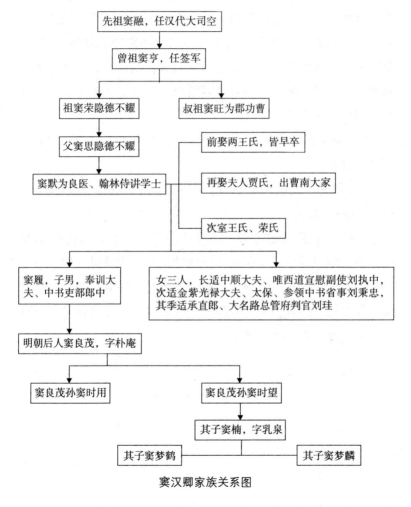

窦汉卿家族关系图

《窦公神道碑》载:"其先出汉大司空融,世代绵远,无谱
牒可征,不能纪其世次远近。曾祖亨,值金正隆间料民为兵,

以丁力富强，被选为签军之家，乡人遂以签军目之。祖荣，父思，隐德不耀。公幼好学，喜读儒书，叔祖旺为郡功曹掾属员，充执事权，家门荣润……公前娶两王氏，皆早卒，再娶夫人贾氏，出曹南大家，慈惠贤淑，治家有法。次室王氏、荣氏。子男一人，曰履，今为奉训大夫、中书吏部郎中，挺特有父风。女三人，长适中顺大夫、淮西道宣慰副使刘执中，次适金紫光禄大夫、太保、参领中书省事刘秉忠，其季适承直郎、大名路总管府判官刘珪。"

《四库全书提要》载："(《疮疡经验全书》) 或即梦麟私撰，托之乃祖也。"

《无锡县志》载："窦良茂，以疡医为邑训科。孙时用、时望，子楠并得名。"

《无锡金匮续志·卷六·方技·窦良茂传》载："窦良茂，字朴庵。博学、工医，为邑医学训科。良茂孙：时用、时望……时望子楠，字乳泉……楠子：梦鹤、梦麟。鹤少从王问游，敦学行。问称为儒医。麟，详注窦太师默《疡医全书》行世。申时行为之《序》，并得名。"

第二章　著书立说，后继有人

第一节　窦汉卿学术传承关系

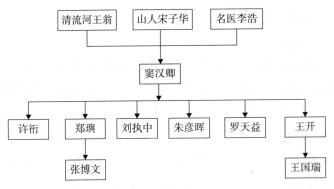

窦汉卿医学传承关系图

除上图显示的传承关系外，尚有徐子明、李清隐、滑寿、杜思敬、泉石老人、杨氏（杨瑞霞）等精通窦氏针法，有些为再传弟子，有些为私淑，现皆辑录于下。

1. 师承

（1）王翁

《窦公神道碑》载："居三年，有清流河医者王氏，妻以其女，且授公以方脉之术。"

《元史·列传·卷四十五》载:"医者王翁妻以女,使业医。转客蔡州,遇名医李浩,授以铜人针法。"

(2)宋子华

《针经指南·流注八穴序》载:"予少时尝得其本于山人宋子华,子华以此术行于河淮间四十一年。"

(3)李浩

《针经指南·流注通玄指要赋》载:"即已受教,遂敏求师,前后仅十七年……方获诀于李君。"

2. 传人

(1)刘执中

《刘侯墓志铭》载:"少负气节,长而益笃,积学绩文,以裕所蕴。同里窦文正公奇之,妻以子。既从窦公,悉得其学,余力所及,犹能以针医名天下。"

(2)许衎

《有元故潜斋先生许仲和墓志》载:"(许衡)挈弟(许衎)以归……文正公(许衡)尝曰我扰攘之际,以医卜免。遂受针术于窦汉卿太师,辄得心传之妙,以之治患,捷于影响,疾病者扶杖而来,弃杖而往,不望其酬。"

(3)王开、王国瑞

《始丰稿·卷十》载:"兰溪人王仁整,号镜潭……至元初,以羁孤之迹至燕,获事窦文正公默,得其铜人针法。用医官起家,稍迁江西官臣提举,后迁太医院事。"

《金华府志》载:"王镜潭……游大都窦太师汉卿之门二十余年,悉传其术以归。窦公嘱之曰,传吾术以济人,使人无病,即君之报我也。遇人有疾,辄施针砭,无不立愈。"

（4）郑璲、张博文

《一真堂记》载："太师窦先生之未遇也，怀其学无所施，悯人札瘥，针法极其妙……博文之师，教授郑璲子玉者，尝馆太师于家，真得其传。而博文则亲传于子玉者，源之正，流之不洇。故施于用，其效可必也。"

（5）朱彦晖

《题朱彦晖三陪手卷》载："余年五十觉笼东，左臂偏枯右耳聋。说道燕城陪手客，此针传授到朱公。"（注云："谓木菴陪饭，窦汉卿陪针，陈学士陪口也。陈名时可，字秀甫。"）

（6）罗天益

《卫生宝鉴·卷二》载："癸丑岁初，余随朝承应。冬，屯于瓜忽都地面，学针于窦子声先生，因询穴腧。"

《卫生宝鉴·卷二十》载："癸丑岁，与窦子声先生随驾在瓜忽都田地里住冬。与先生讲论，因视见流注指要赋及补泻法，用之多效。"

（7）徐子明

《梧溪集》载："公讳霆发，字子明，月山其号也……君子姓多致通，显曰贤明，精窦太师针芮。"

（8）李清隐、李德睿

《姑苏志》载："李德睿，字士明，嘉定人，为宁真观道士，尤攻于医。遇淮人李清隐，授窦太师飞腾针法。"

（9）滑寿

《密庵集》载："金华周玄启，读书好医方术。学于撄宁滑先生。先生生中州，儒而医也。其用药绝似刘河间，而针法则本窦太师……虽然，玄启之于撄宁亲炙者也，撄宁之于窦刘私淑艾者也。"

23

（10）杜思敬

杜思敬与窦汉卿属同时代且同朝为官，学从窦汉卿挚友许衡，曾著有《济生拔萃方》，卷二收录有窦汉卿《流注指要赋》，且辑有《窦太师针法》（详考见《针灸名著集成》）。

（11）泉石心

《金针赋序》载："深得二先生发明窦太师针道之书……泉石心谨识。"

（12）杨瑞霞

今中国中医科学院图书馆藏有一抄本《玉龙歌》，封面题有"杨瑞霞"三字，从明清目录学著作著录得《杨氏玉龙歌》及《杨氏针灸撮要穴法》（此书佚文可见与题作"杨氏家传针经图"明显一致的文字），这位窦氏传人很有可能是这位杨氏（详考见《元代珍稀针灸三种》）。

第二节　窦汉卿相关著作考辨

若要探讨、研究一个人的学术思想及有关的医疗经验，就一定要通读其本人的著作，或他人为其辑录的资料，或他人著作、辑录资料中的有关记载。因为这些实体的资料中具体承载着作者的思想观点与意见，所以当我们试图研究窦汉卿的学术思想时，就十分有必要寻找其所有的著述，并确定其真伪。

在浩如烟海的古籍中寻求特定的目标，一定要有良好的方法，否则就是事倍功半，而目录学则提供了这样一条捷径。"凡读书最切要者，目录之学。目录明，方可读书；不明，终是乱读"（清·王鸣盛《十七史商榷》）。通过书目方能做到"辨章学术，考镜源流"，通过对书目等工具书的检索，可以大致了解窦汉卿相关著作文献的全貌，了解其在针灸学科中的地位、价值和作用。在史书及各种书目中，记载窦氏著述及相关资料的主要有以下几种。

1. 清·钱大昕《补元史艺文志》载有《铜人针经密语》1 卷，《标幽赋》2 卷，《指迷赋》(未注卷数)，《疮疡经验全书》12 卷。

2. 清·钱曾《读书敏求记·卷三》"针灸"与"医家"部分记录载："《铜人针灸经》七卷，《铜人针灸经》传来已久，而窦氏秘传内有金津玉液、大小骨空、八风八邪、髁骨八法，此书与《明堂灸经》俱不载何耶？《太师针灸》一卷，窦太师《针灸》传于婺源王镜潭，共计一百二十八法，抄录于成化辛丑夏五月，藏书家未见有此本也。《窦太师注标幽赋》一卷，兰江镜潭王仁整集。抄写朴陋，墨敝纸渝，惜无善本是正之为憾耳。"

3. 日·丹波元胤《中国医籍考·卷二十二·明堂经脉二》。

(1)《李氏源流注指要》，佚。按上见于《医学源流》。

(2)《窦氏杰针经指南》1 卷，存。

①《流注指要·后序》曰："后避屯于蔡邑，方获诀于李君。旧注。名源巨明。授穴之所秘者，四十有二。然念兹穴俞以或忘，借其声律则易记。辄裁八韵，赋就一编。昔岁次壬辰。重九前二日题。"

②《元史类编》曰："窦默，字子声，初名杰，字汉卿。遂南走渡河，遇医者王翁通鉴，作李浩，妻以女，使业医。"

③罗天益曰："癸丑岁，窦子声先生随驾，在瓜忽都田地里住。冬与先生讲论，因视见流注指要赋及补泻法，用之多效。"（《卫生宝鉴》）

④熊均曰："窦杰，遂著《针经指南》。"

⑤高武曰："《针经指南》，古肥窦汉卿所撰。首《标幽赋》，

次《定八穴指法》及《叶蛰宫图》。颇与《素问》有不合者。"

⑥徐春甫曰："《窦太师针灸》，一名《针灸指南》。名杰，字汉卿，为金太师。"

⑦钱曾曰："《太师针灸》一卷、《窦太师针灸》，传于婺源王镜潭。一百二十八法录于成化辛丑夏五月。藏书家未见有此本也。"

（3）《王氏开重注标幽赋》，佚。

《金华府志》曰："王镜泽，名开，字启元，兰溪人。家贫好读书，不遇于时，遂肆力医道，游大都窦太师汉卿之门二十余年，悉传其术以归。窦公嘱之曰：传吾术以济人，使人无病，即君之报我也。遇人有疾，辄施针砭，无不立愈。至元初，领扬州教授，以母老辞。所著有《重注标幽赋》传于世。子国瑞、孙廷玉、曾孙宗泽，皆克世其业云。"

（4）《祝氏定注窦太师标幽赋》，佚。

《处州府志》曰："祝定，字伯静，丽水人。以医术鸣。洪武初，授本府医学提举，转正科。注窦太师《标幽赋》。医学咸宗之。"

（5）《窦文贞公六十六穴流注秘诀》医藏目录1卷，未见；子午流注1卷，未见。

（6）《注铜人针经密语》1卷，佚。

（7）《王氏开增注针经密语》1卷，佚。

贝琼序略曰："皇元时，窦文贞公得丘长生之传，大显于中朝，而四方咸宗之，且推其所得，述标幽二赋行于世。后注《铜人针经密语》一卷，未成而没。其徒有兰溪王镜潭及其子瑞庵者，增注而成之。则三百六十五穴之分，不可有一过不及之差。渊乎微哉。一日瑞庵挟之，访予叕山，求序以冠其端。予

26

读之累日，为之叹曰：嗟乎！针为医之一耳，而书之浩繁，有不可胜穷者，皆非所以为密也。夫观室而不睹其密，则未造乎室，适道而不求其密，则未造乎道。补注密语，其用针之玄奥乎，然其书阅而未广也。镜潭父子，因文贞公之注，复详之于后。则所谓密语者，既显而不得阅矣。学者获从而考之，则知其所慎。而见于治人者，足以冀夫十全之效，而无悟也已。故不辞而书其说云。"(《清江文集》)

（8）《窦氏桂芳针灸杂说》1卷，未见。

高武曰："《针灸杂说》，建安窦桂芳类次，取《千金》禁忌人神及《离合真邪论》，未能曲尽针灸之妙。"

（9）《葛氏应雷经络十二论》，佚。

按《王氏镜潭针灸全书》医藏目录1卷，未见。

（10）《王氏国瑞扁鹊神应针灸玉龙经》，未见。

《四库全书提要》曰："《扁鹊神应针灸玉龙经》，元王国瑞撰。国瑞，婺源人。其书专论针灸之法，首为一百二十穴，玉龙歌八十五首。次为注解《标幽赋》一篇，次为天星十一穴，歌诀十二首，次为人神尻神太乙九宫歌诀，次为六十六穴治证，次为子午流注心要秘诀，次为日时配合六法图，次为盘石金直刺秘传，次又附以针灸歌，及杂录切要。后有天历二年国瑞弟子周仲良序，称托名扁鹊者，重其道而神之。其中名目颇涉鄙俚，文义亦多浅近，不出方技家之鄙习。而专门之学，具有授受，剖析简要，循览易明。非静于斯事者，亦不能言之切当若是也。"

（11）《窦氏疮疡经验全书》医藏目录12卷，存。

申时行序曰。

《四库全书提要》曰："疮疡经验全书十三卷，旧本题宋窦

27

汉卿撰，卷首署燕山窦汉卿。而申时行序，考宋艺文志，不在此书，仅有窦太师子午流注一卷，亦不详窦为何名，疑其说出于附会。且其中治验，皆梦麟所自述，或即梦麟私撰，托之乃祖也。国朝康熙丁酉，歙人洪瞻严重刊，乃云，得宋刻秘本校之，殆亦虚词。按：窦杰金末人，事履详著于明堂经脉类，申氏说妄甚。"

4. 日·冈西为人《宋以前医籍考》辑录。

（1）《针经指南》或称《窦太师针灸》或《太师针灸》，据高武的《针灸聚英》载述《针经指南》包括《标幽赋》《定八穴指法》《叶蛰宫图》。

（2）《流注指要赋并引》或称《流注通玄指要赋》，或简称《通玄指要赋》或《窦太师指要赋》，或称《窦太师通玄赋》。

（3）《标幽赋》《铜人针经密语》《六十六穴流注秘诀》《指迷赋》（《补辽金元艺文志》载入），《疮疡经验全书》。

5. 中国中医研究院图书馆编《全国中医图书联合目录》：

（1）《针灸甲乙经》（282年）。

（2）《铜人针灸经》7卷，《西方子明堂灸经》8卷（992年）。

（3）《铜人针灸经》7卷（992年）。

（4）《针经指南》（1232年），附《针灸杂说》，（金）窦杰（子声、汉卿）撰。

①日本抄本（有丹黄批校）139（中国中医研究院图书馆）。

②见《针灸四书》。

（5）《窦太师流注指要赋》（1260年），（金）窦杰（子声、汉卿）撰。

①见《济生拔粹》。

②见《丛书集成初编》。

（6）《针灸杂说》（1311年），（元）窦桂芳撰。

①见《针经指南》附录。

②见《针灸四书》。

（7）《针灸四书》（1311年），（元）窦桂芳编。子目：

①《子午流注针经》3卷，（金）何若愚撰，阎明广注。

②《黄帝明堂灸经》3卷，著者佚名。

③《针灸指南》，（金）窦汉卿撰，附《针灸杂说》，（元）窦桂芳撰。

④《灸膏肓腧穴》，（宋）庄绰撰。a.元至大四年辛亥（1311）刻本（浙江宁波天一阁古物保存所）。b.1983年人民卫生出版社铅印本。

（8）《扁鹊神应针灸玉龙经》（1329年），（元）王国瑞。

（9）《疮疡经验全书》12卷（1569年），又名《窦氏外科全书》。原题（宋）窦杰（子声、汉卿）撰，窦梦麟续增。

窦氏一生著述有以下几种：①《流注通玄指要赋》；②《针经标幽赋》；③《窦太师针灸》（可能为《针灸集要》中《窦太师秘传》部分）；④《铜人针经密语》（已佚）；⑤《气元归类》（已佚，罗天益《卫生宝鉴》载有此书佚文）；⑥《六十六穴流注秘诀》（见《医藏目录》，原书已佚）；⑦《流注八穴》（朱良能《针经指南》序中称作《八穴真经》）。

在《针经指南》单行本及窦桂芳《针灸四书》合编本中收有《流注通玄指要赋》《针经标幽赋》《流注八穴》等内容，而《铜人针经密语》《六十六穴流注秘诀》则已佚失，《窦太师针灸》则可能为《针灸集要》中《窦太师秘传》部分。至于《疮疡经验全书》，其初见于明代殷仲春《医藏目录》，再见于清代《四库全书总目提要》。《四库全书总目提要》谓"或即梦麟私撰，托之乃祖也"。干祖望先生根据细心考证，从七个方面论证其书前申时行所作序文乃是伪作，又从疮疡分类方法、处方论等内容来研究，证明此书是明末之作，而伪托古人的伪书，所以并不是窦氏之作，此不赘述。此外，清代学者王宏翰认为《玉龙歌》一书也出自窦汉卿（见《古今医史·卷六》），认为此歌赋与窦汉卿针法特点很相近，很可能系窦氏弟子对窦氏针法的总结。

经过对书目的探查分析后，我们可以比较清楚地知道，若要研究窦氏针灸学术思想，应当从《针经指南》《针灸四书》及《针灸集要》等著作着手进行。经过梳理，可以看到这几本书的形成脉络如下：1281 年（窦氏去世后一年），元代罗天益著作《卫生宝鉴》问世，其卷二、卷二十中载有窦氏著述，这是对窦氏著述的首次整理；1295 年，朱良能于福建刊窦氏针灸之书；1311 年，窦桂芳以所传抄本与朱良能刊本参究订误，重新改编成书，题曰《针经指南》并收入其编集的《针灸四书》中；1315 年，山西杜思敬辑《济生拔粹》丛书，辑录《云岐子经络迎随补泻法》，又名《洁古云岐针法窦太师先生流注赋》。

窦汉卿著述篇目如下（按时间顺序排列）：

1232 年

罗天益《卫生宝鉴》:《流注指要赋》《离合真邪说》《针有补泻法》《春夏秋冬深浅补泻法》《寒热补泻法》《灸法补泻》《中风针法》（出窦氏《气元归类》，可参《盘石金直刺秘传·中风门》）。

1312 年

窦桂芳《针灸四书》:《针经指南》（燕山活济堂窦桂芳《针灸四书》，现国内存天一阁藏本，日本宫内厅藏成化八年本）。

1315 年

杜思敬《济生拔粹·洁古云岐针法》:《窦太师流注指要赋》《离合真邪说》《寒热补泻法》《灸法补泻》《取寸法》。

1329 年

王国瑞《扁鹊神应针灸玉龙经》。

殷仲春《医藏书目》:《六十六穴流注秘诀》(已佚,疑为《针经指南》"手足三阴三阳表里支干配合")。

《针灸集成》(《全国中医图书联合目录》题作《针灸问答》,《针灸名著集成》题作《针方集》,《元代珍稀针灸三种》题作《针灸集成》)。

1580 年

《医经会元·针灸原枢》:《标幽赋》《扁鹊玉龙歌》。

1618 年

吴崑《针方六集·卷一·神照集》《针方六集·卷六·兼罗集》:《玉龙歌》。

《针灸集要》:《窦太师秘传》《盘石金直刺秘传》。

《杨氏家传针经图像》:《窦太师针经》。

国内早佚、日本回归的《针灸原枢》卷十所载的《窦太师秘传密话针经琼瑶宝鉴》,经考证是不知名道医在《玉龙歌》基础上加以改编,并合以道家特色的针法、针方歌诀而成,是借窦汉卿之名推广其道家针灸医术,原标题下"窦桂芳校证"应是虚托之言,并不是窦汉卿秘传文本。此文本可能是清刊四卷本《针灸神书》的早期传本,二本可互相校补,对分析《针灸神书》的文本构成与演变具有重要的文献价值,对所谓琼瑶真人的道医针刺手法研究和针方研究具有重要意义。《针灸原枢》卷九所载的《标幽赋》和《扁鹊玉龙歌》有较大文献价值,《标幽赋》可与《针经指南·标幽赋》参照，《扁鹊玉龙歌》可能为《玉龙歌》单行本的版本之一，与《针方六集·玉龙歌》的歌诀顺序、注解文字极为相似，而与《扁鹊神应针灸玉龙经·玉龙歌》的差异较大。三个版本的歌诀及注解文字可以互相校对、补充。

依据当前所见资料，窦氏针灸文本主要集中见载于《卫生宝鉴》《针灸四书·针经指南》《济生拔粹》《扁鹊神应针灸玉龙经》《针方六集·玉龙歌》《窦太师针经》《盘石金直刺秘传》《针灸集成》（后三种由黄龙祥老师整理为《元代珍稀针灸三种》）等文本之中，明代吴崑《针方六集》卷一《神照集》所录窦氏针法，以及清代严振《循经考穴编》所录窦氏针灸内容亦当参看，《针灸原枢·扁鹊玉龙歌》可与《针方六集·玉龙歌》相参照。黄龙祥老师《针灸典籍考》有上述诸书的详细考证内容。另外，元代杜思敬《针经摘英集》和明代楼英《医学纲目》摘引多种元代针灸资料，亦有窦氏针灸相关内容，可合参。

（以上详细内容见李宝金论文《窦汉卿生平及其学术思想源流考辨》）

第三章　发皇古义，融汇新知

第一节　窦汉卿学术成就

窦汉卿身为一代针灸大师，上承唐代甄权针法之要，下启明代凌云针法之风。其一生在针灸诸多方面均有创新和发挥。前人多对窦氏针法方面进行阐述，由于《窦太师针经》的湮没，使得在穴法创新方面，前人总结得不够全面，另外岁月封存的《针灸集成》《盘石金直刺秘传》亦重见天日，使得对窦氏学术成就的进一步系统全面挖掘整理成为可能。

《针经指南·序》曰："是以轩岐开端，越人知要，素问隐其奥，难经彰其妙。"

一、融汇先贤之要，厘正前人之误

窦氏之所以在针灸方面有所建树，与其对《内经》《难经》《铜人腧穴针灸图经》等经典针灸名著的谙熟关系密切。另外窦汉卿对程朱理学的学习和践行，使其穷究针灸义理，细致考辨，师古而不泥古。

1. 重视用针治病，发明经典要旨

窦汉卿善用针，且强调用针治病。《针经标幽赋》首句曰：

"拯救之法，妙用者针。"《流注通玄指要赋》首句曰："必欲治病，莫如用针，巧运神机之妙，工开圣理之深。"在诸多针具中，窦氏首推毫针，诚如其《标幽赋》中所言："观乎九针之法，毫针最微。七星上应，众穴主持。本形金也，有蠲邪扶正之道；短长水也，有决疑开滞之机。定刺象木，或斜或正；口藏比火，进阳补羸。循机扪而可塞以象土，实应五行而可知。然是一寸六分，包含妙理；虽细拟于毫发，同贯多歧。可平五脏之寒热，能调六腑之虚实。"

窦氏强调用针治病，源于《黄帝内经》，《灵枢·九针十二原》载："余欲勿使被毒药，无用砭石，欲以微针通其经脉，调其血气，营其逆顺出入之会。"元代滑寿在《十四经发挥·自序》载："观内经所载服饵之法才一二，为灸者四三，其他则明针刺，无虑十八九。"毫针是九针中唯一刺脉调虚实、集补泻于一身者，故窦氏亦强调用毫针治病。当今，毫针更是成为了针灸针的代名词，国际标准化组织（ISO）颁布的"一次性无菌针灸针"标准也是毫针标准。

窦氏著作多系抄录或总结前人医书如《子午流注针经》《铜人腧穴针灸图经》《流注八穴》《黄帝内经》《难经》。如《针经标幽赋》有不少文句与阎明广《子午流注针经》载何若愚"流注指微针赋"及阎氏注文相同或相近；"络说"篇从《难经》之说；"手足三阴三阳表里支干配合""夫妇配合""古法流注"篇均系阐述发明于《子午流注针经》之说。另外窦汉卿明言："察岁时于天道……春夏瘦而刺浅，秋冬肥而刺深……明标与本，论刺深刺浅之经；住痛移疼，取相交相贯之径。岂不闻脏腑病，而求门海俞募之微，经络滞，而求原别交会之道。"反映出其善用内难针法中三因制宜、特定穴、标本根结、巨缪刺法等。此说前人多有阐述，此不赘述。另外，黄建军、陈霈璇等还认为窦氏还推崇按时取穴，包括了纳甲法、纳子法。其实还应包括飞腾八法，《扁鹊神应玉龙经》中"子午流注心法要诀""飞腾八法起例"两篇亦有传承自窦太师的时间针法内容。

2. 重视左手的应用

窦汉卿在临床中十分注重左手的应用，一是用于辅助进针，《标幽赋》中指出："左手重而多按，欲令气散，右手轻而徐入，不痛之因。"窦汉卿重视押手的主张源于《难经·七十八难》"知为针者信其左，不知为针者信其右"，以及《黄帝内经》中如何达到"针游于巷"的具体描述。应用左手揣穴、定穴，窦氏云："足见取穴之法，必有分寸；先审自意，以观肉分。或伸屈而得之，或平直而安定。在阳部筋骨之侧，陷下为真；在阴分郄腘之间，动脉相应。取五穴而用一穴必端，取三经用一经而可正。"可见窦氏对揣穴的重视，以及对针灸表面解剖学揣穴触诊要点的掌握，足见窦汉卿深谙《内经》之要，完全厘清《内经》"输""穴"（即脉输与气穴）之离合。另外，定穴时，窦氏亦十分注重体位及取穴法，如《针经指南·定八穴所在》云："公孙二穴……令病人坐蜷两足底，相对取之。"其传承自《灵枢·邪气脏腑病形》"取之三里者，低跗取之；巨虚者，举足取之；委阳者，屈伸而索之；委中者，屈而取之；阳陵泉者，正竖膝予之齐下，至委阳之阳取之；取诸外经者，揄申而从之"。其对揣穴触诊要点的规律性阐述对后世也影响颇深，例如明代凌云《针灸秘法全书》"一切坎陷之处皆是气穴"以及现代针灸家杨甲三提出的"三间""三边"取穴法。

3. 重视气血及神

《针经标幽赋》云："况乎阴阳，气血多少为最……定脚处，取气血为主意。""凡刺者，使本神朝而后入，既刺也，使本神定而气随。神不朝而勿刺，神已定而可施。"窦氏之所以重视气血与神，是其领悟了《黄帝内经》的身体观——本于气血极于神，以及整体观——形形相关、形神相关、天人相关。针灸诊疗中就注重察形气、形神之态以立针灸治则、针刺之法。关于神的重要性，《内经》中多有论述，如"凡刺之真，必先治神"（《素问·宝命全形论》），"神去其室，致邪失正，真不可定"（《素问·胀论》），"得神者昌，失神者亡"（《素问·移精变气论》）等，不胜枚举。

能否重视神及治神也是判断"粗工"和"上工"的标准，所谓"粗守形，上守神"是也。《灵枢·胀论》亦有类似论述，云："补虚泻实，神归其室，久塞其空，谓之良工。"如不熟读《内经》，绝不会有如此觉悟。值得一提的是，重视气血和神与窦汉卿强调用毫针也有一定关系，毫针一针而兼补泻，调血气更自如有效；调神能将针带入道的层面，至小无内，至大无外也。

4. 重视针灸禁忌

窦氏有云："慎之！大患危疾，色脉不顺而莫针，寒热风阴，饥饱醉劳而切忌。望不补而晦不泻，弦不夺而朔不济。"窦氏传人王开、王国瑞父子在其《扁鹊神应针灸玉龙经》注说："古圣有云，针刺之法大禁，一月之内晦、朔、弦、望四日，谓之四忌。"此均传承自《内经》，如《素问·移精变气论》云："治之要极，无失色脉。"《素问·八正神明论》云："凡刺之法，必候日月星辰、四时八正之气，气定乃刺之……月生无泻，月满无补，月郭空无治。"另外，《针经指南》中"杂忌法"系总结

《素问·刺禁》《灵枢·逆顺》等篇的刺禁内容。

5. 学习程朱理学及道家思想，融入针灸理论

窦汉卿对儒家理学的学习和践行自幼而起贯穿一生，由伊洛程张义理之学到朱熹理学，由讲习理学到教授经术，由民间儒者到治国言臣、翰林侍讲学士，由昭文馆大学士到追赠太师、封魏国公、谥文正，均体现出窦氏对儒家理学的认知体行，而这种认知体行也体现在窦汉卿的针灸文本与理论之中。

《针经指南》有很多来自《内经》《难经》《铜人腧穴针灸图经》的内容，是窦氏对针灸经典的直接继承，同时也有他的分析见解。如"针经直说"中"得后，大便是也；与气，下气是也"，窦氏评论："若拟得与下气注解为说文理，反害经意，不可宗则。王冰之解《素问》，后之明者多有议论取舍，岂止此一云焉。"表达了对刘完素注文的不同意见。由此可以看出，窦氏注重探寻经文之"理"。他看过多家议论王冰解《素问》之言，具有宽广的学术视野，对"经意"有他自己的理解，并不局限于刘完素一家之言。这种尊经不泥于经、兼收并蓄的治学思维和严谨态度，与程朱理学对儒家经典的继承、注释与解读方式不无关系。换言之，为窦汉卿解读针灸经典文献提供治学方法和思辨模式的，很有可能就是窦氏修习的程朱理学。

程朱理学对孔孟儒学的发展之一，是在以往的辞章考据、训诂基础上更注重探寻义理，注重儒家经典所含学问在日常生活中的简明实用。窦汉卿对针灸义理的追求，在"气血问答"的探讨中体现的最为集中且明显，从"脉之理""特未契理""经之理""荣卫之理"等语言表述上，可以看出窦汉卿对针灸学里经、脉、荣卫等基本概念义理的追寻，尤其"此说极有气味"一语颇

有二程语录体之风。在这种不懈的追寻中，窦汉卿将针灸经典所含的经脉、腧穴、刺灸补泻等主要理论，归纳提炼、化繁为简写成歌赋，使广博的针灸经典内容，成为简单易记而又实用的歌诀，虽有对《流注指微针赋》的效仿，但也不能忽视窦氏自幼修习儒家理学所受到的思想锤炼和由此培养出的文学素养。如《针经标幽赋》"春夏瘦而刺浅，秋冬肥而刺深"二句，即是对《素问·刺要论》《难经·七十难》《难经·七十四难》《流注指微针赋》相关治则刺法内容的概括与指要，将针刺深浅与季节、形体等因素明确关联；"目无外视，手如握虎，心无内慕，如待贵人"，即是《素问·宝命全形论》"手如握虎，神无营于众物"和《离合真邪论》"如待所贵，不知日暮"等医者手部操作和精神活动的简化、归纳性论述，朗朗上口而易于诵记。

程朱理学强调格物致知、穷理力行，如二程说"或读书讲明义理"，程颐"今日格一件，明日格一件，积习既多，脱然自有贯通处"(《二程遗书》十八)，朱熹说"格物须是到处求，博学之，审问之，谨思之，明辨之，皆格物之谓也"(《朱子语类》卷第十八，邵浩录)等。陈来先生认为程朱理学所讲的格物穷理，就其终极目的和出发点而言，"要在明善"，"致知但止于至善"；但就中间过程和所包括的范围来说，包含着认识自然事物的规律和本质；就穷理的直接对象来说，广泛涉及具体事物的性质和规律。格物的具体方法和程序，即所谓"次第工程"，有积累、贯通、推类等。由感性觉知到理性认识，由此将义理之学在治学和行为实践中一以贯之。窦汉卿对针刺"气至"的表述，或是窦氏在格物致知中感性觉知与理性思考综合运用的体现，他将临床经验积累的感性体验，结合针灸经典知识，用恰当的言辞与比喻将其描述出来，"轻滑慢而未来，沉涩紧而已至""气之至也，若鱼吞钩饵之浮沉；气未至也，似闲处幽堂之深邃"，成为针刺"气至"的经典表达，成为现代针灸人耳熟能详的名句。

程朱理学提出理一分殊、理有偏全等命题，并进行深入探讨。陈来先生认为，如把分殊作为为学方法论来看，朱熹倡导的格物穷理方法，注重从具体的分殊的事物入手，认为经过对分殊的积累，自然会上升到对理一的把握，主张由分殊而达一贯，要做格物的踏实功夫，如朱熹说"万理虽只是一理，学者且要去万理中千头万绪都理会，四面凑合来，自见得是一理。不去理会那万理，只去理会那一理，只是空想像"，"江西学者偏要说甚自得，说甚一贯……尝譬之，一便如一条索，那贯底物事，便如许多散钱。须是积得这许多散钱了，却将那一条索来一贯穿，这边是贯"。这些思想认识，或许有助于窦汉卿在临床实际中认识到《内经》《难经》《铜人腧穴针灸图经》等经典的不全面性，积累临床治疗效验，从而对经穴和经外奇穴进行系统整理，以补充经典理论对经穴治症的记载和奇穴论述的不足。

窦汉卿对腧穴、针刺手法的文献梳理和细致考辨，不仅体现在《窦太师针经》和"真言补泻手法"文本中，还贯穿其所有针灸文本中，这种腧穴、刺灸法、配穴处方的统一性、一贯性，是以窦氏临床经验和针灸理论作为深厚基础的。他既如此体认，也如此运用，或许这也是格物致知、穷理力行的体用功夫在窦氏医学理论与实践中的践履体现。正如元代王恽所言："医之为学，古圣贤致知格物之一端也。轩岐以来，《难》《素》《灵枢》等书数千万言，自非以医为己任者，孰克而究之？"（《卫生宝鉴·序》）或许，正是由于窦汉卿以针灸医学为程朱理学格物致知之一道，故可在针灸实践与理论中达到一个新的层次与高度。

窦汉卿因其善良聪敏的天性，先学儒家理学拒为官吏，后学针灸；程朱理学充实丰富了窦汉卿的人格、道德与医德，也促进其针灸实践的提高和针灸理论的发展；针灸实践及理论既是窦汉卿聪敏天性的外在体现，也是程朱理学格物致知、穷理力行、理一分殊等为学方法及精神追求的具体化实现。

医学是以某种哲学认识论和方法论为基础建构起来的知识与技术的综合体系。希波克拉底认为，医学哲学就是对调查和研究、观察和推理有无穷的爱好，而且彼此分开就不能进步。儒家理学的格物致知、穷理力行、理一分殊、理有偏全等命题，或许恰好提供了这样的医学哲学。陈来先生指出，理学具有很强的哲学性和思辨性，其对宇宙、人心、体验、实践有一套相当系统的理论化思考和细致入微的辨析分疏，因此理学既是具有普遍性的知性探究，又是精神生命的思考体验，当然也是通向终极意义的道德实践。金元时期中医学术的新发展与儒家理学的兴盛关系密切，已成为共识。可以说，就窦汉卿而言，程朱理学对儒家经典的继承、发展和体用，其系统的为学之法、治学之方和细致的哲学思辨，为窦汉卿解读针灸经典、总结师传经验并形成其针灸理论体系，提供了最为根本的哲学思想指导和研究模式、研究方法的范本。依此来看，将窦汉卿生平、其针灸理论和他的思想文化背景共同研究，有助于使窦汉卿针灸理论形成的重要因素——程朱理学呈现出来，有助于对窦氏针灸理论及其学术思想的研究。

道家思想是中医理论构建的重要思想来源之一，与针灸理论的关系尤为密切。从《黄帝内经》到皇甫谧（自号玄晏先生）《针灸甲乙经》，从葛洪（自号抱朴子）《肘后备急方》针灸急救到孙思邈（世称孙真人）《备急千金要方》针灸内容，从王冰

（号启玄子、启元子）注《素问》到佚名著《素问遗篇·刺法论》，从王怀隐（初为道士）《太平圣惠方》针灸卷到金元时期的子午流注针法，均有道家思想或道家医士的影响和作用。李约瑟认为，中国历史上许多最重要的医生和医学著作家完全或在一定程度上是道教信徒，提出"在古代道教的精神中，有一种工匠的成分，因为巫师和哲学家都相信，重要而有用的东西都可以通过人们的双手来获得。他们不具有儒家士大夫的思想，儒家士大夫只是坐在自己的高位上发号施令，除读书写字外，从来不用自己的双手"。李约瑟的这段话，或许对儒家之手的评价过于偏颇，但确实提供了一个新的视角，道家人士对于双手的运用是很丰富的，这也许有助于解释为什么窦氏在《针经指南》中专门撰写了"手指补泻"，为什么对于针刺补泻中医者的手指操作技术给予了专门的关注。

6. 厘正前人之误

窦氏厘正前人著述中的错误，从侧面反映了其熟读针灸经典。"针经直说"系窦氏注解金大定五卷本《铜人腧穴针灸图经》的第一卷"十二经循行及病候"的原文。窦氏不仅注解原文，而且对前人的注文失当者亦加以评析，但窦氏对有些术语的注解也有失误之处，例如将足部核骨注作"孤拐骨"即是。另外，唐代孙思邈于《千金翼方》卷二十八有言"《明堂》《偃侧》针讫皆无不灸"。这是对古代《明堂》腧穴书中刺灸法原义的误解。受其影响，宋金元医家不论何病何证，多以先针后灸为佳，对此，窦氏于"气血问答"篇中明确指出"针则针，灸则灸，若针而弗灸，若灸而弗针"，后又经明代诸医家如陈会、汪机、李梴、杨继洲等人进一步阐述，才基本纠正了这一偏向。

二、刺法创新

1. 提出针下得气要点

《灵枢·九针十二原》载："刺之要，气至而有效，效之信，若风之吹云，明乎若见苍天。"强调了"气至"的重要性。窦氏继承此说，并做出更加详细生动的描述，在《标幽赋》中云："轻滑慢而未来，沉涩紧而已至……气之至也，如鱼吞钩饵之沉浮；气未至也，如闲处幽堂之深邃。气至速而效速，气至迟而不治。"得气与针刺疗效关系密切，是针刺起效的关键，且窦氏此说已被写进高等中医药院校规划教材。

2. 发展针刺补泻手法

窦氏手指补泻十四法为内经的发展，如"手指补泻"中的弹法，《内经》早有记载，《素问遗篇·刺法论》亦有，而窦氏弹法则主要由后者发展而来。《针经指南·真言补泻手法》专论针刺法，内容包括虚实补泻法、寒热补泻法、生成数法、迎随补泻法、《内经》补泻法及针刺基本技法"手指补泻法"。窦氏的突出贡献之一就是其在继承《内经》刺法（包括《素问遗篇·刺法论》）及在阎明广、何若愚针法的基础上创立寒热补泻法，并系统总结了十四种基本针刺技法，对后世针刺法的研究产生了十分深远的影响。

需要指出的是，现行本《针经指南》所载"真言补泻手法"文字错漏之处颇多，在一定程度上已失去窦氏原书旧貌。研究窦氏论补泻法原文应以元代罗天益《卫生宝鉴》为准。有关得气、针刺补泻手法方面，诸多专家均有阐述，故此不赘述。

3. 发展分刺法、透穴法

窦氏深谙内经之要，重新发现了内经"分刺法"，即以针刺皮下肉上之间——分肉之间。窦氏在其《窦太师针经》中多描述为"针入……分，沿皮向后……分"，发展为沿皮平刺法。实为刺激分肉之间。窦氏重视分肉之间，是因为经脉伏行分肉之间，又是卫气运行的主干道，且未超越气穴的"底"。另外，分刺法扩展了针灸的治疗领域，更重要的是提出了一个全新的思路：从刺五体转向刺五体间，从刺实体转向刺虚空。但是分刺法的突出应用在于痹病，窦氏传承经典仍以痹病为主。此法亦对后世腕踝针、浮针、赤医针、皮下卧针等针法产生了深远的影响。

《窦太师针经》首次集中出现了大量的针刺透穴法内容，基本以"透……穴"体例明确表述，主要应用于四肢部和头面部腧穴，如"间使，针透支沟""三阴交，横针入二寸半，亦透绝骨穴"。另外，《扁鹊针神应玉龙经·六十六穴治症》中手太阴与手阳明经穴内容亦有透穴内容，因其参考了《窦太师针经》，故部分内容相同。窦氏透穴的突出贡献在于突破了内经时期气穴（外有口，内有底，旁有壁）的限制，大大拓宽了腧穴的主治范围。此外，亦有两者同用者，如"液门，针入一分，沿皮向后透中渚穴"。

三、穴法创新

1. 传承"流注八穴"，完善腧穴理论

"流注八穴"（又称交经八穴、八脉交会穴）虽非窦氏所创，但是幸窦氏传承于山人宋子华，才得以示人。此法首见于《针经指南》"流注八穴序""定八穴所在"两篇。流注八穴联系了全身的经脉，可治全身的病症。总而言之，"阳跷阳维并督带，

主肩背腰腿在表之病；阴跷阴维任冲脉，去心腹胁肋在里之疑"；分而言之，详见"定八穴所在"。窦太师所倡"交经八穴"完善了特定穴理论，后世多有发挥，例如后世依此创立的灵龟八法、飞腾八法，八脉交会穴的上下配穴被后人称为"担截取穴"。高希言对此部分有详述。

2. 总结个人经验，扩充经穴主治

窦汉卿在长期的临床中，积累了大量临床经验，并总结传于后人。其所传《窦太师针经》一书中所载腧穴主治多发前人所未发，极具临床特色，临床实用性极强。例如中冲穴，《黄帝明堂经》载本穴主治重点在于热证，窦氏进行了发挥，认为该穴重在中风、中暑、晕厥等急症，并有相应的临床应用。例如《盘石金直刺秘传·中风门》云："中风，口噤齿紧，牙关不开，昏蒙不省人事。先针中冲泻之，次针人中亦泻之。"《循经考穴编》云："主中风、中暑、中气等症，不省人事、喉舌等症，出血为妙。"《玉龙歌》亦有载："中风之症症非轻，中冲二穴可安宁。"此外，太渊穴治牙痛，间使治疟疾，腕骨治黄疸，丰隆穴涤痰等特殊经验均首见于《窦太师针灸》。现代针灸教材多从之，可见其对今日针灸影响之深远。

3. 填补经外奇穴，经穴奇穴并用

《窦太师针灸》中共记载33个奇穴，其中大部分直接或间接来源于《备急千金要方》《千金翼方》，包括印堂、太阳、金津、玉液、腋缝、胛缝、子宫、阑门、关门、十宣、手鬼眼、足鬼眼、大骨空、中魁、上都、中都、龙渊、肘尖、膝眼等19个穴；少部分源于《素问》《外台秘要》《太平圣惠方》《针灸

资生经》《儒门事亲》等文献，包括内迎香、鱼腰、海泉、四花、海底、独阴、天应7个穴；窦氏不仅继承了经典中疗效卓越的部分奇穴，还扩充了部分奇穴，丰富了奇穴内容，首次记载7个奇穴，包括瘿俞、小骨空、五虎、二白、百虫窠、鹤顶、髋骨。

窦太师在临床中不仅善用经穴，而且善用奇穴，如《针灸集成》中"目迎风流泪"用穴：攒竹、合谷、大骨空、小骨空。"牙痛"用穴：上片牙痛，吕细、人中、龙渊；下片牙痛，合谷、龙渊。《盘石金直刺秘传·手足门》载："两腿麻木：泻曲池，补髋骨、阳辅。"《玉龙歌》载："痔漏之疾亦可针，里急后重最难禁。或痒或痛或下血，二白穴从掌后寻。"《流注通玄指要赋》载："髋骨将腿痛以祛残。"

研究窦氏用穴，一定要参看窦氏相关著作，方能正确领会窦氏思想。例如陈峰认为《扁鹊神应针灸玉龙经》"穴法相应"中载有9条经穴应奇穴的条文。实际只有6条：攒竹应太阳；太阳应合谷、睛明；内迎香应合谷；髋骨应风市；髋骨应曲池；肩髃应髋骨。其余三条均有"百劳"一穴，《窦太师针经》明言："百劳一穴，一名大椎"，故百劳不属奇穴，特此指出。

四、继承发展宋代针方，创立针灸诊疗模式

1. 继承"假令法"，发展宋代针方

关于窦氏对宋代针方的集成和发展，集中体现于《针灸集成》一书。此书采用图文对照的形式，右半版为针方配穴图，左半版为文字，内容包括四部分：腧穴注释、主方、问答（病案分析）及附方。此种类型的针方形式见于宋代针灸考试中的病案分析——"假令法"。该题型要求考生分析病症的病因病机，开出

主方，并考虑可能出现的变证，列出第二方。主方及第二方均为单穴。最后详细注出针方所选腧穴的部位、刺灸法及主治病症。

窦氏在宋代针方基础上有所发展，首先由单穴方发展为多穴方，一般主方取穴多为 3～5 个穴，附方取穴更少。选穴组方多采用局部与远端取穴相结合。病案分析部分已注意运用经络辨证，并开始形成远端循经取穴的风格，尽管经络辨证、循经取穴的规范似尚未完全确立，但在有些方论下，审症求因，循证立法，依法选穴，环环相扣，与《内经》针灸方论风格极似，对于当今针灸诊疗规范研究有很好的借鉴与启示。

2. 创立针灸诊疗模式，主张辨证取穴

《盘石金直刺秘传》一书充分反映了窦氏创立针灸诊疗模式这一学术成就。此书书名之所以名曰"盘石金"者，宋代梅尧臣《较艺和王禹玉内翰》诗云："力搥顽石方逢玉，尽拨寒沙始见金。"又有诗云："凿石方知玉，淘沙始见金。"故"盘石金"有"被褐怀玉"之意。《盘石金直刺秘传》全书共分十二门类，每一类先出总论，次则按病设方，因症施法，纲目分明。此书虽篇幅不大，却很有特色：每一类方前多有总论，简述该病的病因、分类、预后及治疗原则等，如"中风门"对中风得辨证、分类、禁忌、预后及治疗大法均有简要论述，所载具体针方也因症而设，注重辨证分型，方与方之间有着密切得联系，而不是简单地罗列针方。强调虚实辨证是该书的另一重要特点，无论是各类针方前的总论，还是具体的针方，总是辨虚实，分补泻。例如"手足门"针方根据症之痛痒分虚实，定补泻。"手挛背急，不能握物，刺合谷，痛则泻之，麻则补之。两肘拘挛，痛泻，麻补"，与《标幽赋》"大抵疼痛实泻，痒麻虚补"同。

此种辨虚实、分补泻的方法，在《窦太师针经》中也表现得淋漓尽致。若依辨证选穴针治而病未愈，则更穴治之，例如"五种腰痛，泻尺泽；不愈，昆仑"等。这在《针灸集成》中亦有体现，如"眼外胀"，"刺前穴（太阳、睛明、合谷、小骨空）不效，复刺后穴临泣、攒竹、三里"。故窦氏著述具有浓厚的临床气息，对于提高临床疗效很有帮助。

3. 理法方穴术融为一炉

窦汉卿的学术思想在其各相关著作中是高度相关且统一的。在《窦太师针经》之前，方证与腧穴主治高度相关者，历史上只见于甄权《针方》与《针经钞》。但此书表现出更强、更实用的临床针对性，且特详于针法，与一般腧穴书只是泛泛记述刺灸法不同，颇具甄权遗风，所述刺灸法多因症而设，症不同法也不同，反映出鲜活的临床气息，突破了腧穴书从文献到文献、陈陈相因的整理模式，是腧穴与刺灸法的完美融合。另外，明抄本《针灸集成》，有方有穴，有穴解有方解。在此书之前，这种有针灸方、有腧穴注，且一方配一图的针灸书，只知有敦煌出土的《佚名灸方》，而在此书之后，《神农针灸经》、《针灸捷径》、朱氏《针灸全书》、杨氏《针灸全书》等明代针灸书接连出现，无疑是直接或间接受到了此书的影响。而与其他各书不同的是，此书不仅有方、有穴，而且有论，方有主方与附方，穴有注解与图解。即使对整个中医方书而言，也未见有理、法、方、药、图如此完整体现者。

4. 注重针刺顺序

针刺顺序是针灸处方中的重要组成部分，也是针灸取效的关键因素之一。窦氏在《针经指南》"八穴主治"中有云："先刺主证之穴，随病左右上下所在取之，仍循扪导引，按法祛除。如病未已，必求合穴，未已，则求之须要停针待气，使上下相接，快然失其所苦，而后出针。"指出选用流注八穴治疗时，要先刺主证之穴，如病未已，再取合穴。这在窦氏其他传书中亦有记载，概括有三点：①先手足，后躯干。如《针灸集成·中风左瘫右痪》载："先刺主病手足，补之；次针病处，泻。"《盘石金直刺秘传·中风门》载："中风，口噤齿紧，牙关不开，昏闷不省人事，先针中冲泻之，次针人中亦泻之。中风暴失音，或言语塞者，先针合谷，次针风府。"《盘石金直刺秘传·中风门》载："天吊风，手足牵拽，先针曲池，次泻足三里。"②先针健侧，后针患侧。如《盘石金直刺秘传·中风门》载："阳证，当先针无病手足……次针有病手足。"③先治其标，后调其本。如《针灸集成·偏正头风》载："可针中脘，以舒下其痰，三里泻之，以去风。后针穴及前四穴。"《针灸集成·头顶痛》载："百会、后顶、合谷。头顶痛针之不效……先取其痰，后去其风，自然效也。"《盘石金直刺秘传·伤寒门》载："伤寒伏阴……灸关元，针补之；次泻大陵、足三里、行间。"《盘石金直刺秘传·头风门》：载"晕头风……泻攒竹，次泻足三里、合谷、风池妙穴。醉头风……先泻中脘，次解溪、足三里。"此"标"有两重含义，一指标证，正所谓"急则治其标，缓则治其本"；二指病邪，先祛邪，以达到经脉通畅的目的，看似以治标为先，实为接下来的治本创造条件，是治本的前奏。

5. 临床灵活选用刺灸法

虽然窦氏推崇毫针治病，但是其灵活的思辨体系以及丰富的临床经验使其在临床中常灵活选用刺灸法，临床中亦常用灸法及刺血法。窦氏刺血经验极为丰富，刺血法特点可以归纳为三个方面：①刺血腧穴增多。窦氏应用刺血法的腧穴数量较《铜人腧穴针灸图经》明显增多，除颈项胸腹部、背部以外，四肢部、头面部腧穴均有大量应用，经验更加成熟。②以局部病症为主。窦氏应用刺血法的适应证，以红肿热紧痛、痞满、癫狂等实性、阳性病证为主，主要为局部、邻近部位病症，也有远端、全身病症。③发展弹针出血法。窦氏临床亦善用灸法，并强调气至、补泻、灸量，且其丰富的临床经验使其探索出某些效果卓著的腧穴灸法。如京骨，"又太师云：血妄行者，鼻衄不止，灸之，宜泻立效。"印堂治小儿中急慢惊风，灸之，则啼哭有效。在其针灸处方中常见应用刺血及灸法之例，且针法、灸法亦常混用，如《盘石金直刺秘传·伤寒门》云："伤寒伏阴……灸关元，针补之；次泻大陵、足三里、行间。"《盘石金直刺秘传·眼目门》载："两眼暴赤肿……刺太阳，用三棱针出血，大小指骨空灸二七壮。"《盘石金直刺秘传·鼻门》载："鼻塞不闻香臭，灸神庭，刺迎香泻之。"

五、启发明代诸家针法

明代针灸发展的主流表现在于对前代或前人针灸文献的整理，作为金元时期针灸代表人物的窦汉卿受到了明代诸家的推崇，故可在明代多家著作中找到窦氏针灸学术的蛛丝马迹。明代著名针灸家凌云之针法多承于窦氏。《循经考穴编》中载有凌云的针灸内容，如颊车穴"凌氏针一分，沿皮向下透地仓，牙痛泻之"。《窦太师针经》载："（颊车）针入一分，沿皮向地仓穴……专治牙疼。"《针灸内篇》言中府"针一分，沿皮向外一寸半"，与《窦太师针经》完全一致。丝竹空要"针一分，沿皮向后一寸透率谷"，《窦太师针经》载："（丝竹空）针一分，沿皮向前透率谷穴。"《玉龙歌》云："头风偏正最难医，丝竹金针亦可施，更要沿皮透率谷，一针两穴世间稀。"凌云不仅穴法承于窦氏，还有部分发挥，如《得效应穴针法赋》受《针灸玉龙经》穴法相应三十七穴启发，在窦氏穴对的基础上加入了自己的经验。如在承浆应风府的基础上加入了后溪穴。《拦江赋》虽不知何人所作，但高武称其"不知谁氏所作，今自凌氏所编集写本针书表录于此"。故此赋亦与凌氏相关，其中诸如"但遇痒麻虚即补，如逢疼痛泻而迎""无汗更将合谷补，复溜穴泻好用针，倘若汗多流不绝，合谷补收效如神"，无论是针论还是临床用穴均和窦氏如出一辙。

此外，明代很多医家均受到窦氏影响，如《针灸大全·金针赋序》言："初学于洞玄先生孟仲倪公……又学于东隐先生九思彭公，深得二先生发明窦太师针道之书"，明确说明与窦氏有关。泉石心《金针赋》中针论、针法均能明显看出窦氏针灸的影子，其又根据窦氏寒热补泻法创造出烧透手法。李梴《医学入门·子午八法》云："周身三百六十穴，统于手足六十六穴。六十六穴，又统于八穴。"足见李梴对"流注八穴"的重视程度。陈言《杨敬斋医学全书》、陈会《神应经》、杨继洲《针灸大成》等明代针灸专著均有与窦汉卿相关的文献，足见窦氏对明代针灸的影响。

六、以"赋"载道

窦汉卿于《流注通玄指要赋》中云："然念兹穴俞而或忘，借其声律则易记。"突出显示了针灸歌赋的意义。针灸歌诀最早见于周秦越人所撰的《子午经》，其中泛论针砭之要，括为歌诀。唐宋时期的针灸歌赋均以针灸歌诀的形式呈现，窦氏创造性地运用"赋"这种文体来陈述针灸学内容，弥补了只有针灸歌诀之不足。其内容更加形象生动且丰富，不再限于穴位和刺灸法，融入了更多针灸学内容，如经络、针具、取穴法、辨证法、名医故事等内容。如此使得学习者学习针灸更加系统全面，使得理法方穴术融为一体。

第二节　窦汉卿针灸处方特点

目前对窦氏针灸的文献理论研究主要依据《针经指南》，对其中的《标幽赋》和"交经八穴"内容尤为关注，而对其后发现的《窦太师针经》《针灸集成》《盘石金直刺秘传》三种文本缺少相应的关注。因而，现代总结窦汉卿的处方特点仅限于辨证施针、取穴精当、善用特定穴和经验效穴等，较为笼统、不够全面和具体。笔者对《针经指南》《扁鹊神应针灸玉龙经》《针灸集成》《盘石金直刺秘传》四种记录有窦氏针灸处方的书籍重新进行挖掘整理，并与刺灸法相结合，以期对窦氏处方特点有更加深刻、全面的认识。

笔者认为在针灸治疗的临床实践中，针对不同病症或疾病不同时期采用不同刺灸法治疗，其效应特异性客观存在，并与临床疗效密切相关，所以有必要建立刺灸法文献数据库，从而揭示在大量模糊、不完全的刺灸法文献数据中潜在的刺灸法应用的知识和规律。目前，刺灸法研究已经完成毫针刺法、灸法、刺络放血、火针等。本研究运用计算机数据挖掘技术与传统文献学相结合的方法，对窦汉卿针灸处方特点进行整理研究。

一、资料与方法

1. 文献资料来源

文献资料来源于《针经指南》《扁鹊神应针灸玉龙经》《针灸集成》《盘石金直刺秘传》四种记录有窦氏针灸处方的书籍，其中《针经指南》《扁鹊神应针灸玉龙经》二书版本参照黄龙祥主编的《针灸名著集成》。

2. 文献筛选方法

将四种文献的所有针灸处方纳入，排除病名相同、针灸处方相同的针方。

3. 文献数据规范

针灸处方穴位选择标准及病症分类标准处理：参考《针灸治疗学》的针灸处方穴位选择及病症分类，将选穴原则分为近部选穴、远部选穴、辨证选穴、对症选穴；将配穴方法分为按部配穴、按经配穴两大类，其中按部配穴包括上下配穴法、前后配穴法、左右配穴法，按经配穴包括本经配穴法、表里经配穴法、同名经配穴法。病症分类分为头面躯体痛症、内科病症、妇儿科病症、皮外伤科病症、五官科病症、急症及其他病症。

4. 文献质量控制

采用三级审核制度：自我审核、录取人员之间相互审核、专人全面审核。对录入中出现的问题再次进行规范化处理，以保证文献数据的质量。

5. 数据库的建立及数据挖掘

数据库建立包括主题确定、关系建立和建立应用。建立独立的"窦汉卿针灸处方数据库",采用 Excel 建立数据库模型。由 Excel 提供的多种功能工具从数据库中提取数据和对数据库进行管理,之后运用 IBM SPSS Modeler18.0 进行数据关联分析处理。

二、结果

对《针经指南》《扁鹊神应针灸玉龙经》《针灸集成》《盘石金直刺秘传》四本载有与窦汉卿有关的针灸处方进行录入,共录入 513 个针灸处方,对重复处方进行剔除,最后共计针灸处方 446 个。

1. 窦汉卿针灸处方穴位个数及治疗病种分析

对窦汉卿 446 个针灸处方进行处方穴位个数分析,所载针灸处方包括 180 个单穴方和 266 个多穴方,针灸处方最多用穴 12 个,多穴方中包括 105 个双穴方,61 个三穴方,31 个四穴方,19 个五穴方,19 个六穴方,13 个七穴方,8 个八穴方,5 个九穴方,1 个十穴方,3 个十一穴方,1 个十二穴方。所载有关窦汉卿针灸处方治疗病种以内科病症、头面躯体痛症及五官科病症最多,按照治疗频次从高到低依次为内科病症 185 次,头面躯体痛症 105 次,五官科病症 80 次,皮外伤科病症 37 次,妇儿科病症 25 次,急症 11 次,其他病症 3 次(表 3)。

表3 窦汉卿针灸处方穴位个数分析

处方种类	处方穴位个数	病症分类（频次）	频次	构成比（%）
单穴方	1	内科病症（82）头面躯体痛症（33）五官科病症（29）皮外伤科病症（18）妇儿科病症（12）急症（6）	180	40.36
多穴方	2	内科病症（41）头面躯体痛症（31）五官科病症（17）皮外伤科病症（7）妇儿科病症（6）急症（3）	105	23.54
	3	内科病症（21）头面躯体痛症（18）五官科病症（12）皮外伤科病症（6）妇儿科病症（4）	61	13.68
	4	内科病症（12）头面躯体痛症（8）五官科病症（7）其他病症（2）妇儿科病症（1）急症（1）	31	6.95
	5	内科病症（7）五官科病症（6）头面躯体痛症（3）皮外伤科病症（2）妇儿科病症（1）	19	4.26
	6	头面躯体痛症（9）内科病症（6）皮外伤科病症（2）五官科病症（2）	19	4.26
	7	内科病症（5）五官科病症（5）头面躯体痛症（1）皮外伤科病症（1）急症（1）	13	2.91
	8	内科病症（6）皮外伤科病症（1）五官科病症（1）	8	1.79
	9	头面躯体痛症（2）内科病症（1）妇儿科病症（1）五官科病症（1）	5	1.12
	10	内科病症（1）	1	0.22
	11	内科病症（2）其他病症（1）	3	0.67
	12	内科病症（1）	1	0.22

2. 窦汉卿针灸处方常用腧穴频次分析

窦汉卿处方中用穴 205 个，其中合谷应用频次最多，为 82 次。在所有处方中应用足太阳膀胱经经穴最多，共取用 32 个穴位，其次为奇穴 25 个，其余按照取用经穴多少依次为足阳明胃经经穴 19 个，足少阳胆经经穴 19 个，任脉经穴 19 个，督脉经穴 17 个，手阳明大肠经经穴 13 个，足少阴肾经经穴 11 个，手少阳三焦经经穴 10 个，足厥阴肝经经穴 9 个，足太阴脾经经穴 8 个，手太阴肺经经穴 7 个，手厥阴心包经经穴 6 个，手少阴心经以及手太阳小肠经经穴均为 5 个。注："奇穴"一栏中的"中都"为奇穴，《窦太师针经》云："中都二穴，在手次指本节后中。"（表 4）

表 4　窦汉卿针灸处方常用腧穴频次分析

所属经脉	腧穴（频次）	腧穴个数	构成比（%）
手太阴肺经	少商（11）列缺（7）尺泽（6）太渊（2）经渠（1）天府（1）中府（1）	7	3.41
手阳明大肠经	合谷（82）曲池（44）手三里（10）肩髃（8）迎香（7）二间（5）上廉（3）偏历（2）三间（2）巨骨（1）手五里（1）下廉（1）肘髎（1）	13	6.34
足阳明胃经	足三里（69）颊车（8）内庭（8）丰隆（7）解溪（7）地仓（6）天枢（6）乳根（5）犊鼻（4）关门（2）归来（2）四白（2）阴市（2）冲阳（1）库房（1）缺盆（1）上巨虚（1）水道（1）头维（1）	19	9.27
足太阴脾经	三阴交（22）阴陵泉（8）公孙（5）血海（4）商丘（3）大都（2）隐白（2）太白（1）	8	3.90

所属经脉	腧穴（频次）	腧穴个数	构成比（%）
手少阴心经	神门（5）通里（5）少冲（2）阴郄（2）少海（1）	5	2.44
手太阳小肠经	后溪（7）腕骨（5）少泽（4）听宫（1）养老（1）	5	2.44
足太阳膀胱经	委中（43）睛明（14）昆仑（13）肾俞（13）攒竹（13）风门（8）肝俞（7）肺俞（6）脾俞（6）膏肓（5）心俞（5）承山（4）申脉（4）白环俞（3）飞扬（2）魂门（1）金门（2）京骨（2）魄户（2）天柱（2）跗阳（1）膈俞（1）仆参（1）曲差（1）三焦俞（1）束骨（1）小肠俞（1）譩譆（1）意舍（1）至阴（1）中髎（1）中膂俞（1）	32	15.61
足少阴肾经	照海（10）复溜（7）太溪（6）涌泉（4）阴谷（3）四满（2）俞府（2）大钟（1）然谷（1）水泉（1）幽门（1）	11	5.37
手厥阴心包经	大陵（11）内关（9）间使（3）劳宫（3）曲泽（2）中冲（2）	6	2.93
手少阳三焦经	中渚（13）支沟（8）丝竹空（6）液门（6）翳风（6）外关（5）阳池（5）天井（2）耳门（1）关冲（1）	10	4.88
足少阳胆经	肩井（19）绝骨（14）风池（13）环跳（10）听会（8）阳陵泉（7）风市（6）丘墟（6）足临泣（5）光明（4）居髎（4）阳辅（4）瞳子髎（3）头临泣（3）五枢（3）带脉（1）地五会（1）率谷（1）脑空（1）	19	9.27

续表

所属经脉	腧穴（频次）	腧穴个数	构成比（%）
足厥阴肝经	行间（19）太冲（9）大敦（7）期门（6）中封（4）章门（2）曲泉（1）阴包（1）中都（1）	9	4.39
任脉	中脘（31）关元（23）承浆（16）气海（13）膻中（10）天突（8）中极（8）水分（6）神阙（4）鸠尾（3）巨阙（3）廉泉（3）石门（3）华盖（2）上脘（2）会阴（1）璇玑（1）中庭（1）紫宫（1）	19	9.27
督脉	人中（22）百会（11）大椎（11）上星（10）风府（9）神庭（5）囟会（5）长强（4）命门（3）印堂（3）筋缩（2）哑门（2）至阳（2）后顶（1）前顶（1）身柱（1）腰俞（1）	17	8.29
奇穴	太阳（11）小骨空（8）金津（6）大骨空（5）玉液（5）髋骨（4）天应穴（4）膝眼（4）龙渊（3）八风（2）八邪（2）发际（2）四畔灸（2）定喘（1）二白（1）胛缝（1）阑门（1）内迎香（1）拳尖（1）食关（1）四花（1）四椎骨下（1）中都（1）中魁（1）足外踝尖（1）	25	12.20

3. 窦汉卿针灸处方常用腧穴关联分析

在266个多穴方中，关联程度最强的穴对（频次10次以上）有7组。合谷－足三里组合出现23次；足三里－中脘组合出现20次；合谷－曲池组合出现18次；合谷－委中组合出现14次；曲池－肩井组合14次；委中－曲池组合出现13次；委中－足三里出现10次。

4. 窦汉卿针灸处方选穴原则与配穴方法分析

在所录入的窦汉卿 446 个针灸处方中，由于含有 180 个单穴方，所以只有 266 个多穴方中含有配穴方法。窦汉卿针灸处方原则按照百分比从多到少排列分别是近部选穴 44.62%、远部选穴 38.29%、辨证选穴 13.16%、对症选穴 3.93%。在配穴方法上，按部配穴占 42.13%，按经配穴占 57.87%，上下配穴占 43.18%，本经配穴占 27.05%，表里经配穴占 11.14%，同名经配穴占 9.77%，左右配穴占 4.77%，前后配穴占 4.09%。

5. 窦汉卿不同针灸处方相同穴位刺灸法特点

因窦汉卿处方中共应用腧穴 205 个，无法一一展示，故以窦氏应用刺灸法较为丰富的合谷穴为例，以窥窦氏刺灸法特点。窦氏针灸处方中应用合谷穴 82 次，其中明确标明刺灸法者 41 处，主要包括补法、泻法、刺血法、灸法。对于针刺补泻法而言，主要为寒补热泻、麻补痛泻。合谷穴一般针刺深度为五分，但《扁鹊神应针灸玉龙经》中"头风痰饮"注曰："合谷……直刺入一寸半，看虚实补泻。"妇人气痛、尸厥、伤寒余热不退、伤寒项强、缠喉风 5 条用灸法；伤寒腮肿，两眼昏花、羞明、迎风冷泪，喉咙闭塞、饮食艰难 3 条应用刺血法。另有根据病情论刺灸法者，如《盘石金直刺秘传·颊颔颈项咽喉等症》云："急喉痹，舌根强痛，言语不利……合谷，泻。不然用三棱针出血。"

三、讨论

综上所述，在收录的 446 个窦汉卿针灸处方中，包括 180 个单穴方和 266 个多穴方，针灸处方最多用穴 12 个，单穴方、双穴方和三穴方占到了窦汉卿所有针灸处方的 77.6%。所载有关窦汉卿针灸处方治疗病种以内科病症、头面躯体痛症最多。窦汉卿所有处方中总共用穴 205 个，包括 25 个奇穴，用穴广泛。窦汉卿针灸处方中关联程度最强的穴对有 7 组，包括合谷 – 足三里、足三里 – 中脘、合谷 – 曲池、合谷 – 委中、曲池 – 肩井、委中 – 曲池和委中 – 足三里。其针灸处方原则以近部选穴和远部选穴为主，在配穴方法上，以上下配穴、本经配穴和表里经配穴为主。窦氏对刺灸法有深入研究，即使相同穴位也会根据不同病症选择不同刺灸法。

窦氏针灸处方辨证精准，选穴少而精，但是仍会根据不同病证或者病情选择不同的处方，如中风一症，窦氏针方包括了单穴方、双穴方、三穴方、四穴方、六穴方、七穴方、九穴方、十穴方、十一穴方及十二穴方。处方大小可能与病症的复杂程度和病程有关。窦汉卿所有针方治疗病种以内科病症、头面躯体痛症最多，且以内科病症针灸处方最多。但是有学者认为针灸在治疗内脏病的以外治内方面虽然也有一定指导意义，但明显存在缺陷。另外，文献计量学研究同样发现当代针刺明显优势型疾病为神经系统疾病，成熟型疾病为运动系统疾病。"经穴 – 脏腑相关"学说国内外已经进行了大量的研究，但是即使有着现代机制的支撑，针灸治疗内脏疾患的机制仍有很多缺陷，有待进一步深入探讨研究。笔者在此提出一种猜想，由于窦氏擅长沿皮透刺法，作用主要部位为筋膜层，作用机理和形式可以参考浮针。浮针所治疗的病症为肌肉前、肌肉中、肌肉后病症，所以窦氏所治脏腑病症是否由筋膜引发，而非脏腑本身病变的问题有待进一步研究。窦汉卿处方中用穴 205 个，其在临床中不仅善用经穴，而且善用奇穴，如《针灸集成》中"目迎风流泪"用穴：攒竹、合谷、大骨空、小骨空。"牙痛"用穴：上片牙痛，吕细、人中、龙渊；下片牙痛，合谷、龙渊。《盘石金直刺秘传·手足门》载："两腿麻木，泻曲池，补髋骨、阳辅。"《玉龙歌》载："痔漏之疾亦可针，里急后重最难禁。或痒或痛或下血，二白穴从掌后寻。"《流注通玄指要赋》载："髋骨将腿痛以祛残。"窦氏不仅熟练掌握的穴位数量多，而且对于"输穴"（脉输）有多种不同的针刺角度和深度，正如《标幽赋》所言"定刺象木，或斜或正"。此外，窦氏在长期的临床过程中，发现了输穴之"机"的不同控制方式，正所谓"粗守关，上守机"。从窦汉卿常用腧穴关联分析上看，窦氏继承了《内经》创立"通用方"的设方模式，例如合谷–足三里的配伍组合，在窦汉卿所有处方中出现23次，包括了中风、浮肿、发狂、腮肿、各种头痛、眼病、耳病等多种病证。窦氏在针灸处方的选穴原则和配穴方法上体现了鲜明的分部理论，纵、横分部理论皆包含其中，几乎没有应用中医方脉的思路，但是现代针灸临床现状却是"强合方药之辙，难押针灸之韵"。在20世纪中叶，在编写全国中医高等教育统编教材《针灸学》时，由于没有典型的针灸方书可资借鉴，因此针灸辨证论治的诊疗框架照搬方药的模式，一直沿袭至今，尽管不少有识之士已经意识到这一移植过来的诊疗体系并没有反映针灸临床的自身规律，急待重建新的规范，但一直苦于没有经典的模式可资借鉴。与窦汉卿有关的《针灸集成》及《盘石金直刺秘传》两部典型针灸方专书的发现，正好可供研究之参考。也正是由于其书有很高的临床价值，因而自问世以来，为元以来历代中外医籍广为采录。故现代针灸教育可充分借鉴窦氏所传方书，改变现代教材名不副实的状况，而不是用针灸这双脚强行去穿方药这双鞋，应彰显出针灸特色。另外，窦氏的刺灸法特色也为现代《经络腧穴学》教材提供了更加丰富的内容，而不仅限于大部分腧穴均采用直刺法。

对窦汉卿处方进行研究后，笔者有个初步印象，即窦汉卿治疗胸腹病，多用任脉加其旁经经穴或相临近经脉经穴，如华盖配中府治疗肺疼喘满，中脘配食关治疗气癖，关元配带脉治疝气，命门配肾俞治疗虚弱起夜，俞府配乳根治疗哮喘痰嗽等。这也体现了窦汉卿应用横向分部理论的特点，可能与根据神经节段支配理论取穴可加强临床疗效有关。窦氏治疗脏腑病多本经同时取多个穴位，如心痛、脾痛用上脘配中脘，虚怠崩中用气海配关元等。对头面躯体痛症，窦汉卿多用本经配穴法。本经同时取多穴加强疗效可能与同神经脊髓节段有关。无独有偶，董氏奇穴的"倒马针法"亦是如此。窦氏针灸处方出现了全息对应针法雏形，例如以肩治髋、以肘治腰等。窦汉卿亦十分注重针刺顺序。研究发现，针刺顺序是针灸处方中的重要组成部分，也是针灸取效的关键因素之一。窦氏在《针经指南》"八穴主治"中有云："先刺主证之穴，随病左右上下所在取之，仍循扪导引，按法祛除。如病未已，必求合穴，未已，则求之须要停针待气，使上下相接，快然失其所苦，而后出针。"指出选用流注八穴治疗时，要先刺主证之穴，如病未已，再取合穴。这在窦氏其他传书中亦有记载。

窦氏深受道家与儒家思想的影响，针灸上亦贯穿始终，《道德经》言"道可道，非常道"，却仍用水作为"几于道"形象比喻。窦汉卿受其影响，《标幽赋》中亦用天地万物中形象的事物作为比喻以彰针道，且明言"察岁时于天道，定形气于予心"，表现出其对"道"的追求。之所以言天道，是因为"人法地，地法天，天法道，道法自然"。窦氏对"道"的追求，不仅体现在窦氏的医学上，还体现在官场上，其"道"一也，正如《素问·著至教论》言："而道上知天文，下知地理，中知人事，可以长久。"窦汉卿就是明其道，知其理，才能在为官、为医方面均有出色的才能。

《窦太师针经》是继《甄权针经》后又一次，也是唯一一次基于临床实践对针灸腧穴的系统总结。作为《黄帝明堂经》《甄权针经》《窦太师针经》"三经"中唯一一部传世的书，虽为"小经"，但继承了《甄权针经》的风格，且表现出更强、更实用的临床针对性，因而更贴近临床，更便于应用。故要对其进行认真研究，对当代针灸腧穴主治规范进行重新研究和制定。与此同时，窦氏沿皮刺法及透穴法的提出使得我们有了新的研究方向，即筋膜。原来针刺治痛的主要研究在神经、血管、内分泌等领域，对筋膜领域重新研究可以使针灸的现代研究更加全面。《解剖列车》及"干针""浮针疗法"等针对肌筋膜的著作及疗法的相继问世，使得我们有更多的可能可以重新对窦氏刺法进行审视，更好地对肌筋膜领域进行研究，从而更好地促进针灸的国际交流。

中篇

注疏与发挥

第四章　窦汉卿常用腧穴及刺灸法

1. 少商

归经：手太阴脉。

位置及取穴法：在手大指内侧。

刺灸法：针入一分，更沿皮向后三分。

主治：喉中一切乳蛾（三棱针刺出血亦妙），五痫（灸七壮），烦心善呕，喉痹，咳逆腹满，腮目肿，手挛不伸。

注：少商一穴，窦氏用了针刺、艾灸、三棱针法三种刺灸法，今已故国医大师贺普仁提出"贺氏三通法"，即微通、温通、强通，明确指出了此三种疗法的适应证。故乳蛾轻症，可毫针调气，重症三棱针点刺放血，乳蛾病位属于肺系，故可用少商治疗。

《古今医鉴》载："夫痫者，有五等而类五畜，以应五脏。发则卒然倒仆，口眼相引，手足搐搦，背脊强直，口吐涎沫，声类畜叫，食顷乃苏。"《医学正传》载："凡治小儿五痫，皆当随脏治之。每脏各有一兽所属。如犬痫，反折上窜，犬叫，肝也。牛痫，目直视，腹满，牛叫，脾也。鸡痫，惊跳，反折，手纵，鸡叫，肺也。猪痫，如尸吐沫，猪叫，肾也。羊痫，目瞪吐舌，羊叫，心也。"少商为肺经井穴，五行属木，木为肝风之应，少商位于标本根结的根部和本部，是阴阳表里两气的交汇之所。《素问·至真要大论》云："诸气膹郁，皆属于肺。"少商在"孙真人鬼门十三针"中又名"鬼信",常用于各种神志病的治疗。另外,《灵枢·顺气一日分为四时》云:"病在脏者取之井。"五藏又名五神藏,肺藏魄,又所有井穴在全息理论中可对应人体头部,故井穴可治疗神志病,起到利脑开窍的作用。综上,五痫可用少商进行治疗。此处的灸七壮为直接灸,周楣声在《灸绳》中提到:"急性病症中,艾灸同针刺一样,在极具强烈的刺激下,每可当即生效……作用持久,刺激均衡,对慢性及久病具有潜移默化为他种疗法所不及的优越之处。"故痫病为慢性久病,宜用艾灸法治疗,当然急性发作期,可用针刺解决急性症状。

烦心善呕与逆腹满两病症属于脾胃病症,《灵枢·经脉》云"肺手太阴之脉,起于中焦,下络大肠。"《难经·六十八难》云:"井主心下满。"心下即指胃部,故亦可治脾胃病症,又《素问遗篇·刺法论》云:"木欲降而地晶窒抑之,降而不入,抑之郁发,散而可得位,降而郁发,暴如天间之待时也,降而不下,郁可速矣。降可折其所胜也,当刺手太阴之所出(少商),刺手阳明之所入(曲池)。"所以取少商和曲池可抑木而治胃。喉痹、咳二症属于肺系病症,上已详述,此不赘述。腮目肿一症,《素问·刺热》云:"肝热病者,左颊先赤……肺热病者,右颊先赤。"少商位于肺金之经,又有井穴属木之性,故双侧腮目肿均可治疗。手挛不伸属于近部取穴,正如《长桑君天星秘诀歌》云:"指痛挛急少商好,依法施之无不灵。"对于少商穴而言,无论针刺、放血或者艾灸,均属泻法,故治疗以上病症以实证为佳。

2. 鱼际

归经：手太阴脉。

位置及取穴法：在手大拇指本节侧散脉。

刺灸法：针入二分，沿皮向外一寸五分。

主治：身热（泻法），五指麻木（补法）。

注：窦氏将鱼际定位在手大拇指本节侧"散脉"，此"散"字如内经所言，《灵枢·经脉》云："手太阴之别，名曰列缺……散入于鱼际。"《灵枢·邪客》云："至本节之后太渊，留以澹，外屈，上于本节下，内屈，与阴诸络会于鱼际，数脉并注。"可知鱼际不拘于一点，而是一片区域，这可能也是窦氏对鱼际采用沿皮透刺法的原因之一。《灵枢·顺气一日分为四时》云："病变于色者取之荥。"《难经·六十八难》云："荥主身热。"《灵枢·邪气脏腑病形》云："荥输治外经。"故荥穴可治经脉相关病候。鱼际属肺经荥穴，五行属火，又肺主皮毛，故用泻法可泄热以去身热，诚如《素问·热病》云："热病，而汗且出，及脉顺可汗者，取之鱼际、太渊、大都、太白，泻之则热去……"《标幽赋》云："大抵疼痛实泻，痒麻虚补。"《流注通玄指要赋》云："圣人于是察麻与痛，分虚与实。"五指麻木属局部虚证，故用补法。窦氏补泻法于《针经指南·真言补泻手法》中有详细记载。补法：左手揣穴，右手置针于穴上，令患者咳嗽一声，针入透于腠理，复令患者吹气一口，随吹针至分寸，待针沉紧时，转针头向病，以手循扪，觉气至，却回针头向下，觉针沉紧，令患者吸气一口，随吸出针，急闭其穴（谓一手急捻孔是也）。虚羸气弱痒麻者补之。泻法：左手揣穴，右手置针于穴上，令患者咳嗽一声，针入于腠理，复令患者吸气一口，随吸气入针至分寸，觉针沉紧转针头向病所，觉气至病，若觉病退，

便转针头向下，以手循扪，觉针沉闷，令患者吹气一口，随吹气一口，徐出其针不闭其穴，命之曰泻。丰肥坚硬疼痛者泻之。

发挥：鱼际穴后世有较多发展，例如董氏奇穴将鱼际穴分为三穴，即重子穴、重仙穴和土水穴，重子穴、重仙穴常用于治疗背痛、肺炎、感冒、咳嗽等。其治疗背痛机理除背部为肺部反射区外，亦有肺与膀胱别通（脏腑别通）、肺与膀胱对冲（子午对冲）之理。土水穴常用于治疗胃炎和经年胃病。《灵枢·经脉》云："胃中寒，手鱼之络多青矣；胃中有热，鱼际络赤。"故土水穴可治胃病。

另外，手针疗法在鱼际区域有充分的发挥，例如《中医学基础》中的扁桃体点，《针灸新医疗法》中的感冒点，《针灸新穴》中的疟疾点，柳泰佑《手指针入门讲座》中鱼际对应大腿，方云鹏《手象针与足象针》中鱼际对应胁肋，季秦安《季氏手诊手疗法》中鱼际对应上臂，袁其伦《现代针灸学临床实用手册》中鱼际对应乳点，葛钦甫《葛氏掌针法》中鱼际对应艮卦（对应人体脾胃、鼻、手、右下肢、脚背、足趾、背脊、皮、乳房等凸起之处），王新明《王新明独特针灸经验真传》中鱼际对应胁肋及肾，陈夷《点压手穴治病绝招》中鱼际常用来治疗心血管疾患。有趣的是，马王堆汉墓帛书《足臂十一脉灸经》载："臂泰（太）阴温（脉）……其病：心痛，心烦而意（噫）。"马王堆汉墓帛书《阴阳十一脉灸经》乙本载："臂巨阴脉……出臂内阴，入心中。是动则病，心滂滂如痛，缺盆痛，甚则交两手而战，此为臂厥。其所产病……心痛……"贾春生教授常用鱼际治疗心血管病症，屡试不爽。下属手部各穴均可参考手针各流派，谨在此提出思路，后文不再赘述。

3. 经渠

归经：手太阴脉。

位置及取穴法：在寸口脉中。

刺灸法：刺入三分，禁灸。

主治：手腕无力痛（补）；脾气喘急，手腕痛，手掌心热，生疮（泻）。

注：窦氏深谙内经指要，将经渠定位于寸口脉中。经渠与太渊均属于经脉穴之"手太阴"，属于脉输。手腕无力与手腕痛均属于局部病症，无力属虚，疼痛属实。此处的手腕无力的"痛"，属于虚痛，常伴有酸、麻、凉等症，疼痛不剧烈，但缠绵不绝。故手腕无力用补法，手腕痛用泻法。可见窦汉卿临床针法之灵活。经渠可治脾气喘急一症，乃因手太阴肺经起于中焦，脾气上逆致咳嗽喘急，经渠五行属金，"实则泻其子"，土之子为金，故可用经渠治疗。经渠与太渊均属于经脉穴之"手太阴"，属于脉输，掌浅弓动脉、掌深弓动脉等掌心动脉均从桡、尺动脉分出，故泻经渠穴可治掌心热。生疮为肺病，西医学认为血液循环出问题，会引起皮肤冷寒冷、生疮、坏死等问题，又经渠为金中之金，肺主皮毛，故刺经渠穴可治疗生疮。董氏奇穴创始人董景昌先生所创制污穴可治疗久年恶疮，可谓有异曲同工之妙。因经渠为脉输，故针刺以"刺脉调经法"为主（见黄龙祥《中国古典针灸学大纲》），故直刺浅刺三分，或针向太渊穴（见《针灸玉龙经》）。

发挥：经渠穴因为经脉穴，故主治与太渊部分相同，如《黄帝明堂经》载："主寒热，胸背急痛，喉中鸣，咳，上气，喘，掌中热，数欠，汗出。胸中彭彭，甚则交两手而瞀，暴瘅内逆，先取天府，此谓之大输。臂内廉痛，喘逆，心痛欲呕。"

故此穴除治疗肺部相关疾病，还可治疗心部相关病症。

4. 太渊

归经：手太阴脉。

位置及取穴法：在手掌后内侧陷中。

刺灸法：直针入三分，灸二七壮。

主治：牙红肿（泻）；头风眩晕（补），久嗽不愈（先补后泻）；又治疟疾寒热，并手臂风湿，跌损疼痛，悉皆治疗。孕妇不可针。

注：在手掌后内侧中的定位不是很明确，本穴应在手掌远端横纹上，如此定位，自然触及不到动脉，明代以后直至现代《针灸学》教材对太渊的定位都增加了"动脉搏动"这一体表标志，如增加此标志，则应增加"腕横纹上5分"以满足条件。牙红肿实为齿龈肿，齿龈属脾，红肿属火，实则泻其子，肺属金为脾之子，太渊属土为火之子，故用太渊治疗牙红肿。头风眩晕之证因脾虚生痰，蒙蔽清窍，故觉眩晕。补肺经之土以补脾，补土实金，金实则可制木以祛头风。太渊为肺经原穴，《灵枢·九针十二原》载："五脏有疾，当取之十二原。"故肺脏有疾患，取太渊，久嗽不愈为虚中夹实之证，故先补后泻。肺主皮毛，故可用太渊治疗疟疾寒热。手臂风湿、跌损疼痛为经络病，太渊既为原穴又为输穴，输主体重节痛，故可治经脉循行部位的疼痛。

5. 尺泽

归经：手太阴脉。

位置及取穴法：在手臂腕中横纹大筋外宛宛中。用手如弓方可下针。

刺灸法：针入半寸，禁灸。

主治：两手拘挛，肘后筋紧不能开（先补后泻）；腰痛（泻）。

注：大筋系指肱二头肌腱，即位于肘横纹上，肱二头肌腱桡侧凹陷。取穴时，应屈肘，此时肱二头肌收缩，十分容易触诊。此穴采用直刺进针法，此处两手拘挛实指两臂拘挛，即肱二头肌受损，无法正常收缩所致。肘后筋紧不能开指，手臂不能伸展。肘后为肱三头肌，与肱二头肌互为拮抗肌，此处实际为肱二头肌问题，可做肱二头肌抗阻力试验（耶尔加森试验）以评估肱二头肌。在窦氏其他文章中亦有类似论述，如《流注通玄指要赋》载："尺泽去肘疼筋紧。"《玉龙歌》载："两手拘挛筋骨痛，举动艰难疾可增。若是曲池针泻动，更医尺泽便堪行。筋急不和难举动，穴法从来尺泽真。"此两种病症属于局部病症，先补后泻为治疗虚中夹实证的针法，故此证可能病程较长，诸如中风后遗症，临床补泻针法可活用。尺泽治疗五般腰痛亦见于《盘石金直刺秘传》："五种腰痛：泻尺泽立效；未愈，昆仑。"五种腰痛见于《诸病源候论》："凡腰痛有五，一曰少阴，少阴肾也，七月万物阳气伤，是以腰痛。二曰风痹，风寒着腰，是以痛。三曰肾虚，役用伤肾，是以痛。四曰臀腰，坠堕伤腰，是以痛。五曰寝卧湿地，是以痛。"尺泽治疗腰痛充分体现了针灸按部取穴的特色。按照手臂与躯干的对应，肘部对应人体腰腹部。另外，尺泽位于肺经，根据脏腑别通理论，肺与膀胱别通，故可治膀胱经病症，膀胱经经过腰部，所以不管哪种腰痛，尺泽均可治疗。

6. 商阳，一名绝阳

归经：手阳明脉。

位置及取穴法：在手食指内侧端，去爪甲如韭叶大。

刺灸法：针入二分，沿皮向后三分。可灸三壮。

主治：五指无力（补）；指红肿（泻）。

注：此穴主治均为局部病症，手指无力为虚证，针用补法；手指红肿为实证，针用泻法。

7. 二间

归经：手阳明脉。

位置及取穴法：在手食指第二节横纹尖侧中。

刺灸法：刺入一分，沿皮向后三分。

主治：目昏不见（先补后泻）；牙痛（泻）。

注：此二间定位为甲本所载，乙本作"在手次指本节前陷中"。上述目疾与牙痛亦见于《黄帝明堂经》："主多卧善唾，肩痛寒，鼻衄赤，多血，浸淫起面，身热，喉痹如哽，目眦伤，忽振寒，肩疼，口喎，齿痛。"目昏不见之病机见于《诸病源候论·目病诸候·目晕候》："肝藏血，血气不足，则肝虚，致受风邪，风邪搏于精气，故精气聚生于白睛之上，绕于黑睛之际，精彩昏浊，黑白不明审，谓之目晕。"二间为大肠经荥穴，五行属水，先补水以实木补肝血，后泻金水以防止金克木太过，故皆以调肝为要，另外按照脏腑别通理论，肝与大肠别通，故大肠经穴可治疗肝病。《通玄指要赋》亦有记载："目昏不见，二间宜取。"二间治牙痛之理为经脉所过，主治所及，因大肠经"入下齿中，还出挟口"，荥主身热，又大肠经"是动则病，齿痛颈肿"，故泻二间以治牙红肿之火热实证。《玉龙歌》载："牙疼阵

阵痛相煎，针灸还须觅二间。"《灵光赋》载："牙齿肿痛并咽痹，二间阳溪疾怎逃。"

8. 三间

归经：手阳明脉。

位置及取穴法：在手食指本节中横纹尖内侧陷中。

刺灸法：针入一分，沿皮向后三分。

主治：目昏不见（先补后泻）；牙痛（泻）；手背红肿（三棱针刺出血）。

注：目昏不明之病机于"二间"已有阐述，此不赘述，三间为大肠经输穴，五行属木，故先补三间以补肝血，后泻三间以祛风。输主体重节痛，大肠经"是动则病，齿痛颈肿"，故三间可治经脉循行部位之牙痛。从其穴性可猜测，二间治牙痛偏于牙齿红肿，三间治牙痛偏于痛症。手背红肿为局部病症，三棱针强通出血，泄热能力胜于针刺泻法。

9. 合谷

归经：手阳明脉。

位置及取穴法：在手大指次指两歧骨间动脉。

刺灸法：针入五分，灸二七壮。

主治：目暗，咽喉肿痛，脾寒及牙耳头疼，面肿皆治，量虚实补泻，泻多补少。伤寒无汗则补，有汗则泻。女人有孕者，切不可针灸。

注：窦氏对合谷位置的认识符合《内经》原旨。合谷为大肠经经脉穴，经黄龙祥考证手阳明之本位置应为"在歧骨中，上至别阳（阳溪）"（详见《中国针灸学术史大纲》），为经脉穴，

故《内经》所指合谷针刺时应以触及动脉为佳，不应死定于第二掌骨中点桡侧凹陷中。针入五分是因为合谷穴为脉输，即摩刺经隧（血管鞘）。脉输之刺法于《中国古典针灸学大纲》中已有详述。窦氏所描述症状除咽喉肿痛、脾寒、汗证外，均属头面症状，正所谓"面口合谷收"，只因人体躯干按六经划分，前为阳明所属，面部属阳明分区，故可用合谷治疗。咽喉肿痛与汗证均属于中医肺系病症，大肠经与肺相表里，故合谷可治。另外脾寒之证属于同名经取穴，大肠亦属于消化系统，又合谷位置偏于第二掌骨中点桡侧，按照全息理论，正对应人体中焦，故可治疗脾寒。现代研究发现，合谷穴可促进宫缩，故孕妇禁针。

10. 阳溪，一名中魁

归经：手阳明脉。

位置及取穴法：在手腕上侧头指第二节，用手交叉，筋后腕横纹前两筋间陷中。

刺灸法：针入三分，灸七壮。

主治：手背红肿疼（泻）；五指拘挛，手腕无力（补）。狂言如见鬼，头目胸疼，并治之。

注：阳溪又名中魁，应与奇穴之中魁区分。所述两筋为拇长伸肌腱和拇短伸肌腱。此穴处亦易触及动脉搏动，与合谷穴均属经脉穴，故头面疾患亦可治疗。手背红肿疼、五指拘挛、手腕无力均属局部病症。病症虚实易区分。胸痛为肺部病症，大肠经亦主胸中病症。笔者认为阳溪能治狂言实为配穴，狂言为足阳明主证。此穴为同名经取穴，此针方首见于《灵枢·癫狂》："狂者多食，善见鬼神，善笑而不发于外者，得之有所大

喜,治之取足太阴、太阳、阳明,后取手太阴、太阳、阳明。"
其中手阳明即合谷、阳溪之处。《针灸甲乙经》载:"狂言,善笑
见鬼,取之阳溪及手足阳明、太阴。"《黄帝明堂经》亦将此证
归入阳溪主治。

11. 曲池

归经:手阳明脉。

位置及取穴法:在肘后辅国屈,曲肘拱胸横纹尖。

刺灸法:针入二寸半,灸三七壮。

主治:半身不遂,手臂酸疼(先泻后补);两手拘挛(先补
后泻)。

注:《针方六集·玉龙歌》载:"曲池穴在手曲肘骨内横纹
尖,以手横胸取之。针入一寸半……筋脉拘挛,先补;手握
不伸,单补。"可相互参看。本穴刺法为深刺法,可直接刺激
肱桡肌、桡侧腕长伸肌、肱肌、指伸肌等肌肉。其可治半身不
遂,因曲池为大肠经土穴,又大肠与肝(风木)脏腑别通,五
门十变之乙(肝)庚(大肠)互合,故曲池可治皮肤肌腠之外
风。半身不遂应为急性期,手臂酸疼应以疼痛为主,兼有酸感,
故证属实中夹虚,故用先泻后补针法。两手拘挛属中风恢复期,
此时正虚为主,邪气不盛,故先补后泻。另外从解剖学来看,
控制手指伸展的肌肉主要是指伸肌,起于肱骨外上髁,手指屈
曲的肌肉有指深、浅屈肌,起于肱骨内上髁,故治疗两手拘挛
针尖应稍向外,刺到起于肱骨外上髁的指伸肌,刺激主动肌,
从而治疗两手拘挛。而《针方六集》中所提"手握不伸"为虚
证,故单补。

12. 中冲

归经：手厥阴心主脉。

位置及取穴法：在手中指端内侧，去爪甲如韭叶大陷中。

刺灸法：针入一分，沿皮向后三分，灸七壮。

主治：治中风不省人事（补）；心痛（先补后泻）。

注：《针方六集·玉龙歌》载："中冲穴在中指端……治中风不省，先补后泻；暴哑，先泻后补；心痛不省，单泻。"可参看。该穴治中风不省人事应用补法，乃因心神不足，中冲五行属木，补木以实火，故用补法。又中风也存在实证，此时应用泻法，例如《盘石金直刺秘传·中风门》载："中风，口噤齿紧，牙关不开，昏蒙不省人事，先针中冲泻之，次针人中亦泻之。"《循经考穴编》载："主中风、中暑、中气等症，不省人事、喉舌等症，出血为妙。"故临床当分虚实，医者不可不察。《玉龙歌》有载："中风之症症非轻，中冲二穴可安宁。"心痛一症属于心包经病症，《灵枢·顺气一日分为四时》载："病在脏者取之井。"故心痛可用中冲治疗，刺法当以《针方六集》为是。另外，窦氏还认为中冲可治喉痹，《盘石金直刺秘传·颊颔颈项咽喉等症》载："咽喉闭塞，饮食艰难……泻中冲。"此病实为热证，窦氏传承自《黄帝明堂经》。本穴治证重在热证，窦氏发挥则重在中风中暑等急症。

13. 劳宫

归经：手厥阴心主脉。

位置及取穴法：在手中央动脉中，以屈无名指点到处是穴。

刺灸法：针入一分，灸七壮。

主治：心疼，手掌生疮（泻）；中风，喜怒不时，体热病汗不出，胸胁疼，看证补泻。

注：本穴位置定于手中央动脉中，承袭于《黄帝明堂经》，其位置因人而异，故略有变动，或见于二三掌骨间，或见于三四掌骨间。窦氏言屈无名指，《资生经》言屈中指，两种定位均正确。此也证明，穴位并非一个死点，针工不可不知。但如从是否符合《内经》之旨来看，当以屈中指为当。此穴针入一分，在于分间处，心疼与手掌生疮均为火证，《素问·至真要大论》载："诸痛痒疮，皆属于心。"劳宫为心包经火穴，故可治。以上二证均属于火热实证，故用泻法，病因一致，故取穴相同。《玉龙歌》载："劳宫穴在掌中心，满手生疮不可禁。"窦氏还认为其可治口疮，《盘石金直刺秘传》载："中焦有热，口生疮：灸劳宫。"之所以可治中焦有热，是因为脏腑别通之心包与胃别通，故可治中焦热，内关穴配合足三里治疗胃痛亦是此机理。火热易生风，故祛火以祛风，实则泻其子，泻火以平木，故可治疗中风。《素问·灵兰秘典论》载："膻中者，臣使之官，喜乐出焉。"又按照全息规律，手部可对应人体头部，故可用劳宫治疗喜怒不时。体热病汗不出为内火，泻劳宫以祛火，另外荥输治外经，水火与寒热有关，故荥输善治外感病。胸胁痛为心包经证，经脉所过，主治所及，荥输治外经，故可治胸胁痛。

14. 大陵

归经：手厥阴心主脉。

位置及取穴法：在手掌后横纹两筋间陷中。

刺灸法：针入三分，灸七壮。

主治：心胸痛，妇人乳痈（泻）；手生疮，破裂者，灸之。

注：窦氏所谓两筋间指掌长肌腱和桡侧腕屈肌腱。因荥输

治外经，输主体重节痛，又大陵为心包原穴，亦可治疗心包病症，故大陵可治心胸痛。妇人乳痈为火证，大陵五行属土，故泻大陵以祛火，心包经所过乳房外侧，故治妇人乳痈偏外侧者效佳。之所以还能治疗手部皮肤疾病，按照其用灸法推知，其病机应为寒证或虚证，故用灸法。本穴亦见于《针方六集》："主脓疮疥癣，妇人乳痈，手痛皲裂。"乙本中腧穴主治为"治笑不休并健忘"，只因此穴为原穴，故可治疗。

15. 间使

归经：手厥阴心主脉。

位置及取穴法：在手掌后横纹上三寸，两筋间陷中。

刺灸法：针透支沟穴。

主治：一切脾寒，看证补泻；久疟不愈，心疼，五心热（先补后泻）。

注：此穴刺法极具窦氏特色，要求针透支沟穴。此穴兼具心包及三焦两性，脾寒指疟疾，并非指脾寒证，三焦为少阳，可主往来寒热，经主喘喝寒热，间使五行属金，对应肺，可治寒热，又《诸病源候论·疟疾候》云："夏日伤暑，秋必病疟。"此穴位于心包经（火）之经（金）穴，兼具夏秋之性，故可治疟疾。《流注通玄指要赋》云："疟生寒热兮，仗间使以扶持。"《玉龙歌》云："疟疾脾寒最可怜，有寒有热两相煎。须将间使金针泻，泄热补寒方可痊。"心疼及五心热均为心系病症，间使为心包"经脉穴"，有病则有动脉搏动，故《灵枢·本输》云："间使之道，两筋之间，三寸之中也，有过则至，无过则止。"故可治疗上述病症。

16. 曲泽

归经：手厥阴心主脉。

位置及取穴法：在手肘内廉陷中，屈肘取之，横纹两筋中间。用手如弓方可下针。

刺灸法：针入五分，灸二七壮。

主治：治九种心疼，及风冷臂疼肘痛，看虚实补泻。

注： 本穴需曲肘取穴，此时易触及肱二头肌腱，横纹两筋中间所示两筋应指肱二头肌与肱三头肌。臂疼肘痛为局部病症。对于九种心痛，诸家解释不一，今参考《备急千金要方·心腹痛第六》所载："九种心痛，一虫心痛；二疰心痛；三风心痛；四悸心痛；五食心痛；六饮心痛；七冷心痛；八热心痛；九去来心痛。"此为说明曲泽治疗心痛之广泛，补中冲可治虚证心痛，"泻井当泻荥，补井当补合"，故补曲泽亦可治疗虚性心痛，如为寒性实证心痛，可泻曲泽（水）以防止过克心火，故窦氏一再强调看虚实补泻。

17. 关冲

归经：手少阳脉。

位置及取穴法：在手小指次指端内侧，去爪甲如韭叶大。

刺灸法：针入一分，沿皮向后三分。

主治：三焦邪热，口渴，唇焦裂（泻），宜弹针出血。

注： 本穴应在在手小指次指端外侧（尺侧），窦太师谓在手小指次指端内侧，应是以仰掌位而言。此穴主治之三焦以上焦为主，正如《玉龙歌》所言："三焦邪气壅上焦，舌干口苦不和调。针刺关冲出毒血，口舌津液气俱消。"病在脏者取之井，故三焦之病可用关冲穴治疗。另外，口唇为脾之外应，关冲五行

属金，实则泻其子，泻金以泻脾，故可泻三焦邪热。刺血法泻火功效大于毫针泻法，故此穴宜出血。

18. 液门

归经：手少阳脉。

位置及取穴法：在手小指次指间陷中。

刺灸法：针入一分，沿皮向后透中渚穴。

主治：五指无力（补）；手背红肿（泻，宜弹针出血）；四肢肿满（出水）。

注：此穴要求沿皮透刺法。手指无力虚证用补法，手背红肿为实热证，可用放血疗法。此两证均属局部病症。本穴可治四肢肿满，乃因此穴为三焦经荥穴，五行属水，《素问·灵兰秘典论》载："三焦者，决渎之官，水道出焉。"故三焦经穴可治疗水道疾病、此穴为水穴，可利水消肿，又按照脏腑别通理论，三焦与肾别通，肾主水，故此穴可治疗四肢肿满。窦氏按照其经验，认为出针后出水效果更佳。

发挥：液门穴主治甚广，与其刺法有很大关系，如不沿皮透刺，而是直刺1～2寸，则一针透四穴，即液门、中渚、后溪、少府。故其可治疗手少阳、太阳、少阴经，即可发挥其他穴位的主治功能。

19. 中渚

归经：手少阳脉。

位置及取穴法：在手小指次指本节后间陷中。

刺灸法：针入一分，沿皮向后一寸半。

主治：治脾积心疼（先补后泻）；手背疼（泻，出血）。

注：此穴要求沿皮向后一寸半，《窦太师秘传》载："沿皮向后透阳池穴。"《玉龙歌》注："沿皮向后透腕骨，泻之。"脾积心疼病机见于《诸病源候论·心痛候》："又诸脏虚受病，气乘于心者，亦令心痛，则心下急痛，谓之脾心痛也。"故知脾积心痛并非胃心痛，当辨别，此为诸脏虚，故用三焦经穴治疗。输主体重关节痛，故用中渚穴先补后泻，先补诸脏虚以治其本，后泻心痛以治其标。因脾积心痛多为虚寒之证，三焦与肾别通，肾经经脉循行贯脊，故心痛常放射至脊间后背部，故《流注通玄指要赋》言："脊间心后者，针中渚而立痊。"手背痛为局部病症，重症可放血，轻症可沿皮平刺。

20. 阳池，一名别阳

归经： 手少阳脉。

位置及取穴法： 在手表腕骨上陷中。

刺灸法： 针入三分，灸二七壮。

主治： 治手腕无力（补）；手臂手腕肿痛（泻，弹针出血）；手腕折伤亦治。

注：手表腕骨上陷中即指总伸肌腱桡侧，此穴因受经外奇穴中泉穴的干扰，只得将阳池穴定于指总伸肌腱尺侧，另外现代《针灸学》教材可能受中渚穴影响，也将其定于指总伸肌腱尺侧，但是按照古代诸多文献记载，应定于桡侧为是。其刺法在《针方六集》中亦有另一种记述："一方，透大陵，虚实皆拔之，肿痛宜弹针出血。"需要解释的一点是"虚实皆拔之"，指元代盛行之"拔原法"，凡本经病症选用本经原穴进行治疗者，谓之拔原法，可见窦氏经脉辨证的应用。窦氏对阳池穴的应用主要是治疗局部病症，不再详述。

21. 支沟

归经：手少阳脉。

位置及取穴法：在手腕骨上三寸，两筋间陷中。

刺灸法：针透间使。

主治：治大便闭（泻）；腰胁腿胕脚酸（先补后泻）；脚腰重（先泻后补）。

注：窦氏所述两筋间当指两骨间，《窦太师秘传》载："在手背腕后三寸，两骨间陷中。"此两骨指尺骨与桡骨。此刺灸法为透穴法，针透心包经间使穴。支沟可治便秘，因三焦为水道，水道通可使糟粕顺流而泻；又三焦与肾别通，肾主司二便，故可治疗便秘。支沟为经火穴，泻支沟可泻三焦火，清下焦火更利于顺水行舟。《玉龙歌》载："大便闭塞不能通，照海分明在足中。更把支沟来泻动，方知医士有神功。"后二症，均为腰脚疾病，酸以虚证为主，重以实证为主。故腰胁腿胕脚酸，先补后泻；脚腰重，先泻后补。三焦与肾别通，腰为肾之府，又按照二级全息，支沟部位对应腰部，故可治疗腰脚疾患。

22. 天井

归经：手少阳脉。

位置及取穴法：在手肘尖骨上后一寸，两筋间陷中，屈肘取之。

刺灸法：针入五分，灸二七壮。

主治：治小腹冷痛（先泻后补）；一切瘰核疮肿（泻）。

注：手肘尖骨指尺骨鹰嘴。此穴应屈肘取穴，此时鹰嘴窝暴露，可针刺。两筋间陷中之"两筋"当指肱三头肌长头与外侧头。此穴直刺五分。"合治内府"，故天井可治疗三焦腑证。

唐宗海认为三焦腑为油膜，即大网膜，又天井五行属土，故天井穴可治小腹冷痛，因实中夹虚，以痛为主，故先泻后补。《诸病源候论》云："此由风邪毒气，客于肌肉，随虚处而停结为瘰疬。"此病邪客于肌肉，故针至肌腠，针至病所。三焦为决渎之官，通水道而治痰核，又此穴属土，病在肌肉而泻天井以泻邪。另外疮肿多属火，土为火之子，实则泻其子，故用天井可治一切疬核疮肿。

23. 少冲，一名经如

归经：手少阴脉。

位置及取穴法：在手小指内侧，去爪甲如韭叶大。

刺灸法：针入一分，沿皮向后三分，禁灸。

主治：心虚怕惊（补）；心火上炎（泻）；眼目红赤，心血少（先泻后补）；指头麻木（补）；心中痞满，胸膈痛（三棱针刺出血）。

注：少冲穴在《琼瑶神书》《铜人腧穴针灸图经》作"经始"。此穴主治分为三类，局部病症、心系病症及远道病症。局部病症指头麻木，属虚证，故用补法。心系疾病为心虚怕惊、心中痞满、胸膈痛，前一症属虚，用补法，后二症属实证，故用泻法。因心与胆腑别通，故出现心虚胆惊之证，又现代研究发现心脏与胆的感觉神经支配在脊髓上的定位比较弥散，而且他们在神经传导过程中会与支配心脏的神经产生交叉，故有胆心综合征。《玉龙歌》载："少冲穴在手少阴，其穴功多必可针。心虚胆寒还补泻，上焦热涌手中寻。"心中痞满、胸膈痛均属心系病症，病在脏者取之井，故少冲可治心虚怕惊、心中痞满、胸膈痛三症。治眼目红赤，一是因为经脉所过，主治所及，"从

心系，上挟咽，系目系"，二是因为少冲为心经木井穴，故泻此穴泻木、泻火，实则泻其子，泻火又可泻木。《诸病源候论·目赤痛候》载："言肝气有热，热冲于目，故令赤痛。"故少冲可治眼目红赤。

24. 少府

归经：手少阴脉。

位置及取穴法：在手掌小指本节后两指中间陷中。少府二穴又一法：在手掌小指本节后，去后溪穴。

刺灸法：横针入五分，与劳宫穴相对，灸三壮。

主治：治掌中热，五指不能屈伸，并本节疼，舌强难言，心血妄行，上吐下泻，看证补泻。治证同前穴（少冲穴）。

注：此穴针法极具特色，要求少府透劳宫。掌中热、五指不能屈伸、并本节疼均属局部病症，舌强难言、心血妄行、上吐下泄三症均属心火上炎所产生的症状。心气通于舌，又《诸病源候论·舌肿强候》载："心脾虚，为风热所乘，邪随脉至舌，热气留心，血气壅涩，故舌肿，舌肿脉胀急，则舌肿强。"心火上炎而舌强难言；心主血，心火壅盛而心血妄行；心与胆通，主明则下安，心不明则胆疏泄不利，故上吐下泻。少府穴为火中火，劳宫穴亦为火中火，透刺二穴，泻心火力之强，故可治疗以上症状。泻井当泻荥，故井穴之证可用荥穴治疗。

25. 神门，一名兑冲

归经：手少阴脉。

位置及取穴法：在手掌腕后兑骨之端陷中，转手骨开得穴。

刺灸法：针入一分，向前五分，针透腕骨穴，灸七壮。

主治：治心内呆痴（泻）；癫痫（先补后泻）；发狂等症（泻）；治健忘失记，喜怒不常，失笑无则，多言。

注：窦氏于此将本穴定位之兑骨与阳谷穴之兑骨相混同，"转手骨开"取穴，使得神门位置偏于尺侧。受此影响，现代针灸教材如承淡安《中国针灸学》、鲁之俊《新编针灸学》、1957年江苏人民出版社《针灸学》以及1版《针灸学讲义》均将本穴定于尺侧腕屈肌腱尺侧，皆失《内经》《黄帝明堂经》本意。兑骨应相当于解剖中的豌豆骨，定位应定于尺侧腕屈肌腱桡侧。因窦氏定此穴于尺侧腕屈肌腱尺侧，故透刺法可透刺腕骨穴。神门穴属心经原穴、输土穴，故可治疗心系及神志病症。窦氏所提诸症均属神志病症，呆痴与发狂为实证，故用泻法，如为心神不足之呆痴应用补法。《流注通玄指要赋》载："神门去心性之呆痴。"《玉龙歌》载："神门独治痴呆病，转手骨开得穴真。"《针灸歌》载："痴呆只向神门许。"健忘失记、喜怒不常、失笑无则，多言按症补泻即可。《诸病源候论·风癫候》载："风癫者，由血气虚，邪入于阴经故也。"所以癫痫的病机为虚中夹实，故用先补后泻法。

26. 灵道

归经：手少阴脉。

位置及取穴法：在手腕后去兑骨一寸半。

刺灸法：针入二分，沿皮向后一寸半，灸七壮。

主治：治心内呆痴（泻）；五痫（先补后泻）；又治目昏，手外廉生疮。

注：窦氏言灵道沿皮透刺法有两种，另一种见于《循经考穴编》："一法刺入一分，沿皮向外透神门，禁灸。"此心内呆痴

如病机同神门所治心内呆痴，则可用灵道透神门以增强疗效，如为脾病引起痰饮蒙蔽心窍而导致的呆痴，则沿皮向后一寸半，实则泻其子。灵道为心经金穴，泻金而泻土。何为五痫已于少商穴详述。《诸病源候论》载："痫者，小儿病也……然小儿气血微弱，易为伤动……变作诸痫。"故五痫为虚中夹实之证，此穴属金，补金以制风木。目昏为心肝血虚，又受风，故可补心经以补血，补金以制风；手外廉生疮为局部病症，"诸痛痒疮，皆属于心"，又此穴兼有金性，肺属金，肺主皮毛，故可治疗手外廉生疮。

27. 少海，一名曲节

归经：手少阴脉。

位置及取穴法：在肘内廉节后，去肘内大骨端五分陷中。屈肘叉腰取之，在肘骨大筋内。

刺灸法：针五分，灸七壮。

主治：治心胸痛（泻）；肘臂无力（补）；并一切瘰疬皆治。

注：屈肘叉腰只为更好显示肱二头肌腱，肘骨大筋即指肱二头肌腱。心胸痛为心系病症，寒性实证心痛，可泻少海（水）以防止过克心火，但是虚性心痛亦可补少海治疗，正所谓补井当补合。肘臂无力为局部虚证，故用补法。少海治疗瘰疬，因此病邪客于肌肉，故针至肌腠，针至病所。此穴属土，病在肌肉而针少海以泻邪。另外，诸痛痒疮，皆属于心，瘰疬多夹火，少海为心经水穴，以水制火，故可用少海治疗瘰疬。

28. 少泽，一名小吉

归经：手太阳脉。

位置及取穴法：在手小指之端外侧，去爪甲如韭叶大。

刺灸法：针入一分，沿皮向后三分，禁灸。

主治：治目肿疼（泻）；妇人无乳及乳痈（补）；吐痰亦效；乳汁不通（先补后泻）。专治鼻血出，左出灸左，右出灸右，两边出俱灸之，五壮或三壮。

注：手太阳小肠经经过目内眦与目外眦，故泻少泽可治疗目肿痛。少泽治疗乳腺病症首见于《千金翼方》，后经窦太师的传播而在临床中普遍运用。《内经》曰："小肠手太阳之脉孙络……主液所生病。"此穴属金，补金可生水，另外此穴与心经互为表里，可补金以生血以助乳汁化生，《玉龙歌》云："妇人催乳痛难熬，吐得风痰疾可调。少泽穴中明补泻，金针下了肿全消。"因为小肠主液所生病，补金可平木祛风，泻金可祛痰，故对吐痰亦效。小肠经与心经互为表里，穴性属金，肺开窍于鼻，心主血，另外《诸病源候论·鼻衄候》云："脾移热于肝，则为惊衄。"泻金以祛脾热，故可治疗鼻血。

29. 前谷

归经：手太阳脉。

位置及取穴法：在手小指外侧本节前，捻掌取之，第二节横纹陷中。

刺灸法：横针入三分，灸三壮。

主治：五指痛，手掌中热（泻）。

注：对前谷定位，《针方六集》中有更详细的描述："在手小指外侧，本节前，次节后，横纹陷中，握手取之。"五指痛以及手掌中热均为局部病症，荥主身热，故可治掌中热。

30. 后溪

归经：手太阳脉。

位置及取穴法：在手小指外侧本节后，外侧横纹尖陷中。

刺灸法：横针入五分，灸二七壮。

主治：五痫病，颠狂不识尊卑（泻）；专治脾寒，灸二七壮，看证补泻。

注：痫病、癫狂均属神志病。小肠经与心经互为表里，另外后溪通于督脉，此穴又为输木穴，泻之可祛风，故后溪可治疗痫病、癫狂，《流注通玄指要赋》载："痫发癫狂兮，凭后溪而疗理。"脾寒指疟疾，故《针灸集成》有载："脾寒发疟，间使、后溪、百劳。"另外《玉龙歌》可为佐证："时疫疟疾最难禁，穴法由来用得明。后溪一穴如寻得，艾火多加疾便轻。"《内经》指出卫气日下一节（脊柱），疟之发时，邪客于风府，其作腠理开。故督脉与疟疾发病有关。后溪通督脉，又此穴五行属木，泻此穴可祛风，故可治疟。窦氏还认为后溪可治头项痛，《流注通玄指要赋》载："头项痛，拟后溪以安然。"因输主体重节痛，小肠经循行过肩项，又通督脉，故可治头项痛。

31. 腕骨

归经：手太阳脉。

位置及取穴法：在手腕起骨前外侧陷中。

刺灸法：横针入三分，灸七壮。

主治：浑身发热，肩臂冷痛（先泻后补）；腕骨痛（泻）。

注：手腕起骨者，腕骨也，即解剖学中的三角骨。腕骨痛为局部病症，《玉龙歌》载："腕中无力或麻痛，举指酸疼握物难。若针腕骨真奇妙，此穴尤宜仔细看。"浑身发热一症可能为

虚中夹实证、脾虚夹湿热之证，因《琼瑶神书》云："治浑身发热，先补后泻；肩臂冷痛，先泻后补。"按照脏腑别通理论，小肠与脾通，故可用腕骨治疗浑身发热。肩臂疼痛为经脉病，经脉所过，主治所及，腕骨为经脉原穴，可治疗经脉诸疾，故可治肩臂疼痛。窦氏还用此穴治疗黄疸，《流注通玄指要赋》载："固知腕骨祛黄，然骨泻肾。"《玉龙歌》载："黄疸亦须腕骨灸，金针中脘必痊安。"小肠与脾别通，脾湿可导致黄疸，小肠主液所生病，灵枢中指出小肠经主病包括目黄，另外按照二级全息，腕部对应人体肚脐，腕骨穴相当于人体中焦，故可用腕骨穴治疗黄疸。

32. 阳谷

归经：手太阳脉。

位置及取穴法：在手外侧腕中，兑骨之下陷中。在兑骨下大筋上陷中。

刺灸法：沿皮向前腕骨穴。针入三分，灸七壮。

主治：治手腕红肿（泻）；耳内虚鸣，或痒，或痛，或清水出（先补后泻）；臂膊外痛（泻）。

注：此处所指兑骨为三角骨，并非豌豆骨，此穴要求针透腕骨穴。手腕红肿为局部病症，臂膊外痛为经脉病症，经脉所过，主治所及。《灵枢·经脉》云："小肠手太阳之脉……至目锐眦，却入耳中……是主液所生病，耳聋……臂外后廉痛。"故可治耳病，因耳内虚鸣以虚证为主，此穴为经火穴，火气在耳则或痒，或痛，或清水出，故先补后泻。

33. 隐白

归经：足太阴脉。

位置及取穴法：在足大拇指端内侧，去爪甲如韭叶大。

刺灸法：针入一分，沿皮向后三分，灸七壮。

主治：脾虚不食（先泻后补）；本节红肿（泻）；妇人经事不调及过时，看证补泻。

注：脾虚不食为因实致虚之证，如宿食停聚，故应先泻后补，如脾虚而导致食欲不振，则应以补为主，临床可灵活选用。病在脏者取之井，故可治疗脾病。本节红肿为局部实证，故用泻法。妇人经事不调为脾病，因脾主统血，故可用隐白治疗。

34. 大都

归经：足太阴脉。

位置及取穴法：在足大拇指本节前内侧陷中。

刺灸法：横针入三分。

主治：治寒湿脚气（先补后泻）；本节肿痛（泻，三棱针刺出血尤佳）。

注：大都为荥火穴，治疗寒湿脚气为经脉病症，另外脾主运化水湿，补火可助脾运化，故大都可治疗寒湿脚气，先补后泻。本节肿痛为局部病症，肿痛为火热实证，大都五行属火，故可泻火祛热，出血尤佳。

35. 太白

归经：足太阴脉。

位置及取穴法：在足内踝侧核骨后陷中。

刺灸法：横针五分，灸二七壮。

主治：治五脏交寒，泄泻呕吐（补）；大便虚结，小便滑（先补后泻）；治证同隐白穴。

注：古代所指核骨并非指跖趾关节，而是指第 1 跖骨底后内侧结节，窦太师言其为孤拐骨，非是。只有明于此，才能明白为何杨上善注《太素》将大都、太白、公孙三者关系定为大都、公孙、太白。六朝之《产经》理解与杨上善完全吻合。太白穴为脾经土穴、原穴，脾之中轴出现问题，则其他四脏亦受影响，故其可治五脏交寒。泄泻呕吐为脾虚之证，故补土穴及原穴可治脾虚。脾主运化，水液代谢失常，则会出现大便虚结、小便滑等症，故太白可治。原穴可治疗相应脏腑病症，病在脏者取之井，故治证同隐白穴。

36. 商丘

归经：足太阴脉。

位置及取穴法：在足内踝下微前陷中。

刺灸法：针五分，灸七壮。

主治：足红肿（泻）；脚无力（补）；脾家受湿，两脚生疮（先补后泻）。

注：关于商丘穴主治，窦氏总结较为单一，均以局部病症为主。足红肿属实证，用泻法；脚无力属虚证，用补法；两脚生疮为脾虚湿盛而导致，属于虚中夹实之证，故先补后泻。

37. 阴陵泉

归经：足太阴脉。

位置及取穴法：在膝内辅骨下一指陷中取，伸足取之。

刺灸法：针透阳陵泉穴，灸二七壮。

主治：小便不通，膝盖红肿（泻）；筋紧不能开（先补后泻）；浑身胀满，伤寒五疸，不灸。

注：取此穴的体位伸足、屈足均可，《针方六集》云："在膝下内侧辅骨下一指陷中，屈足取之。"此穴要求针透阳陵泉，此穴为脾经水穴，泻之可通利水道，《通玄指要赋》云："阴陵开通于水道。"《盘石金直刺秘传》云："伤寒，小便不通，刺支沟，未愈，泻阴谷、阴陵泉。"《针灸集成》云："五淋，气海、关元、阴谷、阴陵泉。"本穴可治膝盖病症及腓肠肌拘挛等局部病症。《玉龙歌》云："红肿名为鹤膝风，阳陵二穴便宜攻。阴陵亦是神通穴，针到方知有俊功。"浑身胀满及伤寒五疸均由脾湿引起，五疸者，黄汗、黄疸、谷疸、酒疸、女劳疸是也。另外此穴要求针透阳陵泉，兼具胆之性，可疏泄气机，调畅肝胆之气，故可治疗浑身胀满，伤寒五疸。

38. 冲阳

位置及取穴法：在足跗骨上五寸，去陷谷穴三寸。

刺灸法：针三分，禁灸。

主治：脚背肿，脚气冲心（泻）；伤寒无力（补）。

注：此穴为胃经原穴，位于足背动脉应手处。脚背肿为局部实证，脚气冲心主要表现为心悸气喘、面唇青紫、神志恍惚、恶心呕吐、腿脚痿软等。阳明经实际原归属于心，故其是动病表现为神志病症，详见《中国针灸学术史大纲》。另外胃经经别到心，故可有脚气冲心之证。伤寒无力为虚证，补胃经原穴以治之。

39. 厉兑

归经：足阳明脉。

位置及取穴法：在足大指次指之端内侧向大指边，去爪甲如韭叶。

刺灸法：针入一分，沿皮向后三分，禁灸。

主治：胃弱不食（先泻后补）；胃热，大便结，便血（泻）。

注："内侧向大指边"其他各本均无，《针方六集》《循经考穴编》均作"外侧向中指边"。此胃弱不食为实中夹虚之证，故先泻后补，如单纯脾胃虚弱，可单用补法，知犯何逆，随证治之。胃热、大便结、便血三症均属火热实证，并主心下满，病在脏者取之井，故其可治疗胃病，另外实则泻其子，厉兑为胃经金穴，故可治之。

40. 内庭

归经：足阳明脉。

位置及取穴法：在足大指次指与中指之间，本节后陷中，两歧骨前三分。

刺灸法：针入五分，灸七壮。

主治：小腹胀满，脚背红肿，气喘，便血（泻）；胃口停食，冷积（先补后泻）。

注：本穴定于"本节后陷中"，疑误。乙抄本无此句，《针方六集·玉龙歌》注："内庭穴在足大趾次趾外间，歧骨后三分陷中。"可参看。小腹胀满、气喘、便血，均为胃部实证，故用泻法。脚背红肿为局部实证，用泻法。胃口停食，冷积应为久病，因实致虚，虚中夹实，故先补后泻。

41. 陷谷

归经：足阳明脉。

位置及取穴法：在足大指次指与中指之间本节后陷中，去内庭穴二寸。

刺灸法：针五分，禁灸。

主治：治脚背红肿（弹针出血）；四肢浮肿（锋针出血尤佳）。

注：脚背红肿为局部火热实证，可出血治疗。陷谷穴为胃经输穴，五行属木，脾主四肢，实则泻其子，泻木以泻水，故可治疗四肢水肿。

42. 解溪，一名鞋带

归经：足阳明脉。

位置及取穴法：去冲阳一寸半，腕系鞋带处是穴。

刺灸法：针入五分，灸二七壮。

主治：腕无力（补）；治风、脚气等证（泻）。

注：腕无力局部病症，属虚证故用补法。脚气为局部病症，因脚气常表现为下肢肿满、足胫红肿发热，此穴五行属火，"诸湿肿满，皆属于脾"，"诸病胕肿，疼酸惊骇，皆属于火"，故脚气病可用解溪穴泻法治疗。治风一证疑为头风，《窦太师针经》乙本作头风，《针方六集·玉龙歌》注："解溪穴在足腕上大筋外宛宛中，直针入五分，看虚实补泻，可灸二七壮。治头风宜先补后泻。"胃经循行至头部，又按照一级全息，脚部穴位对应头部，故可治疗头风，应以阳明循行之头风为主。

43. 三里

归经：足阳明脉。

位置及取穴法：在膝下三寸，大胫骨外廉两筋间，举足取之。

刺灸法：针入二寸半，灸五十壮。

主治：治诸般证候，看证补泻。凡人年三十以上，不灸此穴，则热气上冲，眼目无明。在犊鼻骨下三指，无补泻。惟左右捻针宥气，用针头捺向下降气。

注：本穴要求举足取之，《灵枢》记作"低跗"，《素问》的解释为"举膝"，低跗指足背伸，与"举足""举膝"意义相同。在足背伸的情况下，足三里穴外呈现出明显构型凹陷。窦氏所言大胫骨外廉两筋间应指胫骨前肌和趾长伸肌，但是如此定位则相对偏外。窦氏应用此穴治诸般证候，足见足三里应用之广。"凡人年三十以上，不灸此穴，则热气上冲，眼目无明"，此为窦氏之误。此条最早载于《千金翼方·针灸》卷二十八："人年三十以上，若灸头不灸三里穴，令人气上眼暗，所以三里下气也。"后经王焘《外台秘要》传录时，脱漏了"灸头"二字，作"人年三十以上，若不灸三里穴，令人气上眼暗，所以三里下气也。"以至于以讹传讹，宋代以后更是越来越离谱。《窦太师秘传》云："治诸虚百劳病，劳嗽体倦，上虚下实，腹胀满，胃气不足，食气，水气蛊毒诸症。"足三里主治均不离中焦脾胃，看证补泻即可。

44. 窍阴

归经：足少阳脉。

位置及取穴法：在足小指次指端内侧向大指边，去爪甲如韭叶。

刺灸法：针入一分，沿皮向后三分，禁灸。

主治：胆寒不眠（补）；胆热多睡（泻）。

注：此疑为窦太师之误，足小指次指端内侧向大指边应为向小指，不然与甲本附图不符。窍阴为胆经井穴，凡十一脏取决于胆，子时胆经当令，此时睡眠血藏于肝，血不藏肝则睡眠出问题。另外胆经循行于目，《内经》认为人睡眠与否与卫气有关，卫气以命门（目）为出口，故窍阴可治疗睡眠疾病。胆寒不眠为虚证，用补法；胆热多睡为实证，用泻法。

45. 临泣

归经：足少阳脉。

位置及取穴法：在足小指次指本节后陷中，去侠溪穴一寸半。

刺灸法：针五分，灸七壮。

主治：四肢肿满，此穴大能去水，通五脏气。又治目一切证候。又太师云：浑身蛊胀，亦可出水；脚气红肿，出血。余症同前穴。

注：此穴还有另一种针刺方法，《针方六集》载："窦氏针入五分，出血水，针随皮过一寸。"《窦太师秘传》载："针一分，沿皮向前寸半。"此穴为胆经输穴，五行属木，为胆经本穴，按照五门十变规律，甲己互化，即胆与脾互化，故此穴又可调畅气机，又可运化水液，故能去水。四肢肿满、浑身蛊胀、脚气红肿均与此有关，脾统血故可治疗出血。胆经循行于眼部，故可治疗眼疾。

46. 丘墟

归经：足少阳脉。

位置及取穴法：在足外踝微近前三分陷中，去临泣穴三寸。

刺灸法：针五分，灸七壮。

主治：穿踝风，脚气红肿（泻）；脚无力（先补后泻）。

注：足外踝骨红肿痛者，名曰穿踝风，窦氏应用丘墟穴以治疗局部病症为主，不再赘述。

47. 阳辅

归经：足少阳脉。

位置及取穴法：在足外踝上四寸，辅骨前绝骨穴端，去前三分，去丘墟穴七寸。《千金》云：外踝上辅骨前，在绝骨穴上一寸。

刺灸法：横针透二寸半，灸二七壮。

主治：一切中风瘫痪，筋脉拳挛，膝下生疮。

注：此穴要求横针透二寸半，此穴主治以局部病症为主。中风瘫痪为下肢瘫痪，筋脉拳挛为下肢肌肉痉挛，膝下生疮参考"诸痛痒疮，皆属于心"。此穴五行属火，又心与胆通，故可治疗膝下生疮。又此穴横针透刺，可贯穿下肢肌肉及血管，改善下肢供血，故可治瘫痪生疮。

48. 阳陵泉

归经：足少阳脉。

位置及取穴法：在膝下一寸，膝外辅骨下，下一指陷中。

刺灸法：横针透阴陵泉穴。

主治：鹤膝风肿痛（泻）；腰胁肿疼，筋紧拘挛痛（先泻后补）。

注：本穴要求针透阴陵泉。鹤膝风为局部实证，故用泻法。《针灸集成》载："两膝红肿疼痛，膝关、委中、三里。问曰：此证缘何而得？答曰：皆因脾经受湿，痰饮流注，或因痢后寒邪入于经络，及伤寒流注，故如此也。复刺后穴：阳陵泉、中脘、丰隆。"腰胁肿痛为经脉病症，经脉所过，主治所及，《流注通玄指要赋》载："胁下肋边者，刺阳陵则即止。"本穴可治疗筋紧拘挛痛乃因其为筋会，《盘石金直刺秘传》云："中风半身瘫痪，疼痛，麻木，不遂（中风半身不遂，麻木拘挛筋急，治法大同），针合谷、手三里、曲池、肩井、环跳、血海、阳陵泉、阴陵泉、足三里、绝骨、居髎、昆仑。"《针灸集成》载："腿股风不能转动举止，环跳、风市、委中、昆仑、居髎、三里、阳陵泉"。

49. 侠溪

归经：足少阳脉。

位置及取穴法：在足小指次指两歧骨间本节前陷中。

刺灸法：针入三分，灸七壮。

主治：脚背肿，五指拘挛，四肢肿满，脚底热。余症同前并治。

注：此穴为胆经荥穴，五行属水，故此穴可行气利水，治疗四肢肿满。此穴可刺至足底，故可治疗足底热。脚背肿、五指拘挛均属局部病症。

50. 涌泉，一名地冲

归经：足少阴脉。

位置及取穴法：在足底心陷中，屈足蜷指宛宛中。有一取法，在足底第三缝中间线，于中指量至后跟，折中是穴。

刺灸法：直针入三分。

主治：脚气红肿（泻）；传尸痨（针，无血不可治）；伤寒足底麻木及无汗（补）；足底心热（补泻，禁灸）。

注：本穴可治脚气红肿乃因肾主水，病在脏者取之井，又本穴属木，兼有行气之性。传尸痨相当于今之肺结核病，常为久病。本穴善补肾精，金水相生，肾主纳气，故可治疗肺部疾病。《玉龙歌》云："传尸痨病最难医，涌泉穴内莫忧疑。痰多须向丰隆泻，喘气丹田亦可施。"伤寒足底麻木、无汗与足底心热均为局部病症。

51. 然谷，一名龙渊

归经：足少阴脉。

位置及取穴法：在足内踝前起大骨下陷中。

刺灸法：横针入五分，灸二七壮。

主治：寒湿脚气，脚腕红肿痛，看证补泻。

注：足内踝前起大骨指舟骨粗隆，窦氏以其以治疗局部病症为主。因本穴五行属火，肾主水，故可治疗寒湿脚气，脚腕红肿痛为局部病症，可用泻法以祛热。

52. 太溪，一名吕细

归经：足少阴脉。

位置及取穴法：在足内踝后跟骨上动脉陷中。

刺灸法：横透针昆仑穴，灸五十壮。

主治：治牙疼红肿（泻）；股内湿痒生疮，便毒（先补后泻）；疝气木肾（先泻后补）；经事不调；气血闭结；通利小便。

注：此穴为脉输，为肾经经脉穴。此穴又为原穴，可治肾脏相关疾病，肾主骨；又为输穴，五行属土，泻土可泻火，故可治牙疼红肿。肾主前后二阴，故本穴可主泌尿生殖病症、妇科病症，《针灸集成》载："玉茎中痛，中极、三阴交、太溪、复溜。"股内湿痒生疮、便毒、疝气木肾三症均属经脉病症，肾经所过之处，太溪均可治疗。另外窦氏亦用其来治疗局部病症，《玉龙歌》载："脚跟红肿草鞋风，宜向昆仑穴上攻。再取太溪共申脉，此针三穴病相同。"

53. 复溜，一名昌阳，一名伏白

归经：足少阴脉。

位置及取穴法：在足内踝上二寸陷中。

刺灸法：针一分，沿皮向下一寸，灸二七壮。

主治：伤寒无汗（补合谷穴，泻此穴）；伤寒汗多（补此穴，泻合谷穴）。此大回六脉，六脉俱无，补之。不见脉，不可疗也。

注：合谷为大肠经合穴，具有解表发汗之功效，复溜补肾敛阴，通调水道，故轻浅刺激合谷取其发表之性，重刺激复溜，使其具有通经之性。此穴五行属金，泻复溜可泻脾以运化水液，又为肾经穴，可通调水道，故补合谷、泻复溜可发汗，治疗伤寒无汗。轻刺激复溜具有补肾敛阴之性，补金以补水，防止津液耗散太过，泻合谷以发挥行气之性，以助津液收敛，故可敛汗生津，治疗伤寒汗多。另外，复溜可治疗六脉俱无之证，实际上是六脉沉细，若真六脉俱无，则为死症。六脉指足之六脉，肾为先天之本，补复溜以补肾，故用补法，《玉龙歌》载："伤寒

无汗泻复溜，汗出多时合谷收。六脉若兼沉细证，下针才补病痊瘳。"

54. 阴谷

归经：足少阴脉。

位置及取穴法：在膝内附骨后，大筋下，小筋上，按之动脉应手，屈膝取之。

刺灸法：横针入五分，灸二七壮。

主治：小便不通（先补后泻）；膝头红肿（泻）；坐立艰难，阴囊湿痒，妇人阴中湿痒（泻）。

注：膝内附骨指胫骨内侧髁，大筋、小筋分别指半腱肌腱、半膜肌腱。此穴无法触及动脉，此为窦氏沿袭前人之误。阴谷治疗小便不通当用泻法，《盘石金直刺秘传》载："中风后大小便闭结不通，泻支沟二穴；小便不通，泻阴谷二穴。""伤寒，小便不通，刺支沟；未愈，泻阴谷、阴陵泉。"此穴五行属水，泻此穴可通利水道，故可治疗小便不通。膝头红肿为局部病症。坐立艰难为经脉病症，肾经贯脊属肾，故受脊柱影响而坐立艰难；阴囊湿痒、妇人阴中湿痒病机相同，泻此穴可泻肺以治疗皮肤病，又可祛湿。

55. 至阴

归经：足太阳脉。

位置及取穴法：在足小指外侧，去爪甲如韭叶大。

刺灸法：针入一分，沿皮向后三分。

主治：眼红痛（泻）；脚无力（补）；难产，灸二七壮。

注：眼红痛为膀胱经实热证，故用泻法；脚无力为局部病

症，属虚证，用补法。古人对膀胱经的描述应包括女子胞，《伤寒论》太阳病即是证明，且现代研究发现至阴穴可促进宫缩，故可治疗难产，要求治疗难产时用灸法。

56. 通谷

归经：足太阳脉。

位置及取穴法：在足小指外侧本节前陷中。

刺灸法：横针入三分，灸七壮。

主治：本节肿，足心发热，五指疼（弹针出血）；脚背红肿（锋针出血）。余症同前。

注：本穴所治症均属局部病症，不再赘述。

57. 束骨

归经：足太阳脉。

位置及取穴法：在足小指外侧本节后陷中。

刺灸法：横针入三分或五分，灸七壮。

主治：脚背红肿（泻）；本节疼，足底心热，五指拘挛，看证补泻。

注：本穴所治症均属局部病症，不再赘述。

58. 京骨

归经：足太阳脉。

位置及取穴法：在足外侧大骨下赤白肉际陷中，按而得之。

刺灸法：横针入五分，灸七壮。

主治：一切寒湿脚气，红肿痛，两脚燥裂生疮，足心热。又太师云：血妄行者，鼻衄不止，灸之，宜泻立效。

注：足外侧大骨指第五跖骨粗隆。本穴为膀胱经原穴，所治病症以局部病症为主。窦氏以此穴治疗鼻衄传承于《内经》，《灵枢·杂病》云："衄而不止衃，血流，取足太阳。"《黄帝明堂经》也有所载，肺与膀胱别通，肺开窍于鼻，故可治疗鼻衄。

59. 昆仑

归经：足太阳脉。

位置及取穴法：在足外踝骨后，后跟骨上陷中，此穴有动脉应手是穴。

刺灸法：横针透吕细穴，灸三七壮或五十壮。

主治：治腰尻胁肋疼（泻）；左瘫右痪，半身不遂，四肢拘挛，外踝红肿，寒湿脚气，两生疮，看证补泻。余症同阴陵泉穴。

注：本穴采用透刺法。昆仑穴为足太阳经脉输，故可触及动脉。腰尻胁肋疼、左瘫右痪、半身不遂、四肢拘挛均属经脉病症，经脉所过，主治所及，故可用昆仑穴治疗。外踝红肿、寒湿脚气、两生疮三症为局部病症，《流注通玄指要赋》：载"大抵脚腕痛，昆仑解愈。"《玉龙歌》载："脚跟红肿草鞋风，宜向昆仑穴上攻。再取太溪共申脉，此针三穴病相同。"看证补泻。

60. 委中

归经：足太阳脉。

位置及取穴法：在膝后腘纹中两筋骨之间动脉处，立地取之。

刺灸法：针入二寸半，禁灸，四畔紫脉上宜锋针出血，大络不可。

主治：腰疼、足筋紧急、膝头红肿、半身瘫痪、痈疽发背、便毒等症，并宜出血。若针，不宜补，脚弱不宜出血。此穴最能出血太多，不宜轻用。

注：此穴下有腘动脉，可见窦氏查体之细致。取此穴时立地、伏卧均可，《针方六集》载："在膝后约纹中央，两筋骨之间动脉是穴，伏卧取之。"此穴刺灸法主要为针刺与放血两种，故《窦太师秘传》载："在膝下腘横纹中是穴，四畔有紫脉。"腰疼、足筋紧急、半身瘫痪三症属于腰腿病症，与足太阳膀胱经之经脉、经筋有关，故予委中穴治疗，《玉龙歌》载："更有委中出毒血，任君行步显奇功。""委中亦是腰疼穴，任君取用两相通。"《流注通玄指要赋》载："腰脚疼，在委中而已矣。"膝头红肿为局部病症。痈疽发背、便毒等症为火热瘀血类病症，委中穴为血郄，此处放血可收清热解毒、活血化瘀之效。对于身体壮实之人，出血多方可获效，脚弱者，全身或局部气血不足，故不宜出血。

发挥：本穴常用刺血疗法，可治内科疾病、外科疾病、运动系统疾病、精神疾病、皮肤科疾病及小儿科疾病。之所以委中可以治疗如此广泛的疾病，与其解剖结构息息相关，详见《中国刺血疗法大全》。

61. 大敦

归经：足厥阴脉。

位置及取穴法：在足大指端正甲后，去爪甲如韭叶大，及三毛中。

刺灸法：针入一分，沿皮向后三分，灸二七壮。

主治：一切疝气，木肾，中风不省人事，看证补泻。

注：《针方六集·玉龙歌》注曰："大敦穴在足大指端直甲后，去爪甲如韭叶及三毛中。针入一分，沿皮向后三分，单泻无补。肾弦寒湿脚气大好。"可互参。疝气、木肾均属于阴部病症，经脉所过，主治所及，肝经循阴器，《流注通玄指要赋》载："稽夫大敦去七疝之偏坠，王公谓此。"又大敦为肝经本穴，泻之可祛风，手指脚趾全息均对应人体头部，故可治中风。

62. 行间

归经：足厥阴脉。

位置及取穴法：在足大指虎口两歧骨间，动脉应手陷中。

刺灸法：针入五分，灸二七壮。

主治：目赤暴疼，膝头红肿，足跗肿（泻，亦宜出血）；脚弱无力，五指麻木（补）；腹中胀满，四肢浮肿（泻补，亦宜针出水）；脚气，脚背肿（泻多补少）。

注：本穴治目赤暴疼因肝开窍于目，此穴属火，荥主身热，病变于色者取之荥，故可治眼部热证。膝头红肿因经脉所过。足跗肿、脚弱无力、五指麻木、脚气、脚背肿五症均属于局部病症。腹中胀满，四肢浮肿应为肝经风热之证，肝经"挟胃属肝络胆"，脾胃主运化，主四肢肌肉，肝主疏泄，《至真要大论》载："诸胀腹大，皆属于热……诸病胕肿，疼酸惊骇，皆属于火。"本穴五行属火，故可治。

63. 太冲

归经：足厥阴脉。

位置及取穴法：在足大指本节后二寸，或一寸半陷中。又云在行间穴上二寸两筋间。诊太冲脉，可决人死生。

刺灸法：针五分，禁灸。

主治：脚软无力麻木（补）；红肿（泻）；脚重，脚气（弹针出血）；五指拳挛（补泻）。

注：太冲为本部脉，古代脉诊法不限于寸口脉法，脉法的作用之一为决死生、定可治，现代的针工应好好挖掘其中内容。窦太师认为太冲穴所治疗病症以局部病症为主，不再赘述。窦氏认为此穴还治疗心胀咽痛等症，《标幽赋》载："心胀咽痛，针太冲而必除。"按照子午对冲理论，丑未相冲，即肝与小肠相冲，小肠与心互为表里。此外，太冲穴下有脉，心主脉，此为体应，故其可治心病、痴呆等，《窦太师秘传》：载"治脚背红肿、心内痴呆、癫狂之症。"咽痛为经脉所过之症，足厥阴脉"循喉咙之后，上入颃颡"，故太冲可治咽痛。

64. 中封

归经：足厥阴脉。

位置及取穴法：在足内踝前一寸，仰足取之，两间陷中。

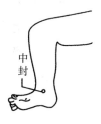

刺灸法：针五分，灸七壮。

主治：两足红肿生疮（弹针出血）；足肿疼，无力（补）。

注：本穴所治症均属局部病症，不再赘述。《盘石金直刺秘传》载："脚腕疼痛，名曰绕踝风，亦名侧脚气，刺商丘、中封、丘墟、解溪诸穴，俱泻之。"

65. 内迎香

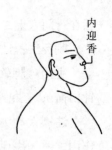

位置及取穴法：在鼻孔内是穴。

刺灸法：用箬叶做一箬管，搐动出血。

主治：眼红肿痛，出血尤妙。

注：箬为竹子的一种，《针方六集》载："内迎香二穴，在鼻孔内，用箬叶做一箬管，搐动出血，治眼红肿。一法在鼻柱两旁珠上陷中是穴。针入两分。治鼻中息肉，不闻香臭。"此穴位于鼻翼软骨与鼻甲交界的黏膜处。针刺内迎香可以引起下鼻甲容量血管的舒缩，进而影响鼻腔的容积和横截面积，使鼻腔阻力减小，改善鼻腔通气，从而增加到达嗅区的嗅素，进而改善嗅觉。另外，在内迎香穴所在的鼻腔底部黏膜下部有面动、静脉的鼻背支和筛前神经的鼻外支，并在眼球前部与眼的上下动、静脉络合。所以此穴放血可治疗实热证之眼红肿痛。

66. 曲泉

归经：足厥阴脉。

位置及取穴法：在膝内辅骨下，大筋上，小筋下陷中，屈膝取之。又云在内膝横纹尖是穴也。

刺灸法：针五分或一寸半，灸二七壮。

主治：膝头肿痛，筋挛（泻）；阴囊湿痒（补）；风劳失精，下利，体痛阴肿，脐疼，灸二七壮。

注：此穴所提大筋、小筋分别指半腱肌、半膜肌。膝头肿痛、筋挛为局部病症；阴囊湿痒、风劳失精、体痛阴肿为阴部病症，肝经循阴器，故可治。可治脐疼，是因为小腿为肝经循行之处。此穴五行属水，可兼肾之性，故前后二阴及水饮之证

均可治疗。

67. 廉泉，一名舌本

归经：阴维、任脉之会。

位置及取穴法：在颔下结喉上，舌本间。

刺灸法：用针头斜向上沿皮针入三分或一分，禁灸。

主治：舌本强，不语，咽喉闭（泻补）。

注：本穴所治症均属局部病症，不再赘述。

68. 百会，一名三阳五会，亦名维会穴，又名神阙穴

归经：督脉、足太阳之会。

位置及取穴法：在头正顶旋毛中。用线量前眉间至后顶上发际，量折当中是穴。

刺灸法：针入一分，灸七壮。不宜直入，沿皮向后。

主治：五脏中风，不省人事，头风眩昏，妇人发红丹，血风等症。治头痛（泻）。针微出血，立愈，不可多灸。一切中风等症皆治。此穴最能升气，脱肛及久痢下陷者，此穴升之。

注：五脏中风、不省人事、头风眩昏、头痛，病位均在脑，百会入通脑络，故可治。妇人发红丹、血风为皮肤病症，此穴为三阳五会，阳气旺盛，针此穴可宣通阳气。此穴具有升提的作用，又按照全息理论，头顶可对应人体肛门，故可治疗脱肛及久痢下陷。

69. 上星

归经：督脉。

位置及取穴法：在头入发际一寸，神庭穴上一寸半陷中。

刺灸法：针入三分，灸七壮。

主治：鼻塞不闻香臭（先补后泻，泻多）；鼻流清涕臭（先泻后补，补多）。鼻流浊涕臭，名鼻渊（泻）；鼻衄不止（先补后泻）。目痛头风（泻，宜三棱针刺出血）。

注：本穴主治在鼻，鼻之病除与肺相关，与脑亦有关，《素问·气厥论》载："胆移热于脑，则辛頞鼻渊。"又上星所在位置相当于头皮针的额中线，故可治疗头面部病症。《针灸集成》载："鼻流清涕，上星、人中、风府。问曰：此证缘何而得？答曰：皆因伤风不解，食肉饮酒太早，表里不解，痰涎及脑寒脑痛，故得此证，复刺后穴百劳、风池、百会、风门。""脑寒鼻出臭秽，上星、合谷、曲差。问曰：此证缘何而得？答曰：皆因鼻衄不止，用药吹入脑，伤损脑户，毒气攻上，故鼻流臭也。复刺后穴人中、迎香。"

70. 神庭

归经：督脉、足太阳、足阳明之会。

位置及取穴法：在头入发际五分。

刺灸法：针三分，灸七壮。

主治：头风痛（补泻，泻多）；头昏，恶心吐痰（补泻）；鼻塞，两眉尖痛（补泻）。

注：头风痛、头昏、鼻塞、两眉尖痛四症均属于局部病症。恶心吐痰应为标证，按照头皮针额中线主治，神庭可治疗头面咽喉病症，故可治恶心吐痰，如治其本还应添加其他穴位。针刺帽状腱膜下可兴奋交感神经，故可改善上述症状。

71. 印堂

位置及取穴法：在两眉中间是穴。

刺灸法：针三分，灸七壮。

主治：小儿中急慢惊风，灸之，则啼哭有效。及大人中风不省，灸二七壮；头重，针三分，泻之。

注：小儿急慢惊风、大人中风不省、头重均属于局部病症。此穴下为鼻骨额骨交汇处，骨骼较为薄弱，易对脑产生影响。

72. 人中，一名水沟

归经：手阳明之会。

位置及取穴法：在鼻柱下三分，口含水，凸珠上是穴。

刺灸法：针三分，灸五壮。

主治：一切腰背强痛（补泻，泻多）；挫闪腰疼（泻）；中风不省人事（补泻）；口眼㖞斜（先泻后补，禁灸）。

注：腰背强痛、挫闪腰疼均属于远部病症，人中穴刺激性强，可发挥其非特异性作用，配合活动腰部效果更佳。因本穴上有鼻（天），下有口（地），天地交泰，中风可治。《盘石金直刺秘传》载："中风，口噤齿紧，牙关不开，昏蒙不省人事：先针中冲（泻），次针人中（泻），略醒可治。"口眼㖞斜为局部病症，《针灸集成》载："口眼㖞斜，太阳、人中、颊车。问曰：此证缘何而得？答曰：醉后睡卧当风，不避贼风，串入经络，痰饮灌注。或因怒气伤肝，房事不节，故得此证。复刺后穴承浆、合谷、瞳子髎、地仓。"

73. 承浆，一名悬泉

归经：足阳明、任脉之会。

位置及取穴法：在颐前唇下五分宛宛中。

刺灸法：直针入三分，灸七壮。

主治：头项强痛，下片牙疼（补泻）；唇吻，舌不收（补）；舌肿难言（泻）。

注：下片牙疼、唇吻，舌不收、舌肿难言均属局部病症。本穴可治头项强痛。此穴与项部前后对应，后病前治。《流注通玄指要赋》载："头项强承浆可保。"

74. 攒竹，一名光明，一名始光，一名圆柱

归经：足太阳脉。

位置及取穴法：在两眉头内尖陷中。

刺灸法：针入一分，沿皮向鱼腰穴。

主治：目失明，睛昏（先补后泻）；目赤肿疼（泻，用三棱针刺出血三次妙）。

注：本穴所治症均属局部病症，不再赘述。

75. 瞳子髎

归经：手太阳、足少阳之会。

位置及取穴法：在眉外眦五分尖尽处。

刺灸法：针一分，沿皮内透鱼腰。

主治：目红肿，冷泪（补）；垂帘翳膜（泻）；胬肉攀睛（泻）。

注：本穴所治症均属局部病症，不再赘述。

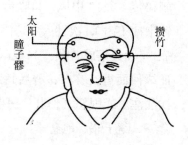

76. 太阳

位置及取穴法：在额角际发下紫脉是穴。

刺灸法：用三棱针刺出血。

主治：目疼羞明。

注：本穴所治症均属局部病症，不再赘述。

发挥：本穴主治远超过局部病症。本穴主治范围包括急诊抢救、内科疾病、神经系统疾病、外科疾病、精神疾病、五官科疾病、妇科疾病、皮肤疾病、儿科疾病。因为太阳穴周围不但接受颈外动脉的血液，而且接受来自颈内动脉的血液，并且在此处来自颈外动脉的面动脉及面静脉，与来自颈内动脉的眼动脉及眼静脉，分别互相形成动脉、静脉的交通吻合。所以在此部位刺激血管和放出静脉血可影响颈内、外动脉的血液流动状况，从而能调整它们的分支血管的血运状况，由此能改善脑组织和头面部的皮肤、肌肉、神经以及耳、眼、鼻、口腔、咽喉、甲状腺等处的血液循环，以调整局部血液的流速、容量及神经调控物质分子信息的分布，从而促使疾病的转归。详细机理及操作见《中国刺血疗法大全》。

77. 颊车

归经：足阳明脉。

位置及取穴法：在耳坠珠下三分陷中。

刺灸法：针入一分，沿皮向地仓穴。

主治：口㖞。㖞左，泻左补左；㖞右，泻右补右。㖞左灸右，㖞右灸左。专治牙疼。

注：本穴所治症均属局部病症，不再赘述。

发挥：在本穴附近找到激痛点针刺，可以治疗颞下颌关节疼痛、发声系统紧张、上下齿痛、耳朵深部疼痛瘙痒等疾患。
医美上，此穴可治疗眼袋。

78. 头维

归经：足少阳、阳明之会。

位置及取穴法：在额角入发际，本神穴旁一寸半。

刺灸法：针入一分，沿皮向下一寸半，灸七壮。

主治：偏正头风痛（先补后泻，补少泻多）；眼赤，睏不
止，风沿泪出，禁灸。

注：本穴所治症均属局部病症，不再赘述。注意本针法要
求向下一寸半，而不是沿头皮向后，《针灸玉龙歌》注曰："沿皮
向下透至悬颅，疼痛泻，眩晕补。灸二七壮。"

79. 睛明

归经：手太阳、阳明之会。

位置及取穴法：在目内眦泪孔中。一名泪孔。

刺灸法：宜针入一寸半，禁灸。

主治：胬肉攀睛，青盲失明，翳膜，迎风冷泪，一切眼目
内翳，补泻。

注：本穴所治症均属局部病症，不再赘述。此穴要求深进
针，进针一寸半，刺至视神经，故可治疗眼底病变。

发挥：王以贡对此穴发挥颇多。王以贡认为睛明穴为生命
之门，可调节人体的生命活动。睛明是连接脑和五脏六腑的枢
纽穴，是联系脑和腹脑的枢纽穴。其主治范围之广，涉及经络、
脏腑、神志病。详见《针灸临床探研录》。

80. 地仓

归经：跷脉、手阳明之会。

位置及取穴法：在夹口吻旁四分，直缝中，外如近下有脉微动。

刺灸法：针入一分，沿皮透颊车穴，灸七壮或二七壮。

主治：同前颊车穴。

注：本穴所治症均属局部病症，不再赘述。

发挥：对此穴有所发挥颇多者是王以贡，其对地仓穴的发现源于一次试探性治疗——一例拇食指麻木的患者，收效甚捷。王以贡体会地仓具有温阳益气、发汗解肌、祛风散寒、健脾升清、安神之功，外祛筋骨皮肉之风，通经络，止疼痛，内调五脏六腑之疾，堪称发汗第一要穴。王以贡认为古人是基于肛－口两极对应来划分任督的。而地仓刺向颊车正位于任督分界面上，故可疏通身体前后中线两侧区域，对阳明经、足太阳经有很好的疏通作用。地仓至颊车穴区域有心经、肝经、胆经、阳明经、冲脉、脑经分布，诸经经过后向上经晴明穴入脑，地仓穴为诸经和脑联系的枢纽穴，这也是其治症广泛的原因。有的人针后会出现口中津液分泌增多；有的人针刺后，觉得一身轻松；有的人针后会精力异常充沛，浑身有力气。其发汗特点是先感到身上发热而后汗出，在运用手法的情况下有的人手心发热汗出，有的人后背明显感到发热汗出，有的人但头汗出，有的人足热如置热水盆上，少数人会出现腹部发热。由于针刺地仓有很强的催眠作用，常有睡眠质量差的患者坐在椅子上睡着了，所以针刺地仓宜取卧位。详见《针灸临床探研录》。

81. 迎香

归经：手足阳明之会。

位置及取穴法：在鼻孔旁五分斜缝中。

刺灸法：针入一分。

主治：鼻塞不闻香臭，生息肉，鼻流清涕（泻）；浊涕名鼻渊，灸七壮，看证补泻。

注：本穴所治症均属局部病症，不再赘述。《流注通玄指要赋》载："鼻窒无闻，迎香可引。"《玉龙歌》载："不闻香臭从何治，须向迎香穴内攻，先补后泻分明记，金针未出气先通。"

发挥：本穴还可治便秘，现代研究发现当鼻子闻到食物香气以及当嘴吃到食物时，会促进胃肠及肛门蠕动，又迎香为大肠经穴，上下相应，故迎香、地仓均能治疗便秘。

82. 听会

归经：手少阳脉。

位置及取穴法：在耳珠前陷中，上关穴下一寸，动脉宛宛中，开口得穴。

刺灸法：横针入半寸，可灸七壮。口衔尺方可下针。

主治：耳聋气闭（先泻后补）；耳内肿疼生疮（泻）；耳内鸣（先补后泻）。痒则补，痛则泻。耳内脓出（先泻后补）。

注：耳珠系指耳屏。本穴所治症均属局部病症，不再赘述。

83. 哑门，一名作瘖门，一名舌横，一名舌厌

归经：督脉、阳维之会。

位置及取穴法：在头后项中央入发际五分两筋间陷中。

刺灸法：针三分，不可深，深则令人哑，亦不可灸。

主治：治症同风府穴。失瘖舌强，项强，一切头风等症，看证补泻。

注：本穴所治症均属局部病症，不再赘述。《灵枢·经别》载："足少阴之正至腘中，别走太阳而合……系舌本，复出于项。"故哑门、风府可治疗舌疾。

84. 风府，一名舌本
归经：督脉、阳维之会。

位置及取穴法：在项后入发际一寸两筋间宛宛中。

刺灸法：刺入三分，禁灸，亦不可深，深则令人失音不语。

主治：中风不言（补泻）；头项强痛，头重如石，看证补泻。

注：本穴所治症均属局部病症，不再赘述。

85. 率谷
归经：足太阳、少阳之会。

位置及取穴法：在头部，卷耳尖上一寸，入发际一寸半。

刺灸法：针三分，灸七壮。又云针一分，沿皮向后透丝竹空穴。

主治：偏正头风痛（泻）。两眉骨疼（补泻）。

注：本穴所治症均属局部病症，不再赘述。

86. 丝竹空，一名目髎
归经：足少阳脉。

位置及取穴法：在眉后入发际陷中。

刺灸法：针一分，沿皮向前透率谷穴。

主治：偏正头风疼（沿皮向后一寸半，泻）；眼目赤肿（沿皮向前一寸半，泻，宜弹针出血妙）；头风可灸，眼疼禁灸；专治风沿烂眼，冷泪出。

注：本穴所治症均属局部病症，不再赘述。

87. 风池

归经：足少阳、阳维之会。

位置及取穴法：在耳后颞颥骨下，大筋上，入发际陷中。

此穴又法：去风府穴两旁各二寸。

刺灸法：横针入二寸半。

主治：偏头风（补泻）；脚无力（补，灸二七壮）。头肿晕（泻补）；眼红肿（泻）。

注：大筋指斜方肌。偏头风、头肿晕均属于局部病症；《灵枢·寒热病》说："足太阳有通项入于脑者，正属目本，名曰眼系。"所以风池既可治疗眼病，又可治疗脚无力，其一因为此穴通脑可祛风，其二此穴属于阳跷脉，上下相应，故风池可治疗腿脚病症。

发挥：对此穴研究颇深者当属当代针灸名家——郑魁山。郑氏针法之精妙，非手巧而心审谛者不能领悟。他认为风池有祛风解表、清利头目、健脑安神的作用，其可使针感向眼、耳、鼻、头等多方向传导。

88. 翳风

归经：手足少阳之会。

位置及取穴法：在耳后陷中，按之引耳中，开口得穴。又法在耳后尖角陷中，按引耳取之。

刺灸法：针入五分，灸七壮。

主治：耳红肿（泻）；耳内虚鸣（补多泻少）；耳出清水，湿痒，耳闭，瘰疬，项强痛，看证补泻。

注：本穴所治症均属局部病症，不再赘述。关于本穴，有一句"按之引耳中"，可见"揣穴"的重要性。《灵枢·五邪》载："取之膺中外腧，背三节五脏之傍，以手疾按之，快然乃刺之。"《灵枢·背腧》载："按其处应在中而痛解，乃其俞也。"

89. 百劳，一名大椎

归经：足三阳、督脉之会。

位置及取穴法：在背部第一椎骨尖上陷中是穴。

刺灸法：针一分，灸二七壮。斜上针入三分，沿皮斜入一寸，要针身经过此穴。

主治：一切虚劳发热，盗汗（先补后泻）。一切脾寒等症，灸之立效。脊膂强痛（泻）；一切诸虚，潮热，百损，看证补泻。《素注》云：人有项骨三椎，脊骨二十一椎。通该二十四椎，以按二十四气。然则除项骨三椎外，第四节所谓一椎即百劳，以至尾骶二十一椎。

注："大椎"与"大椎穴"不同，大椎系指第一胸椎，大椎穴位于第七颈椎棘突下，即第一胸椎棘突上。一切虚劳、潮热盗汗均属虚证或虚中夹实。大椎为手足三阳经与督脉交会穴，为阳气聚集之处，可助阳固表，故可治。《内经》指出卫气日下一节（脊柱），疟之发时，邪客于风府，其作腠理开。故督脉与疟疾发病有关，大椎处督脉，又可主一身之表，固护腠理。脊膂强痛为局部病症。

发挥：此穴可深刺，需刺至硬脊膜下方，患者出现四肢抽搐现象方可。根据针刺后的患者反应，以及手下的感觉来确定是否刺激到脊髓硬脊膜之下。《素问·长刺节论》载："病大风，骨节重，须眉堕，名曰大风，刺肌肉为故，汗出百日，刺骨髓，汗出百日，凡二百日，须眉生而止针。"说明《内经》时期即有刺骨髓的刺法。详见《针经知行录》。

90. 身柱

归经：督脉。

位置及取穴法：在背第三椎骨尖下间。

刺灸法：针入三分，灸七壮。

主治：一切咳嗽等症（先补后泻）；哮喘，腰脊强痛（先补后泻）。

注：咳嗽、哮喘均为肺系病症，此穴旁即为肺俞，故可治疗肺部疾患。腰脊强痛为局部病症。

91. 至阳

归经：督脉。

位置及取穴法：在背部第七椎骨尖下间，伏而取之。

刺灸法：针入三分，灸二七壮。

主治：浑身发黄，黄汗（多泻少补）；脊背强痛，难伸屈（泻）。

注：至阳穴位于第7胸椎棘突下，主要由 T_5 脊髓神经及其分支所支配，处于支配胃的脊神经区，刺激该穴能够对胃肠进行调节。脾胃具有运脾化湿的功能，脾色为黄，故可治疗浑身发黄、黄汗。脊背强痛、难伸屈属于局部病症。

92. 命门，一名精宫

归经：督脉。

位置及取穴法：在背部第十四椎骨尖下间，伏而取之。

刺灸法：针三分，灸二七壮。

主治：肾虚腰痛（补）；小便多（灸二七壮）；小便不通（泻）；男子遗精，女人赤白带下，看证补泻。

注：窦太师认为命门别名为精宫，出自《难经·三十六难》："脏各有一耳，肾独有两者，何也？然，肾两者，非皆肾也。其左者为肾，右者为命门。命门者，诸神精之所舍，原气之所系也；男子以藏精，女子以系胞。故知肾有一也。"需要注意的是，《标幽赋》中"取肝俞与命门，使瞽士视秋毫之末"中的"命门"指的是睛明穴，《灵枢·根结》载："命门者，目也。"所治腰痛属于局部取穴，肾虚用补法。此穴位于两肾俞之间，对与肾有关的疾患均有治疗作用，又《灵枢·经别》云："足少阴之正，至腘中，别走太阳而合，上至肾，当十四椎，出属带脉。"所以命门与带脉有关，可治女子带下病。

93. 风门，一名热府

归经：督脉、足太阳之会。

位置及取穴法：在背部第二椎骨下，两旁各开一寸半。

刺灸法：针入一分，沿皮向外一寸半。

主治：腠理不密，时或伤寒咳嗽，喷涕不已，鼻流清水，灸五十壮。热嗽泻，寒嗽补。疽症，泻左风门、右风府。

注：风门为外感之邪侵入之门户，刺之可以祛除风寒之邪，亦可泄胸中之热，故可治风寒外感所致的伤寒咳嗽、鼻流清涕等症。本穴可治疽证，窦氏应传承《铜人腧穴针灸图经》"频刺

风门预防背痛"的经验,《诸病源候论·疽候》云:"脉肺肝俱
到,即发痈疽。"侧面反映出该病与肺肝二脏有关,风门临肺,
祛风应肝,又该穴位于背部,故可治背痛。窦氏言泻左风门、
右风府,疑有误,乙抄本、《琼瑶神书》及《针方六集》均无此
记载,风府只有一穴,何来右风府,《循经考穴编》云:"风门,
一名热府,一云左为风门,右为热府。"故笔者认为应为疽症,
泻左风门、右热府。

94. 肺俞

归经: 足太阳脉。

位置及取穴法: 在背部第三椎骨下,两旁各开一寸半。

刺灸法: 针入一分,沿皮向外一寸半,灸五十壮。

主治: 一切痰饮嗽喘(泻);冷喘(补);治五劳七伤,一
切虚损,咳嗽盗汗,久嗽虚,并贼汗不愈,看证补泻。

注: 咳嗽喘息等症,病位在肺,故可用其背俞穴治疗。《诸
病源候论·虚劳候》载:"五劳者,一曰志劳,二曰思劳,三
曰心劳,四曰忧劳,五曰瘦劳。又肺劳者,短气而面肿,鼻
不闻香臭。肝劳者,面目干黑,口苦,精神不守,恐畏不能独
卧,目视不明。心劳者,忽忽喜忘,大便苦难,或时鸭溏,口
内生疮。脾劳者,舌本苦直,不得咽唾。肾劳者,背难以俯
仰,小便不利,色赤黄而有余沥,茎内痛,阴湿囊生疮,小腹
满急……七伤者,一曰阴寒;二曰阴痿;三曰里急;四曰精连
连;五曰精少,阴下湿;六曰精清;七曰小便苦数,临事不卒。
又,一曰大饱伤脾,脾伤,善噫,欲卧,面黄。二曰大怒气逆
伤肝,肝伤,少血目暗。三曰强力举重,久坐湿地伤肾,肾伤、
少精,腰背痛,厥逆下冷。四曰形寒寒饮伤肺,肺伤,少气,

咳嗽，鼻鸣。五曰忧愁思虑伤心，心伤苦惊喜忘善怒。六曰风雨寒暑伤形，形伤，发肤枯。七曰大恐惧不节伤志，志伤，恍惚不乐。"窦氏所言五劳七伤及虚损，应指肺痨，故用肺俞。

95. 膏肓

位置及取穴法：在背部第四椎骨下，微近五椎骨上，两旁各开三寸是穴。

刺灸法：禁针，灸二百壮至三百壮。

主治：无所不疗，一切痰饮虚劳，骨蒸，痈疽发背，灸千壮。一切虚劳损伤并治。太师云：若针此穴，泄人精气五脏，切忌。

注：膏肓位于厥阴俞旁，近心，心为五脏六腑之大主，故无所不疗。灸法适宜治疗虚损疾病，故常用灸法，宋代庄绰著有《灸膏肓腧穴法》可参看。

96. 心俞

位置及取穴法：在背部第五椎骨下，两旁各开一寸半。

刺灸法：针入一分，沿皮向外一寸半，灸七壮。

主治：虚惊夜梦，失精，盗汗。此穴不可多灸。余症同前穴。

注：窦氏认为心俞与巨阙相比，更注重心神病症，由于心神被扰，故虚惊夜梦，汗为心之液，故有盗汗，忧思过虑而致心肾不交，内不纳精，外伤于肾，故失精。心为五脏六腑之大主，故余症同前。

97. 肝俞

位置及取穴法：在背部第九椎骨下，两旁各开一寸半。

刺灸法：针入一分，沿皮向外一寸半，灸二七壮。

主治：目失明（补）；红肿疼（泻）；怒气触心，七情所感，中风不省人事，看证补泻。

注：肝开窍于目，故用肝俞可治眼疾，虚则实之，实则虚之。正如《玉龙歌》载："肝家血少目昏花，肝俞之中补更佳。"《标幽赋》载："取肝俞与命门，使瞽士视秋毫之末。"肝主怒，怒气所致诸症，中风亦可由发怒引起，又肝主风，故可用肝俞治疗。

98. 脾俞

位置及取穴法：在背部第十一椎骨下，两旁各开一寸半。

刺灸法：针入一分，沿皮向外一寸半，灸五十壮。

主治：翻胃吐食（先泻后补，补多）；食不消、腹胀、黄疸等症，五噎，心脾疼，一切痢疾，看证补泻。

注：以上诸症病位均在脾，故用脾俞治疗，不再赘述。

99. 膈俞

位置及取穴法：在背部第七椎骨下，两旁各开一寸半。

刺灸法：针入一分，沿皮向外一寸半，灸七壮。

主治：血妄行，鼻衄，便血，吐血，泻多补少。余症同窍阴穴治病。

注：窦氏深谙《内经》《难经》，《难经·四十五难》："经言八会者，何也？然……血会膈俞……"因血会膈俞，故可治一切血症。窦氏言与窍阴主治同，其以窍阴治胆寒不眠及胆热多睡。膈俞之所以为血会，上临心俞，下临肝俞，又就解剖而言，膈肌上临心脏，下临肝脏，中有腹主动脉、下腔静脉穿过，故可治血症，治血使血归于肝，养心利胆，故可治不眠多睡。

100. 胃俞

位置及取穴法：在背部第十二椎骨下，两旁各开一寸半。

刺灸法：针入一分，沿皮向外一寸半，灸三七壮至五十壮。

主治：胃口受寒，不进食（补）；胃口热，结胸心疼（泻）。余证同脾俞穴治之。

注：上述病症均为脾胃病症，此不赘述。

101. 肾俞

位置及取穴法：在背部第十四椎骨下，两旁各开一寸半。又法与肚脐相平对是穴。

刺灸法：针入一分，沿皮向外一寸半，灸百壮。

主治：肾虚腰疼，遗精白浊（补）；妇人赤白带下（泻）；月经不调（补）；妇人五劳七伤，下元虚损，子户中寒，看证补泻。

注：肾主生殖，又《素问·齐病论》云："胞络者系于肾。"故女子带下月经均与肾有关。故肾俞可治遗精白浊，赤白带下，月经不调之证，"腰为肾之府"，故可治肾虚腰痛。肾为下焦，为先天之本，补之可治五劳七伤，下元虚损，子户中寒。

102. 大肠俞

位置及取穴法：在背部第十六椎骨下，两旁各开一寸半。

刺灸法：针入一分，沿皮向外一寸半，灸三七壮。

主治：大便结不通（泻）：大便泄不止（补）。腰痛胁疼，腹胀疼者，看证补泻。余症同天枢穴治之。

注：大便之证可用大肠之背俞穴大肠俞治疗，腰痛为局部病症，可治胁痛，一为大肠与肝别通，二为大肠俞位于背阔肌，

背阔肌涉及胁部，故可用大肠俞治疗。天枢为大肠募穴，故症同天枢。

103. 小肠俞

位置及取穴法：在背部第十八椎骨下，两旁各开一寸半。

刺灸法：针入一分，沿皮向外一寸半，灸三七壮。

主治：小肠疝气，小便红（泻）；小便滑数（先泻后补）。余症同三阴交穴。

注：小肠疝气与小便之症病位均在小肠，此不赘述。症同三阴交，详见三阴交穴。

104. 膀胱俞

归经：足太阳脉。

位置及取穴法：在背部第十九椎骨下，两旁各开一寸半陷中。

刺灸法：针入一分，沿皮向外一寸半，灸三七壮。

主治：治小便不通（泻）；木肾偏坠（补）。妇人月事不调、五淋等症，看虚实补泻。

注：膀胱俞位于腰骶，属于同神经脊髓节段，又属近治病症。故可治小便、木肾之证，《素问·气厥论》云："胞移热于膀胱。"说明胞宫与膀胱关系密切，故可治妇科疾患。

105. 白环俞

位置及取穴法：在背部第二十一椎骨下，两旁各开一寸半。

刺灸法：针入一寸半，灸三七壮。

主治：治夜梦鬼交、遗精及妇人赤白带下、经事不调、绝嗣等症，看证补泻。余症同肾俞穴治之。

注：此穴名为"白环"，因为其与白环骨对应，故名。《圣济总录·骨空穴法》卷一九一云："横骨之前，为白环骨者共二（有势有液）。白环之前，为内辅骨者左右共二（有势多液），内辅之后，为骹关骨者左右共二（有势多液），骹关之下，为楗骨者左右共二（有势多液），楗骨之下，为髀枢骨者左右共二（有势多髓）。"男子遗精、女子经带均为局部病症，肾俞主治之局部病症均为白环俞的主治症。

106. 长强，一名气之阴郄

归经：督脉。

属性：络穴，足少阴、少阳之会。

位置及取穴法：在背部尾闾骨尖脊底端。大痛无喜是穴。

刺灸法：针入三分，灸二七壮。

主治：治九般痔漏，便血脏毒，小便不通，先补后泻。

注：上述诸症均属局部病症，此不赘述。

107. 脑空

位置及取穴法：在头后风府穴上一寸半，夹玉枕骨下陷中。

刺灸法：针入三分，灸二七壮。

主治：治脑项痛（泻）；头晕（补）。

注：上述病症属局部病症，此不赘述。

108. 魄户

归经：足太阳脉。

位置及取穴法：在背部第三椎骨下，两旁各开三寸，正坐取之。

刺灸法：针入一分，沿皮向外一寸半，灸二七壮。

主治：治浑身百节疼痛（泻）；夜梦鬼交（补）。不可久留针。

注：肺主治节，故可治浑身百节疼痛。夜梦鬼交为魂魄不宁之证，故用魄户安魂魄，定神志。

109. 腰俞

位置及取穴法：在背部第二十一椎骨下。

刺灸法：针入五分，灸三壮。

主治：此症同命门穴并治之。

注：腰俞所治之症同命门，即腰痛、小便多、小便不通、男子遗精、女子带下，均属局部病症，此不赘述。

110. 魂门

归经：足太阳脉。

位置及取穴法：在背部第九椎骨下，两旁各开三寸，正坐取之。又法：与肝俞相平对。

刺灸法：针入一分，沿皮向外一寸半，灸二七壮。

主治：治浑身百节疼痛、体热或劳嗽（泻），气不升降（补）。

注：此穴平对肝俞，可治筋病，故可治"百节疼痛、体热或劳嗽"疑误，疑为魄户主治，《标幽赋》载："筋挛骨痛而补魂门，体热劳嗽而泻魄户。"气不升降，为气机紊乱，肝升肺降，故魂门可治气不升降。

111. 气海，一名脖胦，一名下肓

归经：任脉。

位置及取穴法：在脐下一寸半。

刺灸法：针入二寸半，灸五十壮。

主治：治小腹胀，一切冷气痛（泻补）；妇人气血损（补）；血崩漏、带下，赤者泻，白者补。

注：上述病症均为局部病症，不过多赘述。《灵枢·九针十二原》载："肓之原，出于脖胦。脖胦一。"此穴为肓之原，为胸腹肓膜之气所聚之处，需要注意的是本穴之刺法，为募刺法（详见《中国古典针灸学大纲》），针入二寸半。募刺法实现了针灸从治表到治内的突破，产生了统合诸说的"三焦膜原学说"。其针刺深度要穿过腹膜深达脏器包膜，技术能达到精准娴熟者非长期大量的实操苦练不可。《官针》所说"病在中者，取以长针"，很可能指腹部深刺的募刺法。可惜传世的汉代以前文献未见相关的论述，自华佗之后久不传，直到宋代刺脏腑之募，这一针术才半露半掩地再次浮出。

112. 囟会

归经：督脉。

位置及取穴法：在头上，上星上一寸可容豆许。更有一法，取其顶前一寸六分是穴。

刺灸法：禁针，灸七壮，或三壮。

主治：治真头痛，此症大恶，且发夕死，夕发旦死。泻火毒，用三棱针刺出血大效。治一切头风等症，看证补泻。

注：此穴主治为局部病症，不在赘述。三棱针之法可泻火解毒，故可泻火毒。

113. 耳门

位置及取穴法：在耳前当耳缺处起肉。

刺灸法：横针入半寸，灸二七壮。

主治：治同颊车穴。治牙疼、口噤不开、两颔红肿，宜泻之则效。

注：耳门穴临下颌骨髁突，上述病症均属局部病症，不再赘述。颊车主治亦为局部病症。

114. 天突

归经：阴维、任脉之会。

位置及取穴法：在结喉下四寸宛宛中。

刺灸法：斜针向下一寸或五分，灸二七壮。

主治：治哮喘嗽，发热（泻）；冷哮（补）。灸天突，半在骨，半在空，若全在空处，则令人喘。

注：上述均为局部病症，不再赘述。值得一说的是治发热，可能与天突脉有关，天突脉承自主动脉弓发出的支脉，与心有关，故可泄热。窦氏认为灸天突的艾炷，应一半置于骨，一半置于胸骨上窝处，不可全部置于胸骨上窝。这可能与过灸损伤气管导致患者喘有关。

发挥：掌握好本穴刺法和深度，可以治疗心脏疾患。从此穴进针，可刺至主动脉弓，当针尖触及主动脉弓血管壁的时候，针感可沿动脉的脉管壁下传至心脏、胸腔、膈肌、胃脘，甚至下传至小腹。笔者自我体会感受此种针感极为强烈，针感可直接到心脏及咽喉，《针经知行录》中所言不虚。

115. 膻中，一名元儿

归经：任脉。

位置及取穴法：在两乳中间，玉堂下一寸六分，仰而取之。

刺灸法：禁针，灸二七壮。

主治：治一切痰饮、哮、喘嗽等症，及五噎翻胃，七伤所感，怒气冲心，喉中气闭如核。妇人乳汁少，不可针。忌猪鱼酒面之类。亦治腹中痰块。

注：膻中位于胸中，《灵枢·海论》云："膻中者为气之海。"为气管、食管体表投影区，故可治肺胃之疾，"治痰先治气，气行痰自消"，故可治一切痰饮。《灵枢·根结》云："厥阴根于大敦，结于玉英，络于膻中。"《灵枢·胀论》云："膻中者，心主之宫城。"故可治七伤所感，怒气冲心。膻中位于两乳之间，故可治女子乳疾。

116. 鸠尾，一名尾翳，一名𩩲骭

位置及取穴法：在臆前蔽骨下五分。针二寸半，灸二七壮。

刺灸法：此穴非高手良医不可下，此针有损无益，不宜多灸。

主治：五痫证候（泻）；心火虚惊（补）。

注：《针方六集》云："针入一寸五分。针头向下施，禁不宜直入。"此穴深刺，然针不可过于向下，过下则伤肝脏。此穴亦为募刺法之一，为膏之原，可调膈、调血、调心，故可治痫证及心火虚惊。

发挥：此穴可直接刺激到膈肌，膈肌除了具有调节呼吸的作用，也可调节腹压，提高腹部内压力，帮助排出人体内的呕吐物、粪便与尿液。膈肌也在胃酸通过食管裂孔时，透过施压

于食管，防止胃酸逆流。故此穴主治包括呼吸系统、心血管系统、消化系统、泌尿系统等多系统疾病。

117. 巨阙

归经：任脉。

属性：心之募。

位置及取穴法：在鸠尾下一寸陷中。任脉气所发。

刺灸法：针入二寸半，灸五十壮。

主治：治九种心疼、翻胃吐食疾、涎盛、五噎、七疝等症，看证补泻。

注：此穴为心之募穴，心下为胃，故可治疗心胃疾患。凡腹部穴，窦氏多长针深刺，明代太医院医官杨继洲《针灸大成》卷十关于针刺腹部穴的体位和深度也有概要论述："凡针腹上穴，令患人仰卧，使五脏垂背，以免刺患。""前面深似井，后面薄似饼，用针前面宜深，后面宜浅。"考《黄帝明堂经》募穴，特别是腹部中线上的募穴针刺深度是一般输穴针刺深度的 5 ～ 8 倍，比环跳穴还要深 2 倍，无疑会穿过腹膜，深达腹腔。那时的针明显比现在的粗，在穿过腹膜壁层时针感非常强，整个操作的危险系数也比细针大很多，可知募刺法的针具和刺法必定有特殊的讲究，至少针具要足够长，针尖不能太锐，诚如清代周树东《金针梅花诗钞》所言："按此法凡针脐上下及腹部诸穴均可酌用。"

118. 上脘

归经：任脉、足阳明、手太阳之会。

位置及取穴法：在巨阙穴下一寸。又法：在脐上五寸是穴。

刺灸法：宜针入二寸五分，可灸五十壮。

主治：治九种心疼等症；风痫热证（泻）。

注：上脘上临心，下临胃，故可治心胃之症。《玉龙歌》云："九般心痛及脾疼，上脘穴中宜用针，脾败还将中脘泻，两针成败免灾侵。"痫病病位在心脾，故可治疗。

119. 中脘，一名太仓

归经：手太阳、手少阳、任脉之会。

属性：胃之募。

位置及取穴法：在上脘下一寸，又一法，在脐上四寸是穴。

刺灸法：针入二寸半，灸三七壮。

主治：治心痛（泻）；翻胃吐食（补）；痰涎（补泻）。

注：中脘为胃之募穴，故可治心胃之症。《灵枢·经脉》中胃经病候之所以表现出心与胃有说不清的关系，是因为与其历史源流有关（详见《针灸学术史大纲》）。

120. 下脘

归经：足太阴、任脉。

位置及取穴法：在建里下一寸。又法，在脐上二寸。

刺灸法：针入二寸半，灸五十壮。

主治：治单蛊胀，余症同中脘穴治病。

注：《针灸大成·治症总要》载："饮食不化，痰积停滞，浑身浮肿生水，小便不利，血气不行，则四肢浮肿，胃气不足，酒色不节，则单蛊胀也。肾水俱败，水火不相济，故令双蛊。"《针灸集成》载："问曰：此证（单蛊胀）缘何而得？答曰：因风寒暑湿窜入脏腑，以致食物不能化，脾败骨虚，故如此也。"此

病在胃肠，故取下脘治疗。

121. 建里

位置及取穴法：在中脘下一寸。又法，在脐上三寸。

刺灸法：针入二寸半，灸五十壮。（大抵腹上行针不宜补泻，恐脂膜缠针。惟重按针，左右两旁盘针行补泻法。）

主治：治蛊胀，气喘急，脐腹疼痛，看证补泻。

注：此穴对胃及十二指肠的疾患有很好的治疗作用，上述诸症均为胃肠疾患，不再赘述。

122. 水分

归经：任脉。

位置及取穴法：在下脘下一寸。又法：在脐上一寸。

刺灸法：针入二寸半。

主治：水蛊病不可针，针则水尽死矣。腹胀（泻）。余症看虚实补泻。

注：窦氏认为此穴不可随意针之，针对水臌之症应另有其法，如《灵枢·四时气》云："徒㽷，先取环谷下三寸，以铍针针之，已刺而筩之，而内之，入而复出，以尽其㽷，必坚束之。束缓则烦悗，来急则安静，间日一刺之，㽷尽乃止。饮闭药，方刺之时徒饮之，方饮无食，方食无饮，无食他食百三十五日。"又如《标幽赋》云："刺偏历利小便，医大人水蛊。"此穴主要促进小肠功能，从而治疗相关疾患。

123. 神阙，一名气合，又名维会穴

位置及取穴法：在脐孔中是穴。

刺灸法：禁针，灸一百壮。

主治：治大便久泄，小便频数，灸之。

注： 此穴因古代针具粗大，且消毒不严格，常发生感染，因此禁针。上述病症均为肠道局部疾患，不再赘述。

发挥： 对此穴，艾灸显示出独特疗效的当属重庆立新七针创始者——陈立新发明的"气交灸法"。其名源于《素问·六微旨大论》"岐伯曰：上下之位，气交之中，人之居也。故曰：天枢之上，天气主之；天枢之下，地气主之；气交之分，人气从之万物由之。"陈立新认为神阙为任督二脉阴阳相交之处，又与足三阴经交会。其用桐油与一定大小的灸碗治疗疾病，又体现了"法于阴阳，合于术数"的法则。全身疾病几乎无所不含。笔者验之临床，疗效确切。

124. 阴交，一名横户

归经：足三阴、任脉之会。

属性：五脏之募。

位置及取穴法：《素问》云在脐下一寸。

刺灸法：针入二寸半，灸五十壮。

主治：若妇人断胎，灸三度，则有子。看妇女下元虚损，血结成块，看证补泻。

注： 窦太师认为此穴为五脏之募，为窦氏一家之言。此穴下临近子宫，故可治妇人断胎、妇女下元虚损等症。

125. 石门，一名利机，一名精露

归经：任脉。

属性：三焦之募。

位置及取穴法：在脐下二寸。

刺灸法：刺入二寸半，灸五十壮。

主治：治症同气海穴。但妇人无故，不可灸此穴。若灸，终身绝胎无子。

注：石门古人多认为禁针，只因石门之名，并非出自临床经验。此穴为三焦之募，此三焦为六腑之三焦，非三焦膜原之三焦。上述诸症为局部病症，不再赘述。

126. 关元，即丹田穴

属性：小肠之会。

位置及取穴法：在脐下三寸。

刺灸法：针入二寸半，灸五十壮。

主治：治下元虚损、血崩白带等症（补）；尸痨，不省人事（补）；男子藏精，女子生血；妇人下元虚损，遗精白浊，疝气冲心欲死（泻）；夜梦鬼交，妇人经事不来（补之）。

注：关元为下焦元气所在，内有冲脉之动气，故可治下焦虚损之症，大补元气可治尸劳。剩余疾患均属局部病症。

127. 中极，一名玉泉，一名气原

归经：足三阴、任脉之会。

属性：膀胱之募。

位置及取穴法：在脐下四寸。又法，关元下一寸。

刺灸法：针入二寸半，灸五十壮。

主治：专疗女人血气虚损。无子者，针灸三度，立有孕。

注：窦氏认为此穴为足三阴经与任脉的交会之处，妇人疾患与肝脾肾及冲任关系密切，故专疗女人血气虚损。

128. 曲骨

归经：任脉、足厥阴之会。

位置及取穴法：在脐下五寸，横骨之上毛际陷中，动脉应手是穴。

刺灸法：针入二寸半，灸三七壮。

主治：治七疝等症，偏坠木肾，小腹急胀坚缩，阴囊湿痒，专能兴阳，妇人阴门生疮及痒，看证补泻。

注：此穴为任脉、足厥阴之会。上述病症均为生殖系统疾患，一属于局部病症，二属于足厥阴及任脉病症，故此穴可治上述病症。此穴深刺可刺激膀胱丛。

发挥：对此穴有所发挥者，为民间宗筋疗法创始人——周嘉荣。周嘉荣认为人体在十二经筋中有三个总合，即天、地、人（宗筋）三筋。天筋位于眼球正后方；地筋位于脚底中心部位；人筋（宗筋）位于人体的中央耻骨上下。《素问·厥论》曰："前阴者，宗筋之所聚，太阴、阳阴之所合也。"注曰：宗筋夹脐下，合于阴器，太阴脾脉、阳明胃脉皆辅近宗筋，故之合也。宗筋谓阴毛中横骨上下坚筋也。宗筋与多个脏腑有联系，肝主筋，故宗筋亦为肝所主；阳明者，五脏六腑之海，主润宗筋，宗筋主束骨而利机关；又阳明、太阴经筋会于宗筋；冲脉者，经脉之海也，主渗灌溪谷，与阳明合于宗筋；宗筋根起于胞中，内连于肾脏，阴阳入气，生于胃腑，输于太阴，藏于肾脏。所以少阴、太阴、阳明、冲、任、督脉总会于宗筋。故其主治十分广泛。

129. 期门

归经：足太阴、厥阴、阴维之会。

属性：肝之募。

位置及取穴法：在乳下四寸，第二肋端，不容穴旁一寸五分。

刺灸法：针入一分，沿皮向外一寸半，灸三七壮。

主治：治伤寒过经不解，胸膈胀，嗽逆气喘，两胁疼痛，看证补泻。余症同俞府穴治之。

注：《伤寒论》中针刺频率最高的就是期门穴，分别为108条"伤寒，腹满谵语，寸口脉浮而紧，此肝乘脾也，名曰纵，刺期门"，109条"伤寒发热，啬啬恶寒，大渴欲饮水，其腹必满，自汗出，小便利，其病欲解，此肝乘肺也，名曰横，刺期门"，142条"太阳与少阳并病，头项强痛，或眩冒，时如结胸，心下痞硬者，当刺大椎第一间、肺俞、肝俞，慎不可发。发汗则谵语，脉弦。五六日谵语不止，当刺期门"，143条"妇人中风，发热恶寒，得之八九日，经水适来，热除而脉迟身凉。胸胁下满，如结胸状，谵语者，此为热入血室也，当刺期门，随其实而泻之"，216条"阳明病，下血，谵语者，此为热入血室，但头汗出者，刺期门，随其实而泻之，濈然汗出则愈"。故本穴可治疗伤寒过经不解。胸膈胀，嗽逆气喘，两胁疼痛均属肝疾，期门为肝之募穴，故可治之。

发挥：此穴治疗肝胆疾病时，可直刺 1.5 ～ 2 寸（右期门亦然），刺至肝脏包膜，临床操作时可定位至 6 ～ 8 肋间隙，在右锁骨中线找压痛点刺之，刺后左关的弦浮动感多能随之缓和。（详见《针经知行录》）

130. 食关

归经：冲脉、足少阴脉之会。

位置及取穴法：在阴都下一寸，建里穴两旁各开一寸半。

刺灸法：针入一分，沿皮向外一寸半，灸三七壮。

主治：疗病同中脘穴。

注：本穴所治病同中脘，则属局部病症，不再赘述。其他书籍多作"石关"，从主治症来看，似窦氏"食关"更为贴切。

131. 天枢，一名长溪，一名谷门

归经：足阳明脉。

属性：大肠之募。

位置及取穴法：在脐旁二寸。

刺灸法：针入二寸半，可灸五十壮。

主治：治脾泄不止、男虚损、妇劳损（补）；气胀腹满（泻）。

注：《素问·六微旨大论》载："上下之位，气交之中，人之居也。故曰：天枢之上，天气主之；天枢之下，地气主之；气交之分，人气从之，万物由之。"张介宾注："枢，枢机也。居阴阳升降之中，是为天枢。"此穴为天地气交之枢纽，可升清降浊，调节阴阳，故可治男虚损、妇劳损。其余病症均属局部病症。

132. 水道

归经：足阳明脉。

位置及取穴法：在关元穴两旁各开三寸。

刺灸法：针入三寸，灸五十壮。

主治：治小肠疝气，偏坠木肾（补泻）。

注：窦氏认为此穴为关元旁开三寸，而非现代国标所定二

寸。笔者猜想可能与人体下腹部较之上腹部宽大，故窦氏将其
按照体形定为三寸。上述病症均属局部病症，不再赘述。

133. 云门

归经：手太阴脉。

位置及取穴法：在巨骨下，夹气户两旁各开二寸陷中，动
脉应手。又一法，在璇玑穴两旁各开六寸是穴。此穴取缺盆穴
下二寸。

刺灸法：针入一分，沿皮向外一寸半，禁灸。

主治：治胸膈满闷，两胁疼（泻补）。

注：窦氏认为此穴为肺经出体表之第一穴，《标幽赋》载：
"太阴为始，至厥阴而方终，穴出云门，抵期门而最后。"故云
门外连肢节，内通脏腑，故可治胸膈满闷，两胁疼。从解剖学
角度来看，沿皮向外一寸半可能与刺激到胸大肌、胸小肌、前
锯肌有关。

134. 中府，一名膺中俞

归经：足太阴、手太阴之会。

属性：肺之募。

位置及取穴法：在云门穴下一寸，乳上三肋，动脉应手。

刺灸法：针入一分，沿皮向外一寸半，灸二七壮。

主治：治胸中噎闭、气攻喉项，看证补泻。又治妇人乳痈
吹乳（泻）。

注：胸中噎闭、气攻喉项均属肺系病症，中府为肺经募穴，
故可治疗。支配妇人乳房的动脉主要有三支，一支为胸廓内动
脉，一支为胸外侧动脉，一支为肋间动脉前穿支。前两支均出

自腋动脉，中府穴为脉输，穴下动脉应手，即是腋动脉。故针刺中府，可改善乳房血供，治疗乳痈。

135. 乳根

归经：足阳明脉。

位置及取穴法：在乳下一寸六分陷中，仰而取之。

刺灸法：针入一分，沿皮向外一寸半，灸二七壮。

主治：治咳嗽气喘、伤寒气逆（泻）。

注：上述病症均属局部病症，不再赘述。

136. 子宫

位置及取穴法：在中极穴两旁各开三寸。

刺灸法：针入二寸半。

主治：疗血崩漏下，及男子妇人无子，灸三七壮，看虚实补泻。

注：上述病症均属局部病症，不再赘述。

137. 关门

位置及取穴法：在曲骨穴微上两旁各开三寸。

刺灸法：针入三寸，灸五十壮。

主治：治乳弦疝气、肚腹膨胀（泻）；偏坠木肾、遗尿（先泻后补）。

注：上述病症均属局部病症，不再赘述。

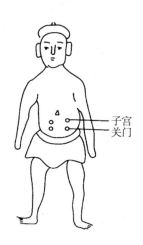

子宫
关门

138. 归来

位置及取穴法：在水道穴下。又曲骨穴微下两旁各开三寸。

刺灸法：宜针入二寸半或一寸半，灸二七壮。

主治：治妇女血气不足。治症同水道穴。

注：上述病症均属局部病症，不再赘述。

139. 气冲，一名气街

归经：足阳明脉。

位置及取穴法：在归来穴下一寸。又法，在鼠蹊穴上一寸，动脉应手宛宛中。

刺灸法：禁针，灸三七壮。

主治：治七疝偏坠症。治同前穴，看证补泻。

注：上述病症均属局部病症，不再赘述。

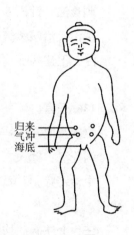

归来
气冲
海底

140. 海底

位置及取穴法：在阴囊坠下中缝是穴。又法，阴囊坠下十字纹中。

刺灸法：针三分，出水，灸二七壮。

主治：治囊肿疝气，出水妙。

注：此穴实出自《灵枢》，足见窦氏对《内经》的领会程度，《灵枢·刺节真邪论》云："黄帝曰：刺节言去爪，夫子乃言刺关节肢络，愿卒闻之。岐伯曰：腰脊者，身之大关节也；肢胫者，人之管以趋翔也；茎垂者，身中之机，阴精之候，津液之道也。故饮食不节，喜怒不时，津液内溢，乃下留于睾，血

道不通，日大不休，俛仰不便，趋翔不能。此病荥然有水，不上不下，铍石所取，形不可匿，常不得蔽，故命曰去爪。"此为"去爪法"，由于该病阴囊肿大如瓜，故《备急千金要方》谓之"瓜病"。但是《灵枢》经文中并未记载具体操作及取穴。但是《五十二病方》中有所记载："颓，先上卵，引下其皮，以砭穿其脽旁；□□澧及膏□，挠以醇□。有（又）久（灸）其痏，勿令风及，易瘳；而灸其泰阴、泰阳□□。"关于具体的穿刺部位，在《医学纲目》所引名曰"桑"的针籍中有明确记载"治偏坠，当外肾缝沿皮针透即消。"此即窦氏所言海底穴。

141. 章门，又名平长，又名胁髎

归经：足少阴、厥阴之会。

属性：脾之募。

位置及取穴法：在大横外直脐季肋端。屈肘向下，肘头点到处是穴。侧卧，屈上足，伸下足，举臂取之。

刺灸法：禁针，灸二七壮。

主治：治脾虚不食、腹内一切虚气胀满（泻）。

注：上述病症均属脾胃病症，章门为脾之募穴，故可治。

142. 带脉

位置及取穴法：在季肋内下一寸八分。

刺灸法：直针入三分，灸二七壮。

主治：小肠疝气攻筑，两胁疼痛（泻）。

注：上述病症均属局部病症。《针方六集·玉龙歌》第七十三首注曰："带脉穴在季肋下一寸八分，针入一分，沿皮向外一寸半，可灸五十壮。看证虚实补泻。"说明带脉可直刺，可

平刺，但是所针对的层次却相差无几，因为带脉维系诸经。从解剖学来看，带脉除与神经脊髓节段有关，又腹横肌为腹部横向的肌肉，可维持腹压，故带脉可治小肠疝气、两胁疼痛等局部病症。

143. 五枢

位置及取穴法：在带脉下三寸，环跳穴上五寸。又法，在水道穴之旁一寸半，入背部白环俞相近。

刺灸法：针入一寸半，可灸二七壮。

主治：治肩柱骨疼（泻）；半身不遂（泻补）；手臂冷气疼（补）；腰背痛，疽症，看证补泻。

注：此穴刺灸法乙抄本作"针入二寸半"，无论一寸半还是两寸半均为深刺。上述主治主要分为两类，第一类为肩臂病症，如肩柱骨疼、手臂冷气疼；第二类为局部病症，如半身不遂、腰背痛、疽症。但是五枢何以主治腰背病症，从针刺深度来看，可能是直刺入髂腰肌，从而治疗腰背疾患。按照"风门"主治背部疽症，此穴应主治兑疽，《诸病源候论·疽候》载："发于股阳，名曰兑疽。其状不甚变，而脓附骨，不急治，四十日死。"本穴主治肩臂疾患，为巨缪刺法的应用，以髋治肩。

144. 居髎

归经：阳跷、足少阳之会。

位置及取穴法：在环跳上一寸。又法，在章门穴下八寸三分，竖骨上陷中。又法，在环跳穴上一寸半。

刺灸法：直针入三寸半，灸五十壮。

主治：治病同环跳。

注：此穴与环跳为两个穴位，但是刺灸法与主治却与环跳穴一致，那此穴的意义在哪里？这值得每一位针灸人思考，亦或是给了我们一个启示，居髎与环跳最终的落脚点是一致的，只不过体表进针点不同而已。

145. 环跳

位置及取穴法：在髀枢中，臀枢砚子骨下外一指，侧卧，屈上足，伸下足取之，握脚陷中。又法，在小叉骨缝中是。

刺灸法：直针入三寸半，灸五十壮。

主治：治腿疼，脚叉风，腰弱无力，半身不遂（补泻，泻多）。

注："握脚陷中"其意不明，《针方六集》卷一作："以左手按穴，右手摇撼取之，穴在陷中。"可参。此穴针入三寸半，以腰腿疾病为主，可能与针刺坐骨神经有关。之所以采用侧卧位进针，是因为在这种特定体位下，坐骨神经距皮表最近。窦氏尽管没有现代神经解剖知识，但是却有着丰富的临床经验。《针灸玉龙歌》明言"环跳主治同秩边"，可见居髎、秩边、环跳有着相同或部分相同的主治。这可能会使得部分现代针灸人无法接受，使得我们不得不重新反思"穴位"概念，提出新的定义。

发挥：对于治疗坐骨神经痛而言，环跳穴治疗单纯型坐骨神经痛，即按环跳穴的常规刺法操作；梨状肌型坐骨神经痛，要在适当角度与深度获得针感（传至足）后，将针提到皮下，分别向梨状肌的止点、肌腹和止点斜刺。采用俯卧位时进针点较侧卧位偏内些，或直接取秩边穴；丛型坐骨神经痛，针尖需偏内侧多次探刺，使针感到达病痛部位，如果疼痛部位主要在阴部，而不是下肢，可直接针向内下方，重点刺激股后皮神经或阴部神经；骶髂关节源性坐骨神经痛，进针点较一般环跳穴取法稍高些，刺及坐骨神经后将针提至皮下，再向骶髂关节的下缘及背面斜刺；髋关节型坐骨神经痛，进针点应稍靠近髋关节，这样既可刺激到坐骨神经，又能刺激髋关节背面，使针感扩散至髋关节。对于环跳穴局部疼痛剧烈者，可先远端取穴，强刺激再取环跳穴；病程长者，先取远端穴，再取环跳穴，后再配合灸法，或埋线疗法。此外，本穴还可刺至阴部神经，治疗阴部相应病症。详见《针灸腧穴通考》。

146. 京门，一名气俞，一名气府

位置及取穴法：在竖骨，腰中季肋本夹脊，与水分相平。

刺灸法：针入一分，沿皮向外一寸半，灸七壮。

主治：胁疼（泻）。

注：上述病症均属局部病症，不再赘述。

147. 日月

归经：足太阴、少阴、阳维之会。

位置及取穴法：在期门下五分。与中脘穴相平对。

刺灸法：针入一分，沿皮向外一寸半。

主治：治病同京门穴。

注：上述病症均属局部病症，不再赘述。

148. 维道

归经：足少阳、带脉之会。

位置及取穴法：在章门穴下五寸三分。

刺灸法：针三寸半，灸三七壮。

主治：专治臀疽、腰疼、腿肿痛（泻）。

注：此穴与五枢穴有异曲同工之妙，臀疽为局部病症，如何使得维道可刺至臀，即沿髂骨外缘进针三寸半；如治疗腰腿痛，则针刺沿髂骨内缘进针三寸半。

149. 五处

归经：（足）太阳脉。

位置及取穴法：在头上星穴两旁各开一寸半是。

刺灸法：针入一分，沿皮透率谷穴，灸七壮。

主治：治头风、鼻塞、目晕、头生疮（补泻）。又宜三棱针出血妙。

注：本穴窦氏以主治头面疾患为主，古人认为眼鼻与脑相通，故头部穴位除主治头部病症外，多主治鼻、目病症。此穴刺法十分特殊，沿皮透率谷，一针沟通膀胱经与胆经。此穴长针透刺可能与放松帽状腱膜与颞肌有关。

150. 曲差

归经：足太阳脉。

位置及取穴法：在头上神庭穴两旁各开一寸半，入发际。

刺灸法：针入一分，沿皮向外透临泣穴，灸七壮。

主治：治头痛（泻）；眼睛不转（补泻）；口眼㖞斜。

注：上述疾病均属局部病症，此穴主治眼睛不转与口眼㖞斜（主要是眼），可能与额肌与眼轮匝肌有关，亦或是上述眼疾由脑疾引起，病位在脑，故针曲差透头临泣。

发挥：关于针刺的方向问题，例如到底是平行于肌纤维方向，还是垂直于肌纤维方向，其相应主治何种疾病，钱德金已经做了系统研究，详见其著作《中国竖横针刺法》。

151. 临泣

归经：足太阳、少阳之会。

位置及取穴法：在目上直入发际五分陷中。

刺灸法：针入三分，禁灸。

主治：治鼻流清涕、浊涕，鼻痔，弹针出血。

注：此穴主治鼻疾，头部穴位多可治鼻眼疾患。此穴主要以刺血为主，可能与此穴附近有较为明显的静脉有关。鼻疾严重时，此穴周围是否有静脉显现，则有待进一步研究。

152. 鱼腰

位置及取穴法：在两眉中间是穴。

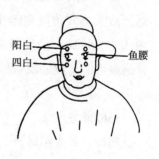

刺灸法：针入一分，沿皮向外透鱼尾穴。

主治：治眼红肿痛（泻，禁灸）。

注：上述病症为局部病症，不再赘述。

153. 四白

归经：足阳明脉。

位置及取穴法：在目珠下一寸。

刺灸法：针入一分，禁灸。

主治：治目生翳膜。

注：上述病症为局部病症，不再赘述。

154. 阳白

归经：足太阳、少阳之会。

位置及取穴法：在眉上一寸，直目珠之上是穴。

刺灸法：针入三分，禁灸。

主治：治目内红肿，胬肉，热泪（泻）；目湿烂，冷泪（补）。

注：上述病症为局部病症，不再赘述。

155. 禾髎

归经：手阳明脉。

位置及取穴法：在鼻下，夹人中穴两旁各开五分。

刺灸法：针入三分，灸三壮。

主治：治口眼㖞斜，口唇吻肿，鼻衄，鼻流清涕，口生疮，口噤不开。

注：上述病症为局部病症，不再赘述。

156. 腋缝

位置及取穴法：在肩柱骨前缝尖是穴。

刺灸法：针入二寸半，灸七壮。

主治：疗肩前胛痛，看证补泻。

注：上述病症为局部病症，根据其针刺的深度，可能主治的疼痛症状与现代解剖学中的肩胛下肌有关。

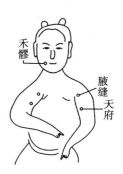

157. 天府

位置及取穴法：在腋下三寸，肘腕上五寸。又法，以伸手直，用鼻尖点到处是穴。又法，以垂手与奶相平是穴。

刺灸法：针三分，灸七壮。

主治：治一切眼目红肿，去翳去星，瘰疬，紫白癜风，看证补泻。

注：从甲本的图示当中，窦氏所定之天府穴可能在桡侧，而非《黄帝明堂经》所提之尺侧，此处无动脉搏动。本穴主治目疾及外科病症。本穴与臂臑穴相近，故与臂臑有相同主治——眼疾。本穴位于肺经，肺主皮毛，故可治外科病症。

158. 璇玑

归经：任脉。

位置及取穴法：在天突下一寸，仰头取之。

刺灸法：针入一分，卧针一寸半，灸二七壮。

主治：治胸膈闷痛、痰盛五噎等症，并皆治之。

注：上述病症为局部病症，不再赘述。

159. 华盖

归经：任脉。

位置及取穴法：在璇玑穴下一寸，仰头取之。

刺灸法：平针入三分，灸七壮。

主治：治久嗽不愈、喘哮症。

注：上述病症为局部病症，不再赘述。

160. 紫宫

归经：任脉。

位置及取穴法：在华盖穴下一寸六分，仰头取之。

刺灸法：宜针入三分，灸七壮。

主治：治乳痈气满。

注：上述病症为局部病症，不再赘述。

161. 玉堂，又名玉英

归经：任脉。

位置及取穴法：在紫宫穴下一寸六分。

刺灸法：针入三分，灸二七壮。

主治：治乳疼，胸膈胀满，气逆喘嗽，看证补泻。

注：上述病症为局部病症，不再赘述。

162. 中庭

归经：任脉

位置及取穴法：在膻中穴下一寸六分。

刺灸法：禁针，灸七壮。

主治：治胸膈痛，吐涎沫。

注：上述病症为局部病症，不再赘述。

163. 外陵

归经：足阳明脉。

位置及取穴法：在天枢穴下一寸。

刺灸法：针入二寸半，灸二七壮。

主治：治腹如鼓，胀满不息（泻）。

注：上述病症为局部病症，不再赘述。

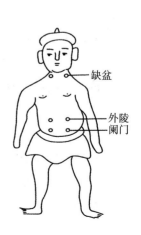

缺盆

外陵
阑门

164. 阑门

位置及取穴法：在曲骨穴两旁各开三寸。

刺灸法：针入一分半，灸三七壮。

主治：治膀胱七疝之气。

注：上述病症为局部病症，不再赘述。《针灸玉龙歌》云："竖疬疝气发来频，气上攻心大损人，先向阑门施泻法，大敦复刺可通神。"

165. 缺盆，一名天盖

位置及取穴法：在肩柱骨下肩端，平横骨上陷中。

刺灸法：灸二七壮。又法，平针入三分，灸二七壮。

主治：治缺盆中虚痛肿、妇人气项瘿袋等症，喉闭。

注：上述病症为局部病症，不再赘述。

166. 俞府

归经：足少阴脉。

位置及取穴法：在巨骨下，璇玑穴两旁各开二寸半仰面取之。

刺灸法：针入一分，沿皮向外一寸半灸二七壮。

主治：治嗽喘，热泻，冷补；吐血痰涎，妇女血妄行。

注：上述病症为局部病症，不再赘述。

167. 彧中

归经：足少阴脉。

彧中二穴，在俞府穴下一寸六分陷中，仰而取之。

刺灸法：针入一分，沿皮向外一寸半，灸二七壮。

主治：治嗽喘，痰涎盛，乳痈胸疼（泻）；紫白癜风，吹乳，详补泻。

注：窦氏书中言或中，实为现代或中穴。上述病症为局部病症，不再赘述。

168. 手五里

位置及取穴法：在曲池穴上二寸，大脉中央。

刺灸法：灸二七壮，禁针，不宜灸多。

主治：治证同曲池穴。

注：上述病症为局部病症，不再赘述。

169. 手三里

归经：诸络之会。

位置及取穴法：在曲池穴下二寸，按之肉起，兑肉之端。

刺灸法：针入二寸半。此穴乃诸络交会之处，不可轻易灸之，灸则恐伤经络。

主治：治证同曲池穴。肩背痛针此穴极应。

注：上述病症为局部病症，不再赘述。

170. 肘髎

位置及取穴法：在曲池穴横纹尖向出二寸，大骨外廉陷中，用手拱胸取之。

刺灸法：针入一寸半，灸二七壮。

主治：治肘尖痛（泻）；手腕无力（补）。

注：肘尖痛为局部病症，根据其针刺方法，笔者猜想窦氏用针将针刺入分肉，即肱肌与肱骨之间，目的是兴奋肌筋膜。

现代医学发现，肱肌的激痛点可以传至手腕部，故可治手腕无力。

171. 偏历

归经：手阳明脉。

属性：络穴。

位置及取穴法：在手腕后三寸。又法，在阳溪穴斜上三寸。

刺灸法：针入一分，沿皮针透列缺穴一寸半，灸七壮。又法，宜针入五分。

主治：治手臂无力（补）；肿痛（泻）。

注：本穴主治均为局部病症，但是刺法却有两种，笔者多年从事刺灸法特异性研究，刺灸法与主治息息相关，因此窦氏应用偏历穴还有其他主治。《标幽赋》载："刺偏历利小便，医大人水蛊。"因此偏历还有利小便的作用，此穴位于桡侧腕伸肌腱与拇长展肌腱之间，故可治疗手臂病症。另有一刺法可直刺五分，向三焦经直刺，大肠主津所生病，三焦通调水道，故可有利小便的作用。

172. 通里

位置及取穴法：在手侧腕骨上一寸。

刺灸法：针入一分，禁灸。又法，针五分。

主治：治虚烦、头面赤（泻补）；手臂酸疼（补泻）；心虚怕惊（补）。

注：上述病症主要分为两类，一类为心脏疾患，一类为手臂疾患。上述头面赤乃因虚烦导致，《玉龙歌》云："连日虚烦面赤妆，心中惊恐亦难当。通里心原真妙穴，神针一刺便安康。"

通里为心经络穴，故可治心脏病症。主治手臂疾患属于局部病症，《玉龙歌》云："臂细无力转动难，筋寒骨痛夜无眠。曲泽一针依补泻，更将通里保平安。"

173. 列缺

位置及取穴法：在手去腕一寸半，用手交叉，指头点到处是穴，筋骨罅中。

刺灸法：针入一分，沿皮向前透太渊穴一寸半，灸二七壮。

主治：治嗽喘、寒补、热泻；头疼重如石（泻）；又治牙疼、吐血、偏正头风，看虚实补泻。

注：此穴针刺法要求透太渊穴，实沟通肺经与大肠经二经，这使得让我们重新思考络穴的含义。列缺为肺经络穴，又透太渊穴，故可治咳嗽、痰喘等症。本穴治疗头疼重与偏头风，实为后世总结四总穴歌之"头项寻列缺"，那什么样的头项痛适合列缺呢？一种为风寒外感所致的；另一种可能与筋膜链手臂线有关，其上端为上斜方肌，故可治疗头项疾病。另外肺经与膀胱经别通，故本穴亦能治疗膀胱经病症。窦氏认为此穴可治牙痛，不排除可能受到奇穴龙渊的影响，考证详见《针灸腧穴统考》。

174. 肩井，一名膊井

（眉批：此穴最能升气，针入一寸为率。）

归经：手少阳、阳维之会。

位置及取穴法：在肩上缺盆大骨前一寸半，以手三指排按取之是，中指下

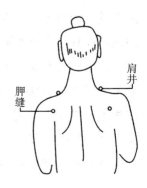

陷中。又法：用手按肩柱骨尖上，第三指外是穴。

刺灸法：针入二寸半，灸二七壮。

主治：治两胛疼、腰胁痛（泻）。此穴五脏六腑气之所聚之地，不可补，补则令人晕针，只可泻针三遍，便不晕矣。

注：《针方六集·玉龙歌》第二十九首注曰："肩井穴在肩上缺盆尽处，用手按肩柱骨，第三指到处是穴。直针入二寸半。此穴五脏真气所聚，不宜多补。"窦氏认为此穴为手少阳、阳维之会。《标幽赋》载："阳跷、阳维并督脉，主肩背腰腿在表之病。"两胛疼为局部病症，本穴主治腰胁痛可能与肩与髋对应有关。关于本穴的刺法所引发的不良反应，我们还可以参看《太平圣惠方》引甄权《针经》云："针入四分，先补而后泻之。特不宜灸，针不得深，深即令人闷。《甲乙经》云：针只可五分，此膊井脉，足阳明之会，乃连入五脏。气若深，便引五脏之气，乃令人短寿。大肥人亦可倍之。若闷倒不识人，即须三里下气，先补而不用泻，须臾即平复如故。虽不闷倒，但针膊井即须三里下气大良。若妇人怀胎落讫，觉后微损手足弱者，针肩井，手足立瘥。若有灼然解针者遣针，不解针者不可遣针。灸乃胜针，日灸七壮，至一百罢。若针肩井，必三里下气。如不灸三里，即拔气上，其针膊井。"这段文字实际上记录了针刺临床上最常见的两种不良反应：第一，气胸；第二，晕针。关于前者的预后提到"乃令人短寿"，给出的解释是"此膊井脉，足阳明之会，乃连入五脏，便引五脏之气"。今天我们知道真正的原因是本穴下正当肺尖，刺太深易刺穿胸膜，引起气胸。据现代临床报道，针刺引起的气胸几乎九成发生于针刺肩井穴。上述关于晕针反应的描述不仅详细而且给出了处理方案，由此也可知，古人在临床上很早就应用足三里穴解救晕针。关于晕针及其处

理方法更详细的记载，见于宋代《圣济总录》"误伤禁穴救针法"篇，可参看。

175. 胛缝

位置及取穴法：在肩背胛缝尖尽处是穴。

刺灸法：直针入三寸，灸二七壮。

主治：治肩背臂膊疼（泻）；手无力（补）。

注：此穴要求深刺三寸，穴下下附近有冈下肌、小圆肌、肱三头肌长头，其间有腋神经、旋外动脉、桡神经三头肌肌支穿行。故针刺此穴可使相应肌肉放松，从而解除神经及血管卡压的情况，从而治疗肩臂疾患。

176. 肩髃

归经：手阳明、跷脉之会。

位置及取穴法：在肩柱骨上，肩端两骨间陷中，举手取之，有陷处是穴。

刺灸法：直针入二寸半，灸二七壮。

主治：肩柱骨肩端红肿疼（泻）；半身不遂瘫痪（泻补）；手臂冷酸痛（补）。

注：上述病症均属局部病症。此穴位于前三角肌与中三角肌之间，长针刺二寸半，即刺入分肉之间，根据病症虚实情况，选择补泻法，从而兴奋或抑制肌肉，或者说放松或紧张肌肉。

177. 内关，又名阴维

属性：通阴跷脉。

位置及取穴法：在掌后，横纹后去大陵穴二寸，两筋间陷中。

刺灸法：直针透外关穴。凡下针，须用指抵外关穴，则针易透此穴。出针得血效。又法，可灸二七壮。

主治：治腹内一切疼痛（补）；心虚疼（泻）。

注：本穴主治腹内病症，与其别走三焦经有关，故此穴须透刺外关穴。又心包经与胃经脏腑别通，故可治腹内病症。因此穴窦氏认为出血有效，可能针对心脏疾患而言，心主血，出血则治心脏疾患。

发挥：此穴进针方法可参考腕踝针上2，在腕前面的中央，掌长肌腱与桡侧腕屈肌腱之间，即内关穴部位。本穴主治颞前部痛、后牙痛、腮腺炎、颌下肿痛、胸痛、胸闷、回乳、哮喘、手掌心痛、指端麻木等。

178. 外关

归经：手少阳脉，通阳维脉。

属性：络穴，通阳跷脉。

位置及取穴法：在手腕兑骨上二寸，腕后陷中。

刺灸法：针透内关穴，禁灸。针外关须向外廉些，则无筋碍；灸则取中。

主治：治胁痛（泻）；手臂红肿（泻）。

注：从本穴可看出窦氏临床经验丰富，其在取穴时提出"针外关须向外廉些，则无筋碍；灸则取中"，因为该穴的位置在前臂旋前和旋后时会产生明显改变。在屈肘旋后位时，取腕背横纹上2寸，尺骨与桡骨之间中点取一点，指伸肌腱的桡侧凹陷处再取一点；此时如果变成旋前位时，原来偏桡侧的这个

穴点恰好位于尺骨与桡骨间隙的正中，而原来正中的点则偏向尺侧。临床上取外关大多采用屈肘旋后位，此时可以于两骨间隙的中点处取穴，进针很顺畅，不会刺在肌腱上。所以外关的取穴与体位有很大关系。三焦经与胆经为同名经，按照杨维杰提出的第三太极全息，外关、支沟对应胁肋部，故可治胁痛。手臂红肿属于局部病症。

发挥：此穴的进针方法及主治，可参考腕踝针疗法上 5，腕背面的中央，即外关穴的部位。刺法为平刺法。本穴主治颞后部痛、落枕、肩痛、肩周炎（肩关节外侧部痛）、上肢感觉障碍（麻木、过敏）、上肢运动障碍（瘫痪、肢颤、指颤、舞蹈症）、肘关节痛、腕和指关节痛、手部冻疮等。

179. 龙渊，又名龙玄穴

位置及取穴法：在手侧腕交叉紫脉上。

刺灸法：灸七壮。

主治：治牙齿疼（泻）。

注：此穴是治疗牙痛的专穴，

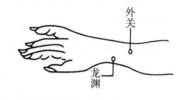

由于此穴和列缺穴定位很近，很容易相混。此穴位于紫脉上，即静脉。此又给我们一提示，马王堆汉墓出土的《足臂十一脉灸经》以及《阴阳十一脉灸经》中多次提到"灸□□脉"，即应为灸紫脉。此穴位于大肠经上，故主治牙痛可能与大肠经"从缺盆上颈，贯颊，入下齿中"有关。本穴只可用灸法，不可针。

180. 小骨空

位置及取穴法：在手小指第二节尖。

刺灸法：灸七壮。

主治：治目羞明怕日，风沿烂眼，迎风冷泪。灸，吹之。

注：本穴用灸法治疗。小骨空穴位于手指关节处。小指为手太阳经循行经过，小骨空得太阳经之经气，其行于头目，则目得明而视物辨色。

181. 大骨空

位置及取穴法：在手大拇指根本节尖。

刺灸法：灸七壮，禁针。

主治：治目痛、失明、怕日、风沿烂眼、迎风冷泪。又同二间穴治病。

注：本穴为治疗目疾专穴，与小骨空一样均用灸法治疗。大骨空穴位于手指关节处，大指有手太阴肺经循行，大骨空穴近肺经。肺经属金，金克木，则克制肝木升发过旺之气，调和肝气，肝和则目能辨五色、视五物。现代研究发现，手部的近30个穴位，直接或间接地与眼部神经相通，刺激这些穴位就能起到防治眼部疾病的效果。刺激大骨空后，晶体内的新陈代谢会加速进行，对改善眼疲劳、提高远视力有良好效果。

182. 中魁

位置及取穴法：在手中指二节尖。

刺灸法：灸七壮，禁针。

主治：治翻胃吐食（补）；心

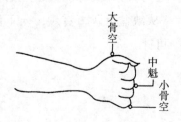

疼（泻）。

注：《玉龙歌》云："若患翻胃并吐食，中魁奇穴莫教偏。"此穴应用灸法，而非针法。本穴主治胃心病症，本穴位于手厥阴心包经上，与胃经脏腑别通，又按照第三太极全息，中指对应人体，则中魁穴正当中焦部位，故可治胃部疾患。

183. 风市

位置及取穴法：在膝上七寸股外侧两筋间，垂手中指点到处是穴。

刺灸法：针入五分，灸五十壮。

主治：治腿胯风及腿股内酸疼（补泻）；腰无力、半身不遂（补泻）；又法治晕、腿脚重。

注：上述腿部病症属于局部病症。本穴对于腰部的治疗作用，可能与解剖列车体侧线有关，通过放松髂胫束来治疗腰部疾患。对于治晕，一是由于胆主风木，胆经循行至头，二是心与胆通，故亦能治晕。

184. 梁丘，即鹤顶

位置及取穴法：在膝盖上两筋间陷中。又法，在膝盖上二寸。

刺灸法：针入五分，灸二七壮。

主治：治鹤膝风、膝头风红肿（泻）；膝头屈曲不伸、筋紧难开（泻补，宜三棱针刺出血）。

注：上述病症均属局部病症。本穴治疗上述病症可能与放松股四头肌有关。

185. 阴市，又名阴鼎

位置及取穴法：在膝盖上七寸，垂手中指点到处是穴。

刺灸法：针入五分，灸五十壮。

主治：治腿脚疼（泻）；腰足无力（补）；左瘫右痪（补）。

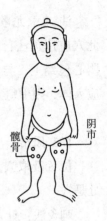

注：此乃风市穴部位，然乙抄本，《针灸玉龙经·玉龙歌》《针方六集》卷一均同，说明窦氏原书已错如是，且此下的刺灸法也与风市穴完全相同，主治大同。

186. 髋骨

位置及取穴法：在膝上，梁丘穴两旁各开一寸。

刺灸法：针入五分，灸二七壮。

主治：疗腰腿脚膝无力、麻木（补泻，补多泻少）；膝肿（泻）。

注：根据定位，笔者认为此穴以放松股外侧肌及股直肌为主，故可治疗上述病症。

187. 足五里

位置及取穴法：在气冲穴下三寸，阴股中动脉。

刺灸法：禁针，灸之二七壮。又法针二寸半。

主治：治阴囊生疮、两股湿痒、肾脏风疮（泻）。

注：此穴在动脉处，为肝经标脉所在，诊之独"动"。针此穴治疗上述病症无不效。此穴下有大腿内侧肌群，主要与耻骨肌、长收肌有关。

188. 血郄，即百虫窠，又名血海

位置及取穴法：在膝上两内廉附骨上三寸，赤白肉际宛宛中。

刺灸法：禁针，灸三七壮。又法针二寸半。

主治：治肾脏风疮、湿痒（补泻）；女人阴内肿（泻）。大治浑身疮疥。

注：此穴可看出窦氏深得腧穴之要。穴非固定之一点，如阑尾穴与上巨虚，阳陵泉与胆囊穴，以及百虫窠与血海，实为一穴，会根据体位、病症或者人体情况穴位定位发生一定程度的变化。脾经经筋聚于阴器，与解剖列车前深线有关，故可治肾脏风疮、湿痒、女人阴内肿。本穴可养血活血，治风先治血，血行风自灭，故可治疗浑身疮疥。

189. 膝眼

位置及取穴法：在膝盖骨下，犊鼻穴外旁陷中。

刺灸法：横针透膝关穴。灸二七壮。

主治：治膝肿疼（泻）。

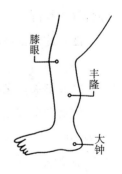

注：本穴定位在犊鼻穴外旁陷中，故犊鼻与膝眼乃两穴，膝眼、犊鼻、膝关三者关系，详见"犊鼻"。本穴主治局部病症。

190. 丰隆

位置及取穴法：在足外踝上八寸。

刺灸法：平针入二寸半，灸二七壮。

主治：大治痰饮壅盛、喘满不能动止（泻）；头风晕（补）。

注：几乎每一位针灸人都知道"丰隆治痰"，但是此乃窦汉卿首次提出。此穴治痰和其刺法有很大关系，要求平针入二寸半。本穴针刺如此深度则透刺脾经，发挥两经作用，故可运化脾胃，祛湿化痰。《灵枢·经脉》云："足阳明之别，名曰丰隆。去踝八寸。别走太阴；其别者，循胫骨外廉，上络头项，合诸经之气，下络喉嗌。其病气逆则喉痹，卒喑。实则狂癫，虚则足不收，胫枯。取之所别也。"可见本穴上络头项，故可治头风晕。

191. 大钟

属性：足太阳、少阴络。

位置及取穴法：在足后跟冲中是穴。

刺灸法：针入三分，灸七壮。

主治：治脚冻疮（泻）；脚后跟肿（宜三棱针刺出血）；寒湿脚气（补泻）。

注：此穴主治局部病症，不再赘述。

192. 膝关，又名阴关穴

位置及取穴法：在膝盖骨下，犊鼻穴内旁陷中。

刺灸法：横针透膝眼穴，禁针。

主治：治膝肿疼（泻）。

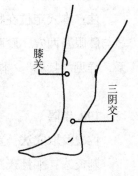

注：此本言本穴进针，疑有误。"禁针"之说乙抄本无。《针方六集·玉龙歌》第二十二首注曰："膝关在盖骨下犊鼻穴内廉陷中，横针透膝眼。"可参。膝眼、犊鼻、膝关三者关系，

详见"犊鼻"穴。

193. 三阴交

归经： 足太阴、少阴、厥阴三经之会。

位置及取穴法： 在足内踝上三寸，骨下前陷中。

刺灸法： 横针入二寸半，亦透绝骨穴，灸二七壮。

主治： 治疝气、偏坠木肾、女人赤白带下、经事不调，看症补泻；小便不通、胎衣不下、难产（泻），补合谷穴，甚效；水肿（泻）；遗精白浊（补）。

注： 本穴名原出自《黄帝明堂经》，原定于内踝上八寸，其作为上三寸定位首见于《千金翼方》，具体转变过程及考证详见《针灸腧穴通考》。此穴主治之广泛，和其刺法关系密切。窦氏以横针二寸半透绝骨穴（绝骨穴，即悬钟穴）。此刺法沟通了足三阴三阳经六条经脉。上述病症与肝、脾、肾相关，故均能治疗相关疾病。

194. 照海

归经： 阴跷脉。

位置及取穴法： 在足内踝骨下。

刺灸法： 横针入五分，灸二七壮。

主治： 治偏坠木肾（泻）；大便不通、腹内一切气痛（泻）。

注： 此穴通阴跷脉，《灵枢·脉度》载："跷脉者，少阴之别，起于然骨之后。上内踝之上，直上循阴股，入阴，上循胸里，入缺盆，上出人迎之前，入頄，属目内眦，合于太阳、阳跷而上行，气并相还则为濡目，气不荣则目不合。"此穴又为少阴之别，与阴部、腹部关系密切，故可治上述病症。故《标幽

赋》曰："阴跻、阴维任冲带，去心腹胁肋在里之疑。"

195. 公孙

归经：足太阴脉。

属性：络穴。

位置及取穴法：在足大拇指本节后内侧一寸。

刺灸法：横针入五分，灸五壮。

主治：治脾虚不食（先泻后补）；本节红肿（泻）；食积（泻）。

注：本穴刺法在《针方六集》卷一引文作"一寸"，可参。《灵枢·经脉》云："足太阴之别，名曰公孙。去本节之后一寸，别走阳明；其别者，入络肠胃，厥气上逆则霍乱，实则肠中切痛；虚则鼓胀。取之所别也。"故可治由于脾胃失调引起的脾虚不食、食积等症。本节红肿属于局部病症。

196. 蠡沟

归经：足厥阴脉。

属性：络穴。

位置及取穴法：在足内踝上五寸，与光明穴相平是也。

刺灸法：横针入二寸半，灸二七壮。

主治：治喉闭，肩背拘急。

注：此穴定位极具个人特色，窦氏并未像国标一样将其定于骨面上，而是定于胫骨后缘，因此可横针透刺，《针方六集》卷一载有"横透光明穴"一句。此穴属肝经，肝经"循喉咙之后，上入颃颡"，故本穴可治喉闭。此穴为络穴，故通少阳经气，根据一级太极全息，此穴部位可对应肩背部，故可治肩背

拘急。

197. 光明

归经：足少阳脉。

属性：络穴。

位置及取穴法：在足外踝上五寸陷中。

刺灸法：针入二寸半，灸七壮。

主治：治目青盲（泻补）；胬肉攀睛、红肿（泻）；余症同肝俞穴。

注：《针方六集》卷一载有"透蠡沟穴"一句。窦氏之前文献载本穴主治多为足少阳经脉、络脉病候为主，而至金元，《窦太师针灸》所述本穴主治为之一变，重在治目疾，并且同时期乃至后世出现大量治疗目疾的临床应用，说明这一转变有较充分的临床依据，现代《针灸学》教材从之。此穴针入二寸半，透肝经，肝开窍于目，又胆经"起于目锐眦"，与眼相连，故可治疗眼疾。

198. 阳交，一名别阳，又名阳维

位置及取穴法：在足外踝上七寸，斜属三阳分肉之间平对。

刺灸法：针入五分，灸七壮。又法，横针入二分半，灸七壮。

主治：治霍乱吐泻、足转筋疼（泻补）。余症同绝骨穴。

注：甲本又法称横针入二分半，疑有误，《针方六集》卷一引文作"窦氏针入二寸半，透中都穴，灸二七壮"，义顺。阳交穴为阳维之郄，维系一身阳气，《诸病源候论·霍乱呕吐候》曰："冷热不调，饮食不节，使人阴阳清浊之气相干，而变乱于

肠胃之间，则成霍乱。霍乱而呕吐者，是冷气客于腑脏之间。"
可见其病因为冷气客于肠胃，故用阳交穴治疗。此穴斜属三阳
分肉之间，故尤其对于腓骨长肌及比目鱼肌所引起的足转筋疼
有良效。绝骨穴主治多为腿部局部病症，不再赘述。

199. 绝骨，又名悬钟，又名髓会

归经：足太阳脉。

属性：络穴。

位置及取穴法：在足外踝上三寸动脉是穴。按之阳明脉绝
乃取之。

刺灸法：针入二寸半，灸三七壮。

主治：治浑身百节疼，左瘫右痪，两足不收，寒湿脚气，
浑身生疮，水蛊，看证补泻。

注：窦氏将其归入足太阳经络穴，可通肾经，此穴又位于
胆经路线，对于其脉动，乃属于足阳明脉，可见一穴通四经，
其作用可想而知。脾胃主肌肉，肾主骨，膀胱经主筋所生病，
故本穴可治疗浑身百节疼，浑身生疮；脾胃可运化水湿，故可
治疗水蛊；其余病症属于局部病症，不再赘述。

发挥：《黄帝明堂经》记载本穴为足三阳络，故本穴与足少
阳、足阳明、足太阳均有关系。窦氏描述此穴"在足外踝上三
寸动脉是穴。按之阳明脉绝乃取之"，故此为与阳明经之联系，
当针尖触碰到胫前动脉的血管壁，可见针柄随脉搏颤动。本穴
主治足阳明胃经病症。如此穴稍深，则刺至腓浅神经，产生麻
电样感，可放射至足背。本穴主治下肢疾患。按照窦氏刺法针
入二寸半，可透至三阴交或复溜，从而沟通脾经或肾经，从而
治疗水蛊、浑身百节疼等疾患。笔者考虑透刺至复溜才能起到

其"绝骨髓会"的作用。

200. 水泉

归经：足少阴脉。

属性：郄穴。

位置及取穴法：在足少阴郄，去太溪穴下一寸。又法，在内踝下侧骨下陷中。

刺灸法：针入三分，禁灸。

主治：治内踝肿、脚气、踝骨疼、偏坠木肾，看症补泻。

注：从此穴，我们不难看出郄穴的含义，其穴在足少阴郄，在腿部组织间隙中。肾主二阴，故可治偏坠木肾。其余病症均属局部病症。

201. 犊鼻

位置及取穴法：在膝盖骨下，独骨陷中央，解大筋中。

刺灸法：禁灸，宜小微针入三分，不宜出血，不可久停针。

主治：治鹤膝风、膝头红肿，宜三棱针刺出血。

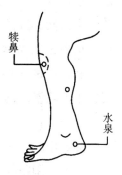

注：上述内容出自甲抄本，"不宜出血"疑有误，乙抄本作"弹针出血"，义顺。《黄帝明堂经》载犊鼻穴"在膝髌下，胻上夹解大筋中"；膝眼即"膝目"穴，出《华佗方》，"在膝盖下两边宛宛中"，可见，"犊鼻"与"膝眼"本是两个不同的穴。然早在初唐时，犊鼻穴已渐渐与外膝眼穴相混。明代《医学入门》谓犊鼻"在膝头眼外侧大筋陷中"。又

《类经图翼》将《备急千金要方》卷七及《千金翼方》卷二十六载犊鼻定位法内容作为"一法"附于《黄帝明堂经》犊鼻穴原定位文字后，至清代官修医典《医宗金鉴》则明言"犊鼻即膝眼处也"。今则以外膝眼穴与犊鼻穴等同，原《黄帝明堂经》之"犊鼻"穴遂名存实亡。于是今人对古医书中"犊鼻""膝目"同时出现的针灸方便难以理解，甚至对古代腧穴文献的描述也会感到莫明奇妙。在针灸治疗文献中还记载了另一种定位法，即定于膝盖上缘外旁。从文字描述来看，本穴定位似指伸膝时，膝髌上际外侧，髂胫束与股外侧肌肌腱所形成的凹陷处。这与《黄帝明堂经》定位明显不同，后世文献皆不从。由于犊鼻穴自唐代以后渐渐与外膝眼穴相混同，故宋以后文献中犊鼻穴主治既见有唐以前"犊鼻"主治，又有膝眼穴主治。传统定位的"犊鼻"虽然从教科书中消失了，但不会从实践中消失，遇到其最佳适应证——于跪立位起立时困难伴膝关节痛，有经验的针灸医生依然会选传统定位的"犊鼻"，待更多的人意识到这一点时，犊鼻穴的命运很可能像肘髎穴一样死而复生，以一个新的穴名和旧有的主治症重新进入教科书。故膝眼位于外膝眼，膝关位于内膝眼，犊鼻位于两者之间的髌韧带上。

202. 申脉

归经：阳跷脉。

位置及取穴法：在外踝骨下赤白肉际，容爪甲掐陷中，垂脚取之，或侧卧取之。

刺灸法：针入五分，灸二七壮。太师云：阳跷脉，通阳维穴也。

主治：治一切寒湿脚气痛，看证补泻。

注：《难经·二十八难》云："阳跷脉者，起于跟中，循外踝上行，入风池。"《标幽赋》云："阳跷、阳维并督脉，主肩背腰腿在表之病。"本穴主治局部病症，亦是阳跷脉之主病。关于本穴刺法，笔者揣测窦太师之意有二，一为直入五分，二为透刺金门穴，因《针灸玉龙歌》"金门"穴一条中明言"针三分，直透申脉"。故太师云："阳跷脉，通阳维穴也。"

203. 金门

归经：足太阳、阳维之会。

属性：郄穴，阳维之别。

位置及取穴法：在足外踝下陷中。

刺灸法：横针入三分，灸七壮，或三壮。

主治：治齿痛（泻）；脚红肿（泻）。宜三棱针刺出血。

注：《针灸玉龙歌》注："针三分，直透申脉。泻实，补虚。灸二七壮。"可参。此穴贴骨进针，按照《灵枢》中的五体刺法，在骨守骨，齿为骨之余，又按照一级太极全息，脚步可对应头部，故可治齿痛。脚红肿为局部病症。

204. 独阴

位置及取穴法：在足第二指节下横纹缝中。

刺灸法：禁针，灸二七壮。

主治：治难产，胎衣不下，偏坠木肾，看证补泻。

注：此穴在胃经循行路线上，《灵枢·经筋》载："足阳明之筋，起于中三指……聚于阴器，上腹而布。"又按照一级太极全息，脚趾可对应人体阴部，故可治疗难产、胎衣不下、偏坠木肾等症。

205. 仆参

位置及取穴法：在足后跟骨下陷中，拱足取之。

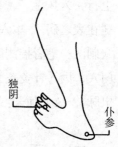

刺灸法：平针三分，灸七壮。

主治：治足跟红肿、冻疮、痰壅盛、头重如石，看证补泻。

注：本穴主治两类病症，局部病证以及头部病症，上述"冻疮"皆指足跟部位。此穴贴骨进针，按照五体刺法，在骨守骨，又按照一级太极全息，脚步可对应头部，故可治头重如石。

206. 上廉

位置及取穴法：在手三里下一寸，其分独抵阳明之外分外斜缝中。

刺灸法：针入五分，灸七壮。

主治：治臂膊趺痛、麻木不仁（补泻）。

注：本穴有两种刺法，乙抄本作"针入二寸半，灸二七壮"。本穴刺五分主治桡侧腕长伸肌与肱桡肌引发的肩臂疾患，深刺二寸半，则还可治疗旋前圆肌、桡侧腕屈肌、拇长屈肌及指浅屈肌等手臂屈肌群引发的手臂疾患。

207. 下廉

位置及取穴法：在手上廉穴下一寸，兑骨其分外斜缝中。

刺灸法：针五分，灸二七壮。

主治：治肘骨疼（泻）；两筋拘挛（先泻后补）。

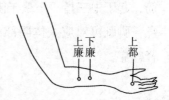

注：下廉穴与上廉穴的区别在于，上廉穴位于桡骨内侧，主治手臂屈肌群；下廉穴位于桡骨外侧。此穴除"针五分"这一种刺法外，乙抄本作"刺入二寸半"，主治桡侧腕短伸肌、指伸肌、小指伸肌、尺侧腕伸肌等手臂伸肌群疾患，这些肌肉均连接于肘部，故治疗肘骨痛。

208. 上都

位置及取穴法：在手第二指歧骨间。

刺灸法：针入一分，沿皮透阳池穴。

主治：治手臂红肿生疮。

注：此穴为经外奇穴。上述病症属于局部病症，不再赘述。

209. 中都

位置及取穴法：在手次指本节后陷中。

刺灸法：针入一分，沿皮透阳池穴。

主治：治手背红肿疼（泻，宜三棱针刺出血）。

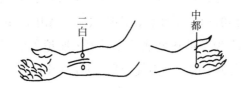

注：此穴为经外奇穴。上述病症属于局部病症，不再赘述。

210. 二白

位置及取穴法：在手腕上四寸，有一穴在大筋内，有一穴在大筋外。又法，用线量转胫间，除下，将于手虎口度量，到两头点尽处是穴。

刺灸法：针入五分，灸七壮。

主治：治五种痔漏、便血。

注：此穴位于肺经以及心包经，肺与大肠相表里，心主血脉，又按照杨维杰二级太极全息，此穴所处部位可对应人体阴部，故可以治疗痔疾。

211. 合阳

位置及取穴法：在足委中穴下二寸。

刺灸法：针入二寸半，灸三七壮。

主治：治痔漏症。

注：《灵枢·经别》云："足太阳之正，别入于腘中，其一道下尻五寸，别入于肛。"说明足太阳经与肛门亦有紧密关系，解剖列车后表线，腓肠肌、臀大肌之间存在关联性。通过对后面穴位进行研究发现，合阳、承筋、承山三穴均可治疗痔疾，三穴均位于腓肠肌，可能与腓肠肌有关，且这三穴均位于分肉之间，为气穴，故不可刺中肉，《灵枢·邪气脏腑病形》云："刺之有道乎？岐伯答曰：刺此者，必中气穴，无中肉节，中气穴则针游于巷，中肉节即皮肤痛。"《灵枢·胀论》云："针不陷肓，则气不行；上越中肉，则卫气相乱，阴阳相逐。"

212. 承山，又名玉柱，又名鱼腰

位置及取穴法：在足兑腨肠下分肉间陷中，挺腹取之。

刺灸法：平针入二寸半，灸三七壮。

主治：治痔漏便血、脏毒、霍乱转筋，看证补泻。

注：脏毒又名肛痈。承山穴主治有两类，一类为痔疾，另

一类为局部病症。主治痔疾，除了上述理由外，从取类比象上看，腓肠肌类似于臀部，承山穴位置刚好相当于肛门部位，故能治疗痔疾。需要注意的是本穴刺法，平针入二寸半，切记不能直刺。

213. 后顶，又名交冲

归经：督脉。

位置及取穴法：在头百会穴后一寸半，枕骨上。

刺灸法：针入一分，灸七壮。

主治：治真头痛、肾厥头风痛（泻补）；头后顶心痛（泻）。此穴通涌泉穴。

注：此穴主治均为局部病症，不再赘述。但其中言"此穴通涌泉穴"，乙抄本、《琼瑶神书》、《针方六集》均无，笔者不知此句何意。

发挥：对此穴的应用，可参考已故针灸名家王居易的经验。王居易应用沿皮透刺法。根据不同穴位，治疗要求不同，可选取不同的方向（或前、或后、或左、或右、或呈不同角度）透刺，透刺要求深不能伤骨膜，浅不能在皮内。且手法要求应用"搓针法"。如辨证准确、手法适宜，往往在病灶区有发热或松弛的感觉出现。王居易常应用后顶穴主治头、项、背、腰、胸、上肢、下肢阳经经脉的阳虚寒痹，以及气滞血瘀诸症。凡病机为督脉经气不足、少阴经脉虚寒、太阳经脉气失畅，都可选取后顶穴。详见《王居易针灸医案讲习录》。

214. 阴郄

位置及取穴法：在手掌后去腕五分，有动脉中。

刺灸法：针入五分，灸五壮。

主治：治肩臂冷痛（先泻后补）；腕痛（泻）。余症同腕骨穴。

注：上述主治病症均属局部病症，不再赘述，但是窦氏经验，还常应用阴郄穴治疗盗汗，《标幽赋》云："泻阴郄止盗汗，治小儿骨蒸。"阴郄为心经郄穴，心主汗，又阴经郄穴可治血症，盗汗为阴虚之证，故可用阴郄治疗盗汗。

215. 肩真

位置及取穴法：在肩端柱骨下，与肩髃穴相平，举手有陷是穴。又法，肩柱骨下及两骨界间是肩髃穴，亦在后陷中；此穴在前陷中，两穴相平。

刺灸法：直针入一寸半，灸二七壮。

主治：治肩端痛，弹针出血。

注：肩真即肩贞，主治局部病症，不再赘述。

发挥：肩贞穴位置在解剖学的四边孔处，四边孔上临小圆肌及肩胛下肌，下临大圆肌，内临肱三头肌长头，外临肱骨，其中有腋神经、旋外动脉、桡神经三头肌肌支穿行其中。故通过调节针的方向和深度，可刺激到相关部位治疗相应疾病。

216. 肘尖

位置及取穴法：在手肘大骨尖上是穴。

刺灸法：禁针，灸七壮。

主治：治眼目疼痛、上星翳膜、冷泪常流、风沿烂眼、瘰疬。

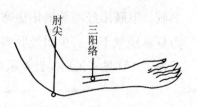

注：本穴应用灸法，主治眼疾以及瘰疬。本穴位于手少阳三焦经上，三焦经循行过眼以及颈部，故可治疗眼疾与瘰疬。

217. 三阳络

位置及取穴法：在手腕骨上四寸两筋间陷中。又法，在支沟穴上一寸。

刺灸法：针入二寸，透郄门穴，灸七壮。

主治：治大便闭结（泻），挫闪胁痛（弹针出血）。余症支沟穴同治。

注：此刺灸法为透穴法，针透心包经郄门穴。三阳络穴属于手少阳三焦经，三焦可通调水道，水道通可使糟粕顺流而泻，又三焦与肾别通，肾主司二便，故亦可治疗便秘。手少阳与足少阳为同名经，经气相通，又按照一级太极全息，三阳络部位对应胁肋部，故可治疗挫闪胁痛。

发挥：三阳络处于指伸肌、小指伸肌之间，深部还有拇长展肌。指伸肌具有伸展和外展第2～5指的作用，小指伸肌具有外展第5指的作用，拇长展肌具有外展拇指的作用，即指伸肌对应手少阳，小指伸肌对应手太阳，拇长展肌对应手阳明。因此三阳络的确与手三阳经有关。通过调节针刺方向及深度，可精准控制不同经脉的"跳动"，在中风后遗症期中，亦可起到精准康复治疗的作用。

218. 和髎

归经：手少阳脉。

位置及取穴法：在耳前兑发横脉应手。

刺灸法：针入一分，沿皮向后一寸五分。

主治：治头角痛、发秃、发颐痈疽、小儿痘疮。

注：本穴主治头部局部病症，不再赘述。

219. 客主人，又名上关

归经：足阳明、少阳之会。

位置及取穴法：在耳前起骨上廉，开口空处，动脉宛宛中是穴。侧卧张口取之。

刺灸法：禁针，灸二七壮。

主治：治吻强、耳聋。

注：吻强为唇吻强急之简写。此穴为足阳明、少阳之会，足阳明经环唇，足少阳经入耳。此穴位于颞肌上，耳前动脉搏动处，与现代国标定位的"上关穴"相比，明显靠近耳部。颞肌的激痛点可牵涉耳部以及上齿部，乃至咬肌，故可治唇吻强急、耳聋。

220. 天窗，又名窗笼

归经：手太阳脉。

位置及取穴法：在颈大筋前，曲颊下，扶突穴后，动脉应手陷中。

刺灸法：横针三分，灸七壮。

主治：治瘰疬（泻）；破烂，瘰疮臭（泻补）。

注：此穴治疗病症属于局部病症，不再赘述。

发挥：天窗穴位于胸锁乳突肌后缘，是一个常见的神经卡压点。其穴周围有耳大神经、枕小神经、颈横神经、锁骨上神经及副神经。耳大神经分布于耳郭周围，因此针刺天窗穴可以治疗耳鸣耳聋。枕小神经分布于后头枕部，卡压之后能引起后头痛。颈横神经分布于颈椎前部的皮肤，该神经被卡压能引起咽喉的不适。锁骨上神经分布于颈侧部、胸壁上部和肩部的皮肤，如果被卡压，会出现颈椎侧方、胸前及肩部的疼痛。副神经属于第11对脑神经，支配胸锁乳突肌和斜方肌，所有胸锁乳突肌和斜方肌的不适也会与它相关。所以，天窗穴的主治功效都是与从它那里穿出神经的支配范围完全对应的。调整针尖方向以及达到不同的针刺深度，使得气至病所，从而治疗相应疾患。

221. 手鬼眼

位置及取穴法：在手大拇指端外侧去爪甲，用线缚定，两大指缝内。

刺灸法：禁针，灸七壮。

主治：治五痫等症、呆痴、伤寒发狂。

注：此穴注解见下一穴"足鬼眼"。

222. 足鬼眼

位置及取穴法：在足大拇指端去爪甲外侧，用线缚定，两指缝内。

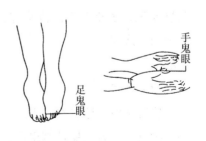

刺灸法：禁针，灸七壮。

主治：治痫症、呆痴、伤寒发狂。

注：手鬼眼相当于孙真人十三鬼穴中之鬼信穴；足鬼眼相当于十三鬼穴中之鬼垒穴，合称鬼眼四穴。此两穴一位于肺经，一位于肝经，所治均为神志疾病。《灵枢·顺气一日分为四时》

载："病在脏者取之井。"肝藏魂，肺藏魄，魂魄不定则易发神志疾病，又按照全息，手指与足趾均对应人体头部，故二穴亦可治神志疾患。

223. 五虎

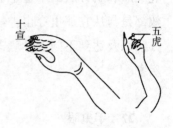

位置及取穴法：在手第二指与第四指上第二节尖上是穴。

刺灸法：禁针，灸五壮。

主治：治手指拘挛不开。

注：本穴主治属于局部病症，不再赘述。

224. 十宣

位置及取穴法：在手指端上是穴。

刺灸法：宜三棱针刺出血，禁灸。

主治：治伤寒、狂不识人、发痧等症，十指麻木。

注：发痧又名中暍。本穴主治神志病症及局部病症，按照全息原理，手指对应人体头部，故可治疗神志疾病。十指麻木属于局部病症。

225. 海泉

位置及取穴法：在口舌底根当中紫脉上是穴。

刺灸法：宜三棱针刺出血，禁灸。

主治：治重舌胀肿、牙肿难言等症。

注：本穴主治属于局部病症，不再赘述。

226. 金津

位置及取穴法：在舌底左紫脉上是穴。

刺灸法：宜三棱针刺出血，禁灸。

主治：治小儿重舌、大人乳蛾等症，皆出血妙。

注：本穴主治属于局部病症，不再赘述。

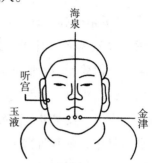

227. 玉液

位置及取穴法：在舌底右紫脉上是穴。

刺灸法：宜三棱针刺出血，禁灸。

主治：治五瘿症。余病同前二穴。

注：《灵枢·经脉》载："足少阴之脉……循喉咙，挟舌本。"舌下两脉均为足少阴肾经标脉，当有病变时，舌下静脉会出现粗大、迂曲、颜色变深等病理变化，故刺之可治疗乳蛾、五瘿等咽喉部位疾患。

228. 听宫

归经：足少阳、太阳之会。

位置及取穴法：在耳珠子下大如赤豆。谓听宫者，宫宛之名，源在内也；耳轮之内，故名宫也；耳珠如赤豆大，谓耳郭内又有一郭如碗，沿之上正中有一核，按之得指下。此核者是三脉交结，故有核也。

刺灸法：针入三分，轻弹针出血，禁灸。

主治：治耳内虚鸣、气痒、耳聋气闭、小儿聤耳出脓。

注：窦氏不愧为一代针灸大师，其对听宫的理解深得《灵枢》要义。此穴定位并非国标之听宫，实出自上古针法——发蒙。《灵枢·刺节真邪》云："黄帝曰：刺节言发蒙，余不得其意。夫发蒙者，耳无所闻，目无所见，夫子乃言刺腑输，去腑病，何腧使然？愿闻其故。岐伯曰：妙乎哉问也！此刺之大约，针之极也，神明之类也，口说书卷犹不能及也，请言发蒙耳，尚疾于发蒙也。黄帝曰：善。愿卒闻之。岐伯曰：刺此者，必于日中，刺其听宫，中其眸子，声闻于耳，此其腧也。黄帝曰：善。何谓声闻于耳？岐伯曰：刺邪，以手坚按其两鼻窍而疾偃，其声必应于针也。黄帝曰：善。此所谓弗见为之，而无目视，见而取之，神明相得者也。"从原文描述大致可判定此乃治疗耳聋目眩的针术，针刺的部位曰"听宫"。可是，此"听宫"并非指我们今天所知的手太阳小肠经穴。黄龙祥研究认为，所谓"听宫"是在内耳，而不是在外耳。"眸子"是指内耳鼓膜上的"脐部"。这也是裸眼可以观察到的耳膜上的唯一结构，故须在日中强光照射下才能观察得更清楚。据黄龙祥实际观察发现，观察年轻人更容易，当针尖刺破鼓膜的瞬间，由于内外压力不平衡所致的鼓膜内陷引起的耳鸣、耳聋、眩晕症状即刻缓解，故曰"中其眸子，声闻于耳"。"以手坚按其两鼻窍而疾偃"完成的是一种咽鼓管吹张术，是一种简单有效的缓解鼓膜内陷引起的耳聋、耳鸣辅助法。这也是世界咽鼓管吹张术的最早发现和最早应用，比 Antonio Valsalva 在 1704 年发现咽鼓管吹张法至少早了一千七百年，而且这还不是中国针灸人的唯一发现。一千年后中国针灸人再次发现了另一种咽鼓管吹张法，并同样用于针灸治疗耳聋的辅助法。经西医耳鼻喉科观察结果表明，应用发蒙法治疗梅尼埃病的耳鸣、眩晕有明显疗效，对病程短

的中度神经性耳聋以及混合性聋效果也好。

229. 瘿俞

位置及取穴法：在廉泉穴近结喉骨上是穴。

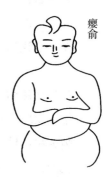

瘿俞

刺灸法：针入三分，灸七壮。

主治：治五瘿等症。

注：本穴主治属于局部病症，不再赘述。

230. 强间，又名大羽

归经：督脉。

位置及取穴法：在后顶后去发际一寸五分。

刺灸法：针入一分，灸七壮。

主治：治项颈强痛、偏正头风、目中冷泪。

注：本穴主治属于局部病症，需要注意的是本穴刺法，为直刺法。

231. 脊中

归经：督脉。

位置及取穴法：在背部第十一椎骨下，伏而取之。

刺灸法：禁针，灸二七壮。

主治：治一切翻胃、呕吐红血、脊痛，看证补泻。

注：脊中穴横平脾俞穴，故亦可治脾脏引发的相关病症，如翻胃、呕吐红血。脊痛属于局部病症。

232. 胆俞

位置及取穴法：在背部第十椎骨下，两旁各开一寸半。

刺灸法：针入一分，沿皮向外一寸半，禁灸。

主治：治胆热多睡（泻）；胆寒不寝、眼中冷泪交流（补）。

注：上述病症病位在胆，故可用胆俞治疗。

233. 三焦俞

位置及取穴法：在背部第十三椎骨下，两旁各开一寸半。

刺灸法：针入一分，沿皮向外一寸半，禁灸。

主治：治三焦邪热、口苦、舌干唇裂（泻）；三焦闭塞吐涎
（补）。

注：上述病症主要位于上焦，《针灸玉龙歌》云："三焦热气壅上焦，口苦舌干不和调，针刺关冲出毒血，口生津液气俱消。"三焦经位于手部，原始经脉主治规律，手经主治上焦胸部病症，足经主治中下焦腹部病症。故三焦俞可治上述疾病。

234. 四花

位置及取穴法：在背部先取膏肓穴为正，二寸点中间；再取肾俞二穴，中间为正，量至七寸点穴。然后用线一条按于大椎穴上，结钱二个，却将钱按于膻中穴，取正移线于结喉上，将钱点在背上当中为正，以口作△字约于四寸，于膏肓穴下二寸，横过四寸，肾俞穴上七寸，横过四寸，共四穴点定灸之。红穴为分金四花。

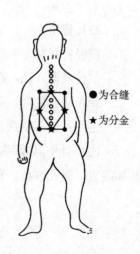

● 为合缝

★ 为分金

刺灸法：各禁针，灸三七壮。

主治：治五劳七伤、虚乏、浑身浮肿。可灸中正一穴，添之为妙。

注：《窦太师针经》中之四花穴与唐代崔知悌《骨蒸病灸方》中的四花穴不同，窦氏又分为合缝与分金两组。笔者认为本穴主要以膏肓、肾俞为定位，两穴连线之间的穴位约相当于脾俞，故形成八穴，即膏肓二穴，肾俞二穴，脾俞二穴，膏肓两穴连线中点处一穴，命门一穴。本穴组实暗含上中下三焦之意，对应心、脾、肾三脏，故可治疗五劳七伤、虚乏、浑身浮肿等症。

235. 支正

归经：手少阳脉。

属性：络穴。

位置及取穴法：在手腕后五寸。

刺灸法：针入一分，沿皮向前一寸半，灸七壮。

主治：治肩背痛（泻）；手臂麻木不仁（补）。

注：此处疑有误，支正应为手太阳脉其所发，并非手少阳脉。此穴位于尺侧腕屈肌以及尺侧腕伸肌之间，可通过对其放松，从而放松肱三头肌，故可治上述病症。

236. 天应

位置及取穴法：但痛处。

刺灸法：就于左右穴道上卧针刺之，灸者，或三，或五，或七。

主治：泻若青肿酸疼、麻木不仁、冷痛等症（补）；红光肿痛，宜三棱针刺出血妙。浑身疼痛实非常，不定穴道经推详，逢筋逢骨须回避，针者临时要忖量。

注：此穴法为窦氏特色，源于《灵枢》分刺法以及经筋刺法，"经筋学说"与"经脉学说"具有相同的地位，之所以同等重要，是因为其有独特的机制——"筋急"和刺法——"分刺法"。需要指明的是《灵枢·经筋》中所谓的"以痛为输"并非指刺痛处，而是刺"筋急"处。分刺法及由此延伸出诸多刺皮下至分肉之间的斜刺、平刺法曾是针灸治疗最常见病症——痛痹的常规刺法。

《针灸玉龙经·玉龙歌》云："不定穴又名天应穴。但疼痛便针，针则卧针，出血无妨，可少灸。"同时代杜思敬的《针经摘英集》云："凡痛勿便攻之，先以正痛处针之，穴名天应穴，针名决痛针。针讫以手重按捻之，而随经刺穴即愈。谓痛捻之发散，荣卫流行，刺之速愈也。"其虽未言具体刺法，但从窦氏天应穴刺法来看，应是卧针平刺或斜刺。这里需特别注意"针讫以手重按捻之，而随经刺穴即愈"一句，是说刺后须用手重捻按痛处以增强疗效，促进恢复。此外行"决痛针法"后，还须"随经刺穴"，才能真正愈疾。这也是《灵枢》的治疗理念——血脉流通之后，须取经脉本输调和血气令和，才是真正意义上的"治愈"。

从以上两段针法文字不难看出，"决痛针法"在元代重现不是偶然的，因为"沿皮透刺""天应穴"这两个针刺治痛的重要概念都在元代再次确认。及至清代，以针法见长的李守先解读《玉龙歌》"天应穴"，又发前人所未发。《针灸易学》云："先治周身疼痛多矣，必病人亲指出疼所，即以左大指或食指爪掐之，病人啮牙咧嘴，惊颤变色，若疼不可忍，即不定穴也即天应穴也。右手下针，疼极必效。"根据李守先的经验，窦氏所说的"天应穴"不是一般意义上的"压痛点"或"阿是穴",而是"病人啮牙咧嘴,惊颤变色,若疼不可忍"的痛处才是,并且若刺准"天应穴",患者的反应是"疼极",出现这样的反应,会收到"必效"的针效。朝鲜的针灸太医许任对于"天应穴"也给出了有意义的解读。《针灸经验方》云:"手臂筋挛、酸痛,医者以左手大拇指坚按筋结作痛处,使不得动移,以针其筋结处,锋应于伤筋,则酸痛不可忍处是,天应穴也,随痛随针,神效,不然则再针。凡针经络诸穴无逾于此法也。"

由此我们可以总结出针刺"天应穴"的具体方法及步骤:先按寻结筋或无结筋仅有高张力区而按之极痛处;有结筋者,以左手按压固定勿使动移,右手持粗毫针贯刺结筋,患者出现"疼极""酸痛不可忍"的反应,即是刺中结筋,则可获"必效""神效"之疗效;若只寻得高张力区而未见结筋,但在高张力区某一点按压,"病人啮牙咧嘴,惊颤变色,若疼不可忍",则以圆利针或粗毫针卧针向最痛点平刺或斜刺。"决痛针法"中卧针刺最痛点的刺法体现的是《灵枢》"分刺法"的操作规范;而贯刺痛性结筋的刺法体现的是《灵枢》"经筋刺法";刺毕,须用手重按痛处以增强疗效,若脉不平,再于相关经脉本输处针调血气,令平以收功。今人卢鼎厚肌肉斜刺法、张文兵反阿是穴疗法、符中华浮针等均可作为参考和补充。

发挥:本穴对于疼痛疾病疗效显著,可参考激痛点疗法,再重新反思天应穴。详见《肌筋膜疼痛与功能障碍:激痛点手册》。

第五章　窦汉卿针方之道

第一节　中风门

中风论云：脏腑有五腑六部，中风有阴阳二证。热则瘫痪为阳证；疼痛寒，则筋急为阴证，拳挛，或左瘫，或右痪。阳证，当先针无病手足，宜补不宜泻；次针有病手足，宜泻不宜补。阴证，无病手足宜泻，有病手足宜补。须详虚实，细认孔穴，无不验也。

按：本段指出中风有阴阳之分。《素问·生气通天论》云："因于湿，首如裹，湿热不攘，大筋软短，小筋弛长。软短为拘，弛长为痿。"《素问·痿论》云："肝气热，则胆泄口苦，筋膜干，筋膜干则筋急而挛，发为筋痿。"《灵枢·经筋》云："热则筋纵，目不开，颊筋有寒，则急，引颊移口，有热则筋弛纵，缓不胜收，故僻。"可见由于热证引起的瘫痪为阳证，以筋挛节痛为主症的为寒邪引起的阴证，相当于今之软瘫与硬瘫。阳证，当先针无病手足，宜补不宜泻，因为病侧阳气不足，故先补无病手足，使得经气充盈，逐渐将充盛的经气再分配至有病手足，不能拆东墙补西墙。经气充盈后，再泄患侧之热邪。阴证与此相反，不再赘述。在此还要强调明虚实、明补泻、知穴性，方可有疗效。

【中风五不治】

凡中风不语，不省人事一二日、三五日、十数日，当先针中冲手厥阴，若不知痛，乃心绝，一不治也；次针少商手太阴，仍不知痛，乃肺绝，二不治也；次针大敦足厥阴，仍不知痛，乃肝绝，三不治也；次针隐白足太阴，在足大指内侧，与少商似，仍不知痛，乃脾绝，四不治也；次针涌泉足少阴，仍不知痛，乃肾绝，五不治也。岐伯云：中腑易愈，中脏则无治。腑阳而脏阴也。如不语者，先刺人中补之，略醒则可治也。夫人中穴乃五脏所过之地，十得十生，万得万生矣。

按：《灵枢·顺气一日分为四时》云："病在脏者，取之井。"故用五脏经脉之井穴探究五脏情况，从上至下。《金匮要略·中风历节病脉证并治》云："邪在于络，肌肤不仁；邪在于经，即重不胜；邪入于腑，即不识人；邪入于脏，舌即难言，口吐涎。"病症越深则越难治。陈修园在《医学三字经·识一字便可为医说》中说："人之鼻下口上，水沟穴，一名人中，取人身居乎天地中之义也。"针人中可苏醒，说明阴阳尚可交；若不醒，则说明阴阳离绝，神气乃绝，难治。

【中风中暑等症不同】

中风，面赤、口燥、唇裂、大小便闭结。中暑，面青、唇黑、多吐痰涎、四肢厥冷、脉沉、皮肤青、四肢肿、心烦发热。中寒，舌青、两太阳冷、眉目皆青、四肢厥冷、两眼火热，治与中风同。

按：本段指出中风与中暑不同，但是中寒与中风治同。但是笔者认为本段应为"中暑，面赤、口燥、唇裂、大小便闭结。

中风，面青、唇黑、多吐痰涎、四肢厥冷、脉沉、皮肤青、四肢肿、心烦发热。"如此则中风与中寒之证才相符，才能治同。

病症：中气初发，其形似伤寒，头热面赤，心肺脉皆浮，痰涎壅盛，气喘不能安卧。

取穴及刺灸法：先针膻中，次针足三里，治与中风同。

按：此为中风初起，形似伤寒而非伤寒，按症状进行治疗，膻中宽胸理气，足三里祛痰，以治痰涎壅盛，气喘不能安卧。

病症：中风，口噤齿紧、牙关不开、昏闷不省人事。

取穴及刺灸法：先针中冲（泻），次针人中（泻），略醒可治，百病百得生也。

按：此为中风急症之时，别名尸厥，中冲、人中均为治标之法，在上之总论已有论述。

病症：中风暴失音，或言语蹇者。

取穴及刺灸法：先针合谷（泻），次针风府（泻）。

按：合谷治疗头面诸疾，然后针风府治疗舌部疾患，远近配穴，相得益彰。

病症：中风口眼㖞斜。

取穴及刺灸法：针人中（灸七壮）；次针地仓、颊车。㖞左灸右，㖞右灸左，先灸后针。无病处补，有病处泻之。

按：《金匮要略·中风历节病脉证并治》云："夫风之为病，当半身不遂，或但臂不遂者，此为痹。脉微而数，中风使然。寸口脉浮而紧，紧则为寒，浮则为虚；寒虚相搏，邪在皮肤；

浮者血虚，络脉空虚，贼邪不泻，或左或右，邪气反缓，正气即急，正气引邪，喝僻不遂。"故口喝眼斜的病机为血虚，络脉空虚，故用灸法，治以补虚为本，切忌妄泻，所以应该先灸后针。治疗面瘫的针灸处方有很多，此为之一。对此，古人认为应该常用小炷少壮灸法，人中只能七壮。《肘后备急方》卷三亦有类似论述："若口喝僻者。衔奏灸口吻口横纹间，觉火热便去艾，即愈。勿尽艾，尽艾则太过。"金元时期古人已经明确认识到面瘫除了见于中风外，还有一种不伴有半身不遂的单纯口眼喝斜，并将这种面瘫单立一病以别于中风。早从《黄帝内经》已经可以看出，论口僻偏重于经筋学说，至《诸病源候论》则将口喝完全归属于经筋病，其卷一"风口喝候"曰："风邪入于足阳明、手太阳之经，遇寒则筋急引颊，故使口僻，言语不正，而目不能平视。"既然单纯的面瘫主要是寒中筋病，病在经筋，治当以筋刺法刺筋急，或配合以熨法和灸法。明确指出这一点的是金元医家及明初的楼英。故以颊车透地仓治疗面部经筋。窦太师在治疗面瘫刺穴法中引入筋刺法的招牌刺法卧针斜刺。在与窦氏有关的《玉龙歌》《窦太师针经》等书中皆有大量明确应用。窦氏倡导的这一刺法尽管在明代曾受到维护"脉刺"正统针灸家的质疑，但其凭借优良的疗效一直流传到今天。具体到面瘫治疗中，寒筋急者刺筋急处以泻法；晚期因血虚筋急或筋纵者，则治以养脉和血为主，浅刺久留针，轻轻勤捻针。若诊不分寒热虚实，则其治虽有显效而未能十全且毋庸讳言，还有不少误治者。今人眼中针灸最佳适应证面瘫的诊疗正可用作判定今日针工水平和境界的试金石。黄龙祥研究员在其著作《中国古典针灸学大纲》中有详细论述。

病症：中风半身瘫痪，疼痛，麻木，不遂。

取穴及刺灸法：合谷、手三里、曲池、肩井、环跳、血海、阳陵泉、阴陵泉、足三里、绝骨、居髎、昆仑。中风半身不遂、麻木拘挛筋急，治法不同。

按：以上诸穴均为局部取穴，不再赘述。《素问·热病》云："偏枯，身偏而不用，言不变，志不乱，病在分腠之间，巨（卧）针取之，益其不足，损其有余，乃可复也。"《灵枢·口问》云："嚲，因其所在，补分肉间。"嚲，即瘫痪。可见窦氏治疗此病症采用其别具一格的沿皮透穴并非无源之水。《标幽赋》云："大抵疼痛实泻，痒麻虚补。"故治法不同。

病症：中风后发狂。

取穴及刺灸法：曲池（泻）。

按：《圣济总录·风狂》云："治中风邪发狂，及肝心风热，气虚不足。"故以曲池泄热，因曲池五行属土，补母泻子，则可泻火，又肝与大肠别通，故可泻肝火治疗中风后发狂。

病症：中风后头痛如破。

取穴及刺灸法：百会（灸，仍用三棱针四旁刺之出血）、合谷（泻）、攒竹（泻）。

按：本病以合谷治头面疾患，攒竹局部取穴，有趣的是百会的刺灸法，先用灸法，后用三棱针刺血。笔者猜测其意应为先以灸法将气血聚集在头，后用三棱针方可大量出血，治疗头痛如破。

病症：暴中风，头痛，夹脑风，头面四肢浮肿，胸膈痰涎，浑身燥痒，皮肤瘾疹，耳鸣眩晕。

取穴及刺灸法：合谷（泻）、曲池（泻）；头疼不止，风池（泻）。

按：本病以合谷、曲池治疗头面四肢浮肿、胸膈痰涎、浑身燥痒、皮肤瘾疹、耳鸣眩晕。合谷－曲池这一常用穴对，窦氏将其用得淋漓尽致。头疼不止加风池穴治疗局部病症。

病症：中风后大小便闭结不通。

取穴及刺灸法：支沟（泻）；小便不通，阴谷（泻）；大便不通，照海（泻）。

按：支沟通治大小便闭结不通，如小便不通配阴谷，阴谷为肾经合穴，五行属水，故可治疗小便不通；大便不通配照海。《针灸玉龙歌》云："大便闭塞不能通，照海分明在足中，更把支沟来泻动，方知医士有神功。"

病症：中风失音。

取穴及刺灸法：舌缩，哑门（泻）；舌缓不语，风府（泻）；如不应，合谷（泻）、液门（泻）。

按：本针方点明了哑门与风府治疗失音不语的区别，哑门用于舌缩，风府用于舌缓。如效果不佳，则增加远道取穴之穴位。液门治疗中风失音乃因三焦与肾别通，肾经与舌有联系，又手部对应头，故可治疗中风失音。

病症：大麻风。

取穴及刺灸法：足指未落者，可治，先刺八邪（弹针出血），次百会（灸，更用三棱针四旁出血）、曲池（灸）、足三里

（灸）、八风（灸）、五脏俞穴（灸）、委中（多出血）。

按：《素问·长刺节论》云："病大风，骨节重，须眉坠，名曰大风。"足部为肾经部位，故足指未落者，可治，说明肾气尚可。《医宗金鉴》云："麻风总属毒疠成，其因有三五损风，五死证见真恶候，初病能守或可生……疠者有荣气热腐，其气不清。故使其鼻柱坏而色败，皮肤疡溃，毒风客于脉而不去，名曰疠风，今人呼为大麻风。一因风土所生，中国少有此证，惟烟瘴地面多有之；一因传染，或遇生麻风之人，或父母、夫妻、家人递相传染，或在外不谨，或粪坑、房屋、床铺、衣被不洁；一因自不调摄，洗浴乘凉，希图快意，或露卧当风，睡眠湿地，毒风袭入血脉。其因名虽有三，总属天地疠气，感受不觉，未经发泄，积久而发。遍身麻木，次起白屑红斑，蔓延如癣，形若蛇皮，脱落成片。"故用八邪治手之皮肤疾患，八风治脚之皮肤疾患。曲池、委中可祛风止痒，百会治头面皮肤疾患，以足三里、五脏俞穴补虚调理脏腑。

病症：中毒风，偏身麻痒如虫啮，极爪之皮肤随手脱落。

取穴及刺灸法：先曲池（灸）、委中（刺血）。

按：曲池、委中为窦氏治疗皮肤疾患常用穴位，委中尤宜刺血，曲池灸泻，可补气于皮表，又可祛风。

病症：风毒起从皮外，瘾疹，遍身瘙痒，抓把成疮。

取穴及刺灸法：治法同上，更灸绝骨（灸）。

按：绝骨为足三阳络，灸之可振奋阳气，治疗皮肤瘾疹。

病症：天吊风，手足牵拽。

取穴及刺灸法：先针曲池，次足三里（泻）。

按：《针灸大成·保婴神术》云："盖脾虚则生风，风盛则筋急，俗名天吊风者，即此候也。"此病相当于慢惊风，应为虚实夹杂之证，看证补泻，如泻盛正尚可，应以泻法为主，以曲池、足三里两阳明经合穴治疗，既治内府，又治手足牵拽，十分精妙。

病症：肺经风落，满面生疮。

取穴及刺灸法：暴者，少商（刺血）、委中（刺血），年久者更泻合谷（泻）。

按：急性病症时，疾以少商、委中刺血，防止病邪深入，少商因为肺经井穴，故满面皮肤均可治疗。年久者，则可用针刺合谷治疗头面诸疾。对于面部痤疮可以进行精准治疗，《素问·刺热》云："肝热病者，左颊先赤；心热病者，颜先赤；脾热病者，鼻先赤；肺热病者，右颊先赤；肾热病，颐先赤。"可根据具体部位对相应经脉的井穴放血治疗，如整个面部均严重，则可以肺经及按部头面部进行治疗。贾春生教授按头面治疗常用耳尖、大椎放血，疗效确且。

病症：伤风，浑身发热，或拘急。

取穴及刺灸法：曲池（刺血）、承山（刺血）、委中（刺血）。

按：本针灸处方以曲池、委中祛风泄热，承山治疗腿部拘挛。

病症：伤风，暴咳嗽，吐痰涎。

取穴及刺灸法：缺盆（泻）、膻中（泻）。

按： 本针灸处方均针对咳嗽吐痰一症，均为局部取穴，用缺盆、膻中泻胸中之痰，以宽胸理气，疏通气道。

病症：伤风，头项强，并失枕头项强疼。

取穴及刺灸法：风池（泻）、更泻承山（刺血）、委中（刺血）。

按： 本病病位在头项，故病在足太阳膀胱经，以委中远部取穴可疏通足太阳经脉；承山泻之可释放足太阳经筋筋膜张力，相当于解剖列车浅背线；改善头项强痛的状况，风池为局部取穴。

病症：（中风）前时足胫上或发酸重，顽麻良久方解。

取穴及刺灸法：双侧足三里（灸三壮）、双侧绝骨（灸三壮）。葱根、薄荷、柳桃汤淋洗疮口，令风从疮口出。如似春较，秋灸，秋较，春更灸，常令两脚上有疮为妙。

按： 以上两穴均为局部取穴，不再赘述。本针灸处方要求灸后发疮，然后以葱根、薄荷、柳桃汤淋洗疮口，使得邪气得出，此为瘢痕灸法。瘢痕灸的缺点是患者痛苦较大，使得现代临床应用较少。本针灸处方实出自《黄帝明堂灸经·正人形第四》："黄帝问岐伯曰：凡人中风，半身不遂，如何灸之？岐伯答曰：凡人未中风时，一两月前，或三五个月前，非时，足胫上忽发酸重顽痹，良久方解，此乃将中风之候也。便须急灸三里穴与绝骨穴，四处各三壮。后用葱、薄荷、桃、柳叶四味煎汤，淋洗灸疮，令驱逐风气于疮口中出也。灸疮：若春较，秋更灸；秋较，春更灸。常令两脚上有灸疮为妙。"

194

病症：言语謇涩，半身不遂。

取穴及刺灸法：百会、发际、肩井、曲池、风市、足三里、绝骨（均取对侧）。七穴一齐下火，各灸三壮，在左灸右，在右灸左，神效。

按：本针灸处方实出自《黄帝明堂灸经·正人形第四》："凡人不信此法，或饮食不节，酒色过度，忽中此风，言语謇涩，半身不遂，宜于七处一齐下火，各灸三壮。如风在左灸右，在右灸左。一、百会穴。二、耳前发际。三、肩井穴。四、风市穴。五、三里穴。六、绝骨穴。七、曲池穴。上件七穴，神效极多，不能具录，根据法灸之，万无一失也。"

病症：口眼㖞斜。

取穴及刺灸法：地仓（针入一分，沿皮透颊车）、颊车（入三火三或沿皮向上一寸）、人中（入三火三或入一沿皮向上三分）、合谷（入五火五）。复刺后穴：承浆（入三火七）、翳风（入四火三）、听会（入三火三或沿皮向上一寸）。㖞左，泻左补右；㖞右，泻右补左。

问曰：此证用前穴针效，或一月、半月再发，何也？

答曰：必是有犯禁忌，房事不节，饮食过多，痰饮复生，证再作矣。再刺以上穴法，复刺后穴无不效。

按：刺灸法表示为"入五火五"等体例者，均出自《针灸集成》，是一种特有的体例，其代表含义为"针入五分，灸五壮"，余皆仿此，下不再赘述。合谷远端取穴，与面部穴位远近相配，如不效，则增加面部穴位治疗。面部穴位均为沿皮透刺法。值得一说的是翳风穴，针刺此穴应针至面神经节处，引发面部麻电感。其与经外奇穴"牵正穴"实为一穴，只不过进针点不同而已。

病症：中风半身不遂。

取穴及刺灸法：合谷（入五火五）、绝骨（入三火五）、手三里（入三火三）、曲池（入七火五）、昆仑（入五火三）、肩髃（入六火五，风火七）、三里（先五分，卧一寸，火三七）、肩井（入五火七），不宜泻，不许灸。复刺后穴：肩井（入五火七）、上廉（入八火三）、委中（入一）。

问曰：此证针后再发，何也？

答曰：针不及分寸，补泻不明，不分虚实，其疾再发，可针前后必须穴要得中，知深浅，明补泻，分虚实，无不效也。

按：本病之患者应上肢部位更为严重，故本针灸处方较之上"言语謇涩，半身不遂"针方增加了上肢部的穴位，下肢穴位较少。其他均与上方类似，不再赘述。

病症：中风，左瘫右痪。

取穴及刺灸法：先刺主病手足，补之；次针病处，泻。阳池（入二禁火）、曲池（入七火五）、合谷（入五火五）、中渚（入二火三）、阳辅（入五火七）、足三里（先五分，刺一寸，火三七）、行间（入六火三）、昆仑（入五火五）。复刺后穴：风市（入一寸五分火三），丘墟（入五火三），阴陵泉（入五火五）。

问曰：此数穴针不效，或效而复作，何也？

答曰：风痰灌注经络，血气相搏，再冒风寒湿气，入内凝滞不散，故此不效也。

按：本病为中风阳证，故先补无病手足，次泻病处。本病患者应主要病变经脉为阳明、少阳经，故以阳明、少阳经脉经穴为主进行治疗。此病由于风痰灌注经络导致针之不效，或效而复作，故可在以上针方的基础上增加祛除风痰的穴位，例如风池、丰隆等穴。

病症：口眼㖞斜。

病因病机：醉后睡卧当风，不避贼风，串入经络，痰饮灌注；或因怒气伤肝、房事不节，故得此证。

取穴及刺灸法：合谷（入五火五）、人中（入三火三）、颊车（入一分，沿皮透地仓，火三）、地仓（入一分，沿皮透颊车，火七）。复刺后穴：承浆（入二火七）、合谷（入五火五）、瞳子髎（入三火三）、地仓（入一分，沿皮透颊车，火七）。

按：本针灸处方与上"口眼㖞斜"针方几乎一致，不再赘述。

第二节　伤寒门

夫伤寒之证有阴阳：六脉强大，多睡语，耳聋，口渴，多痰，足指冷至脚面上，身上赤靥，不呻吟，肢节不痛，身凉，脉弦细，或少汗，发黄，身上紫，靥面身肿，无燥热，时发噫气，皆阴也；六脉浮紧，头疼发热，肢节疼痛，呻吟不绝，足指至脚面暖者，阳也。如不辨阴阳，妄投汤剂，多至害命。凡遇伤寒，不问阴阳二病，用三棱针刺少商，宣诸脏腑热腠，有血者可疗，无血者不治。当用意取穴，无不验也。

按：本段强调，治伤寒之证，首辨阴阳，犹如《伤寒论》之六经辨证，否则临床多至害命。本段还提出一种辨可治的方法，即用三棱针刺少商。本穴为肺经井穴，病在脏者取之井，肺主气，关键看是否出血，有血者可疗，无血者不治。这实际为辨气血状况，可见窦氏已发现古代针灸的原命题——气血。还需要关注的是"当用意取穴，无不验也"，此为古代十分注重的"意针"，是指用针灸针或其他尖状物刺入或按压于意守的部位以调神治病的方法。这时针的作用主要不在于刺激腧穴，而是作为一种意念的"锚定"。

"意念"既可用作针刺的辅助以增强针刺的作用（《黄帝内经》论毫针补泻"以意和之"），也可以单独应用于疾病的治疗，作为导引意守治病的常用方法（单独应用时称作"意针"）。意针，当代针灸人又称作"意气针法"。

这种意气针刺手法，不只是通过针刺一定腧穴，调动患者自身经气运行，而且是医生在施针法时意想将自身正气集于指下，通过针体传导到患者穴位上，使患者的经气得到激发或恢复，以增强针刺疗效。详见黄龙祥《中国古典针灸学大纲》。

病症：伤寒不论阴阳，七日过经不汗。

取穴及刺灸法：合谷（补）、复溜（泻）。

病症：汗出。

取穴及刺灸法：复溜（补）、合谷（泻）、委中（刺血）；少愈，更泻合谷（泻）。

按：此两针灸处方均为汗证，无论有汗无汗均可用合谷、复溜相配。汗出时，多为阳证，取委中解太阳之表证，又可清泄热邪，又血汗同源，以血治汗，如症状少愈，即可用合谷一穴收工。对于全身性疾病，如热病等，古代医家或按病之始发部位分部取穴；或按脏腑、经络辨证取穴；或全身上中下同时取穴，而不表现为特定的取穴区域性特点。

病症：伤寒战战不已。

取穴及刺灸法：曲池（补）；未愈，关元（灸，或针二寸半，刺补之）。

按：本病伤寒战战不已因风寒之邪较重，正气不足所致，故用曲池。曲池五行属土，虚则补其母，补曲池可补肺金之气，若未愈，则用关元大补元气。

病症：伤寒发狂，满目见鬼。

取穴及刺灸法：合谷（泻）、足三里（刺血）、曲池（刺血）、委中（刺血）。

按：本病为阳明证，《伤寒论》中有阳明病之狂证，又《灵枢·经脉》云："胃足阳明之脉……是动则病，洒洒振寒，善呻，数欠，颜黑，病至则恶人与火，闻木声则惕然而惊，心欲动，独闭户塞牖而处。甚则欲上高而歌，弃衣而走，贲向腹胀，是为骭厥。"可见本针灸处方以阳明经穴为主，辨证精当，多用刺血可引热下行，且泻血力量较毫针泻法强。

病症：伤寒结胸，并气攻胁肋。

取穴及刺灸法：合谷（泻）、曲池（泻）、委中（泻）、支沟（泻）。

按：《伤寒论》云："病发于阳，而反下之，热入，因作结胸……问曰：病有结胸，有脏结，其状何如？答曰：按之痛，寸脉浮，关脉沉，名曰结胸也。"病位在胸，故用合谷、曲池，以泻胸中邪气；委中解表泄热，防止邪气进一步内入，加重结胸；支沟治气攻胁肋。

病症：伤寒耳鸣。

取穴及刺灸法：合谷（泻）、听会（泻）、足三里（泻）。

按：本病为伤寒所引发之耳聋，以合谷、足三里解表，听会治耳鸣，辨证、对症治疗相结合。

病症：伤寒伏阴，心胸闭闷，或时疼痛，走注不已。

取穴及刺灸法：关元（灸，针补），次针大陵（泻）、足三里（泻）、行间（泻）。

按：本病伤寒伏阴，邪气内陷，先急用关元大补元气，增强正气，防止邪气深入；再以大陵、足三里、行间治疗心胸闭闷，或时疼痛、走注不已的症状。须注意针刺顺序。

病症：伤寒，小腹痛，手足冷，恶寒谵语。

取穴及刺灸法：关元（灸补）、内庭、照海。

按：本病为伤寒少阴证，故可能会有谵语的情况，急用关元以复其阳，与《伤寒论》中四逆汤相仿。后可用内庭、照海治小腹痛、手足冷、谵语之症。

病症：伤寒，身热恶寒。

取穴及刺灸法：曲池（泻）、委中（刺血）。

按：本针灸处方两穴均属泻法，以曲池、委中泄热，曲池疏通肺表之气，委中疏通膀胱经气，开泄腠理，汗出而愈。

病症：伤寒，鼻衄，汗不止。

取穴及刺灸法：合谷（泻）、曲池（泻）、关元（灸泻）、行间（泻）。

按：本针灸处方先以合谷、曲池清热解表，且可治疗鼻衄。因本病汗不止，可知阳气不足，如同《伤寒论》中汗漏不止用附子一般，故用关元。又因本病有鼻衄，肝藏血，故用肝经之行间穴。

病症：伤寒，腮颊肿大如升。

取穴及刺灸法：少商（刺血）、合谷（刺血）、委中（刺血）、天突（灸）、足三里（泻）。

按：本病可能属于温病范畴，应为痄腮，但亦属于广义伤寒。《难经·五十八难》云："伤寒有五，有中风，有伤寒，有湿温，有热病，有温病，其所苦各不同。"故用少商、委中泄热消肿；足三里既可与合谷同名经相配，提高疗效，又可发挥补母泻子清头面热之效；合谷发汗解表，清头面热毒；天突治发热。

病症：伤寒结胸，身发黄。

取穴及刺灸法：大陵（泻）、涌泉。

按：本伤寒结胸可能与心肾不交、上实下虚有关，故用大陵治心，涌泉治肾，一上一下、一手一足，相得益彰。《流注通玄指要赋》云："胸结身黄，取涌泉而即可。"

病症：伤寒，大便闭结。

取穴及刺灸法：足三里；未愈，照海（泻）。

按：本病可能偏于伤寒阳明病，故用足三里泻之，既可泄热又可通便；如不效，则泻照海通便，便通伤寒自解。

病症：伤寒，小便不通。

取穴及刺灸法：支沟；未愈，阴谷（泻）、阴陵泉（泻）。

按：本病先以支沟开通水道，支沟属三焦经，三焦为决渎之官，故可治小便不通。如不效，则以脾肾为主开通水道，故均泻脾肾之水穴，按照补母泻子的方法，泻其水穴可治肺，可提壶揭盖，开通水道，故亦可治疗小便不通。阴陵泉作为治水之要穴出现在现代针灸课本中，足见窦氏之影响力，正如《标幽赋》云："阴陵开通于水道。"

病症：伤寒热噎。

取穴及刺灸法：乳根（灸）、期门（泻）。

按：本处方从病机病位出发而设。本病可能由肝气犯胃所致，期门为肝之募穴，故用期门疏肝理气，是从病机着手；乳根为胃经经穴，局部取穴。

病症：伤寒，胸腹膨胀，过经呕血泻血不止。

取穴及刺灸法：期门（灸），次针中脘（泻）；未愈，关元（灸）、内庭（泻）。

按：期门治疗伤寒过经等证，在《窦太师针经》的解析中有详解，不再赘述。本病还有呕血、泻血不止之证，期门为肝之募穴，肝藏血，故可治之；又有胸腹膨胀之证，取中脘治之。未愈则取关元大补元气，紧急止血，防止病情恶化；内庭加强泄热作用，且可治疗胸腹膨胀。

病症：伤寒余热不退。

取穴及刺灸法：曲池（泻）；未愈，绝骨（灸泻）、行间

（灸泻）；泻之未愈，合谷（灸）、复溜（灸）。

按：先用曲池泄热，曲池五行属土，实则泻其子，故可泄热；未愈则可能病邪位于半表半里，故用绝骨、行间，又绝骨为足三阳络，可疏通足三阳之经气；如仍未愈，则用合谷、复溜开泄腠理，汗之则愈。

第三节　头风门

夫头风之证不一也：有偏正头风，有头晕头风，有头闷头风，有浑头风，有醉头风，有痰饮头风，有雷头风。雷头风，初发此证大恶，朝发夕死，圣人不疗之证，针者当详明证候，补泻分明，然后用之。

按：本节开篇明言头风症状颇多，尤雷头风症状颇为严重，较为难治。作为一名合格的针灸大夫，一定要辨病辨证相结合，虚实明则补泻明，然后再下针。

病症：偏头风，燥热不可忍，鼻孔燥，一眼赤，一耳聋鸣声哼哼。

取穴及刺灸法：合谷（泻，右泻左，左泻右）、解溪（泻，右泻左，左泻右）、委中（刺血）。

按：本病病邪主要为燥热，故均用泻法，合谷治头面诸疾，面部均属阳明。《灵枢·邪气脏腑病形》云："中于面，则下阳明。中于项，则下太阳。中于颊，则下少阳……面热者，足阳明病。"解溪为足阳明经火穴，泻之可祛火。委中大量泻血主要治疗火热引起的偏头风。故本针灸处方均为远部取穴，但是运用了同名经取穴法。

病症：晕头风，面赤耳痛，视物羞明，昏闷头旋，不欲人语。

取穴及刺灸法：攒竹（泻），次针足三里（泻）、合谷（泻）、风池（泻）。

按：本病可能由眼压过高引起，故先泻攒竹治疗面赤、视物羞明，后用足三里、合谷清头目，治眩晕，运用风池清头目，祛头风，远近结合。

病症：醉头风，发时口吐清涎，二三日昏迷不省人事，不进饮食，如大醉人。

取穴及刺灸法：先中脘（泻），次解溪、足三里。

按：本病病位在脾胃，故先刺中脘，调理脾胃，可深刺，内有交感神经，刺之可使其兴奋，故可使患者昏迷状态苏醒，然后用解溪、足三里远道取穴，调理脾胃，增强疗效。

病症：浑头风，头痛如破，重如石，胃寒则热，过热则散。

取穴及刺灸法：百会（灸）、上星（灸）、刺风府；未愈，次丰隆（泻）。

按：本病头部疼痛剧烈，因寒多导致痛证，故以用灸法为主，局部取穴为主；不愈，则考虑是否与脾胃生痰有关，故用丰隆泻之，正如《灵枢·经脉》云："足阳明之别，名曰丰隆，去踝八寸，别走太阴；其别者，循胫骨外廉，上络头项，合诸经之气，下络喉嗌。"丰隆络脉既循行上头，又可治疗痰饮。

病症：痰饮头风，如在舟车之上，发时如疟，先热后寒，先寒后热，咳嗽吐痰不已。

取穴及刺灸法：合谷（泻）、足三里（泻）。

按：病邪为痰饮，症状为头风，故用合谷、足三里，且两穴均为阳明经，可相互增强作用。两者相配，相得益彰。

病症：凡一切头风，眉棱骨痛，眼昏目赤。

取穴及刺灸法：攒竹（泻），次丰隆（泻）。

按：本病头痛以眉棱骨痛、前额疼痛为主，故先用攒竹穴治疗。前额疼痛属阳明，故后用丰隆。丰隆络脉上头，故可治疗头痛。

病症：头风两额角痛不已。

取穴及刺灸法：丝竹空（泻）、攒竹（刺血）、合谷（泻）。

按：本针灸处方为远近配穴，不再赘述。

病症：头风年久不愈，耳虚鸣。

取穴及刺灸法：合谷（泻）、听会（泻）、足三里（泻）。

按：本病不仅有头风，且年久不愈，而且还有耳鸣。此三穴相配，穴少而效宏。合谷、足三里、听会不仅可以治头痛，还都可以治疗耳虚鸣。

病症：头风、鼻塞等症。

取穴及刺灸法：上星（灸）；少愈，前顶（灸），次迎香穴。

按：本病不仅有头风，而且还有鼻塞。上星位于头部，又可以治鼻病，一针两效；如有改善，则加大力度，前顶治头，迎香治鼻。

病症：头风，满面疼痛，项强不得回顾。

取穴及刺灸法：合谷（泻）、承浆（刺血）、委中（刺血）。

按：本病涉及阳明（满面疼痛）、太阳（项强不得回顾）两经。合谷可治头面疾患，故头风、满面疼痛皆治；承浆位于面部，又治面痛，又治项痛；委中为足太阳膀胱经穴位，故可治头风及项强不得回顾。此处方可见配穴之精当。

病症：正头风大痛及脑痛。

取穴及刺灸法：合谷（入五火五，泻）、上星（入三火三，泻）、百会（入三火七，泻）。复刺后穴：神庭（火三，禁针），瞳子髎（入三火三）。

问曰：此证针后或一日、二日再发，痛甚如前，何也？

答曰：诸阳聚于头，合用先补后泻，宜泻多补少。其证再发愈重如前，依前穴法再针泻之，无不效也。正头痛旦发夕死，夕发旦死，医者当心救疗，如不然难治。端的正头风十死，又名肾厥头痛。

按：本针方除合谷一穴外，均为局部取穴，可能本病疼痛剧烈且脑痛，疼痛部位较深，故局部取穴较多。这可能与《灵枢·厥病》有关："头痛不可取于腧者，有所击堕，恶血在于内；若肉伤，痛未已，可即刺，不可远取也。"

病症：偏正头风。

取穴及刺灸法：风池（横入一寸左右，火七）、合谷（入五火五）、丝竹空（入一分，头风沿皮透率谷，目沿皮透鱼腰）。复刺后穴：中脘（入一寸火七七）、三里（入五分，随上下卧一寸，火三）、解溪（入五火三）。

问曰：以上穴法针之不效者，何也？

答曰：亦有痰饮停滞胸膈，贼风串入脑户，偏正头风，发来连年，皮肉疼痛，或手足沉冷，久而不治，变为瘫痪，亦分阴阳针之，或针力未到，故不动也。可针中脘，以舒下其痰，三里泻之，以去风。

按：偏正头痛以合谷治头面，配合局部穴位风池及丝竹空。风池要求左右透刺，丝竹空穴明言：头风沿皮透率谷，目沿皮透鱼腰。足见窦氏针灸用穴之灵活，如偏头痛明显，则丝竹空透率谷，如目痛或前额痛明显，则丝竹空透鱼腰。由针灸医案后问答可以看出，本病有痰饮停滞胸膈，贼风串入脑户，故用中脘、足三里、解溪祛除痰饮贼风，先对症治疗，不效则先祛除病因。

病症：头风目眩。

取穴及刺灸法：合谷（入五火三）、丰隆（入三火三）、解溪（入五分，火三壮）。再发复刺后穴：风池（横入一寸左右透，火七）、上星（入三火三）、足三里（入五分，随上下卧入一寸，火七）。

问曰：此证针效复发何也？

答曰：乃房事过多，醉饱不避风寒而卧，贼风入经络之证。

按：本病先以合谷治头风，丰隆、解溪祛除痰饮以治眩晕，正所谓"无痰不作眩"；如不效，则针对病因治疗，因本病由醉饱不避风寒而卧，贼风入经络引起，故加风池祛风，足三里祛痰，上星治头。

病症：头顶痛。

取穴及刺灸法：百会（入三火七或三七）、后顶（入四火五）。

问曰：头顶痛针之不效，再有何穴可治？

答曰：此乃阴阳不分，风邪串入脑门，故刺不效，先取其痰，后去其风，自然效也。合谷（入五火五）、风池（横入一寸，左右透，火七）、中脘（入一寸，火七）、三里（入五分，随证上下卧入一寸，火三七）。

按： 头顶痛，先局部取穴。如不效，则祛除病邪，疏通经络，再微针调气，则疾病可愈，故曰"先取其痰，后去其风"，故用合谷、风池祛风，中脘、足三里祛痰。

病症：醉头风痛。

诊疗思路：此证亦有痰饮滞于胃脘，口吐清涎，眩晕不省人事，或三五日不省者，不进饮食，名曰醉头风。先去其气，化痰调脾进饮食，然后去其风痛也。

取穴及刺灸法：印堂（入三火七）、攒竹（入二分，沿皮透鱼腰，火三）。复刺后穴：中脘（入一寸火七）、膻中（火五或七，禁针）、三里（入五分，随上下卧入一寸，火三七）、风门（入五火五）。

按： 本病亦先局部取穴，不效则"先去其气，化痰调脾进饮食，然后去其风痛"，故用中脘、足三里化痰，膻中、风门行气，则头风可愈。

病症：饮酒头痛。

诊疗过程：南京新桥人邬俊若饮酒三杯，头痛不已，累岁医不效，请调庵先生审曰，曾托人灸膏肓、曲池，火毒□□

断曰：热厥头痛。遂针此穴，随手立愈。就饮酒二十余杯，可验。

取穴及刺灸法：丝竹空（入二，直沿皮透鱼腰，火三）、合谷（入五火五）。

按：本例原为饮酒头痛，因庸医妄投火法，而导致热厥头痛。本病应用泻法，以泄头面之热，故用合谷、丝竹空。远近配穴，以达到清利头目的作用。

病症：目眩晕不能起坐。

诊疗过程：南京宝钞提举司裴公，光州固始人，得此疾，诸医莫治，断曰：此为痰晕。徒服药，难治。须针可治，针此立愈。

取穴及刺灸法：人中（入三火三）、合谷（入五火五）、丝竹空（入二，透鱼腰，火三）。

按：本病虽为痰晕，但用穴却在上方"饮酒头痛"的基础上只增加人中一穴，更奏开窍醒神之功。按前诸方思路，如不效，则应增加丰隆、解溪、足三里等穴。

第四节　眼目门

夫眼目之证非一也：有暴赤眼痛者，有羞明怕日者，有内障者，有外障者。苟取之穴法分明，须详虚实补泻之，无不效也。

按：眼目之证众多，但是要明穴性、明补泻才能有良好的疗效。

病症：两眼暴赤肿，病皮者眼皮如脱。

取穴及刺灸法：太阳穴（用三棱针刺出血）、大骨空（灸二七壮）、小骨空（灸二七壮）。

按：此针方针灸结合、远近配穴。一般两眼暴赤肿痛者，单用太阳穴就有良好疗效。笔者猜测，大、小骨空可作为未愈情况下的附方。

病症：眼肉赤肿，睫溃烂连脑昏。

取穴及刺灸法：攒竹（泻）、大敦（泻）；未愈，大骨空（灸）、小骨空（灸）。

按：本针方先采用远近配穴。局部攒竹用泻法清热祛火；大敦用泻法祛风治脑昏，又肝开窍于目，大敦祛肝火。大、小骨空可作为未愈情况下的附方。

病症：膀胱发热，风攻两眼红肿，胬肉攀睛，拳毛倒睫。

取穴及刺灸法：至阴（泻）、委中（刺血）；未愈，足临泣（泻）、太阳（刺血）、大骨空（灸）、小骨空（灸）；未愈，睛明（泻）、行间（泻）。

按：本病的病机关键在于膀胱发热，故取穴首选足太阳膀胱经经穴，均远部取穴，以达到清热泻火的目的。未愈则以胆经穴为主进行治疗，胆经与目关系密切。太阳穴位于眼周，穴位仍未接近眼球。但此病有胬肉攀睛，如还未愈，则取睛明，直击眼目。行间为肝经穴，肝开窍于目。窦氏思路由远及近，由浅入深，由阳及阴。

病症：两眼暴障，头痛头重，搐目失明。

取穴及刺灸法：脑空（灸）、合谷（泻）；未愈，睛明
（泻）。

按：脑空及合谷既可治疗眼疾又可治疗头痛头重，一举两
得。未愈，则泻睛明，改善由于两眼暴障引起的头痛头重情况。
西医学也认为眼内压升高的确可以引发头痛。

病症：两眼昏花，头晕，羞明，迎风冷泪。

取穴及刺灸法：临泣（泻）、肝俞（灸二七壮）、合谷（刺
血）、委中（刺血）。

按：《诸病源候论·目茫茫候》卷二十八载："夫目是五脏
六腑之精华，宗脉之所聚，肝之外候也。腑脏虚损，为风邪痰
热所乘，气传于肝，上冲于目，故令视瞻不分明，谓之茫茫也。
凡目病，若肝气不足，兼胸膈风痰劳热，则目不能远视，视物
则茫茫漠漠也。若心气虚，亦令目茫茫，或恶见火光，视见蜚
蝇黄黑也。"可见该病病机主要为腑脏虚损，为风邪痰热所乘，
故用头临泣祛风，合谷、委中泻血祛热，肝俞补肝气。

病症：两眼廉翳，羞明，隐涩难开。

取穴及刺灸法：瞳子髎（泻）、睛明（泻）、合谷（泻）。

按：《诸病源候论·目肤翳候》卷二十八载："阴阳之气，皆
上注于目。若风邪痰气，乘于腑脏，腑脏之气虚实不调，故气
冲于目，久不散，变生肤翳。肤翳者，明眼睛上有物如蝇翅者
即是。"此病有风痰之邪，故上述穴位均用泻法，远近相配。

病症：青盲，雀目，视物不见。

取穴及刺灸法：足三里、委中（刺血）、光明（泻）。

按:《诸病源候论·青盲候》卷二十八载:"青盲者,谓眼本无异,瞳子黑白分明,直不见物耳。但五脏六腑之精气,皆上注于目,若脏虚有风邪痰饮乘之,有热则赤痛,无热但内生障。是腑脏血气不荣于睛,故外状不异,只不见物而已。是之谓青盲。"本针方只言明刺足三里,未注明补泻。笔者感觉应根据实际情况定补泻,如邪实重,则用足三里祛痰,如腑脏血气不荣重,则用足三里调补气血。

病症:目中生膜。

取穴及刺灸法:睛明(入六)、合谷(入五火五)、四白(入三火七)。复刺后穴:太阳(入三火三)、光明(入七火五)。

问曰:以上穴法刺之不效,何也?

答曰:此证受病既深,未可一时便能针愈,须是三次针之方可见效。

按:本针方与上治疗"两眼廉翳,羞明,隐涩难开"类似,只不过将瞳子髎改为四白。如不效则改用太阳、光明远近配穴,且远端取穴往往取先手经穴,不效则改用足经穴,或手足同取。最后问答提示临床之时不要心急,虽针灸效果往往若风之吹云,但是此病邪气较深,不可心急。需要注意的是在《针灸集成》中,太阳穴实为瞳子髎穴,归为胆经穴,下同。

病症:目迎风冷泪。

病因病机:醉后当风,或暴赤痛,不忌房事,恣意好食烧煎肉物,妇人多因产后不识回避,当风坐视,贼风串入眼中正,或行经之时,与男子交感,秽气充头目,亦成此证也。

取穴及刺灸法:攒竹(入二,沿皮透鱼腰)、合谷(入五火五）、大骨空（灸）。复刺后穴：小骨空（灸）。

按：此病病因甚多，但是主要为风邪所致，合谷疏通经气，攒竹改善局部气血，现代医学认为攒竹透鱼腰主要针对的肌肉为眼轮匝肌。如应用上穴效果不佳，则增加小骨空以增强疗效。

病症：睛内障。

病因病机：怒气伤肝，血不就舍，骨水枯竭，血气耗散，初患时不能节，将恣意房室，用心过多，故得证者难治。

取穴及刺灸法：睛明（入六）、太阳（入三火三）、临泣（入一分，沿皮向外一寸，火七）、合谷（入五火五）。可刺后穴：光明（入七火五）、风池（横入一寸，左右透，火七）、天府（入四，禁火）。

按：本针方远近配穴、上下配穴；不效则应用光明增强胆经气血，风池要求左右透刺，如此则可针刺枕下肌群，从而治疗眼疾；取天府穴之机理，可参看《灵枢·寒热病》："暴瘅内逆，肝肺相搏，血溢鼻口，取天府。"《灵枢·刺节真邪》："黄帝曰：刺节言彻衣，夫子乃言尽刺诸阳之奇腧，未有常处也。愿卒闻之。岐伯曰：是阳气有余而阴气不足，阴气不足则内热，阳气有余则外热，两热相抟，热于怀炭……取之奈何？岐伯曰：取之于其天府、大杼三痏，又刺中膂以去其热，补足手太阴以去其汗，热去汗稀，疾于彻衣。"

病症：眼外障。

病因病机：头风灌注瞳人，血气涌溢，上盛下虚，故得此证也。

取穴及刺灸法：太阳（入三火三）、睛明（入五火五）、合谷（入五火五）、小骨空（灸）。刺前穴不效，复刺后穴：临泣（入一寸，沿皮向外一寸，火七）、攒竹（入二，沿皮透鱼腰，火三）、三里（入五，火三七）。

按：本病病机主要为头风上注，上实下虚，故可用前穴以泻法为主，祛风明目，如不效则在增加祛风以及疏通局部气血穴位的同时，增加足三里以引气下行，使得上下调和，《千金翼方·针灸》卷二十八载："人年三十以上，若灸头不灸三里穴，令人气上眼暗，所以三里下气也。"

病症：风沿眼红肿涩烂。

病因病机：醉饱行房，血气凝滞，用手扯摸，贼风乘时串入，故得此证。

取穴及刺灸法：合谷（入五火五）、二间（入三火三）。刺之不效，复刺后穴：睛明（入六）、三里（入五，随上下入卧一寸，火三七）。

按：本病主要以泻法为主，故可绝凝开滞，先远端取穴，不效则近端加远端取穴。

病症：羞明怕日。

病因病机：皆因暴痛未可，在路迎风串入眼中，血不就舍，肝不藏血，风毒贯入，观灯光冷泪自出，见日影则疾涩痛疼难开。

取穴与刺灸法：合谷（入五火五）、攒竹（入二，沿皮透鱼腰）、二间（入三火三）、小骨空（灸）。复刺后穴：睛明（入六）、行间（入六火三）。

按：本病主要以泻法为主，故可祛风，增加二间穴除增加祛风能力，还能增加调肝的能力，不效则增加局部气血，直接针刺肝经经穴以祛风，改善肝不藏血的情况。

病症：眼暴赤肿痛。

病因病机：时气壅滞，当风卧睡，饥饱劳役。

取穴及刺灸法：太阳（入三火三）、晴明（入六）、合谷（入五火五）、三里（入五分，卧随上下入一寸，火七）。复刺后穴，不宜补：攒竹（入二，沿皮透鱼腰，火三）、丝竹空（入一寸，沿皮透鱼腰）、太阳（入三火三）。

按：本病主要以泻法为主，以祛风邪。

病症：眼红肿疼痛。

病因病机：或因伤寒未解，却有房室之事，上盛下虚，气血上壅，或头风不早治，则血灌瞳人，或暴赤肿痛，或因怒气伤肝，心火炎上，故不散，及妇人产后怒气所伤，产后未满房事，触毒心肝二经，饮食不节，饥饱醉劳，皆有此证也。证非一时可疗，渐而为之，无不效也。

取穴及刺灸法：晴明（入六）、临泣（入一分，沿皮向外，火七）、合谷（入五火五）、四白（入三火七）。复刺后穴：风池（横入一寸，左右透，火七）、行间（入六火三）、期门（针一分，沿皮向外一寸半）、太阳（入三火三）。

按：本病病机主要为风火上壅，从而导致眼红肿疼痛，先远近配穴、上下配穴不效，则从脑或脏腑入手进行治疗，故取风池、行间、期门治疗。

第五节 耳 门

夫耳之证非一也：有耳聋者，有耳内虚鸣者，有耳出脓者。然有三不治：伤寒汗闭不治，缴耳不治，胎内原聋不治，用针者当看虚实。

按：本段指出，耳疾主要为三类，即耳鸣、耳门、耳出脓。诸病皆有可治与不可治，医者不可不知。耳病不治者有三，一为伤寒汗不出，因气闭则耳窍不通，《伤寒论·伤寒例》载："若汗不出者，死病也。"故难治；二为缴耳，笔者猜测其为耳部畸形；三为先天性耳聋。后两者均为先天疾病，第一种属于重症。

病症：耳聋气闭无闻，闭塞虚鸣如锣声，如蝉鸣，如热报叫。

病机：盖肾经虚败，攻于两耳。

取穴与刺灸法：合谷（泻）、足三里（泻）。

按：本病病机，因肾开窍于耳，症状为耳虚鸣，故辨证为肾经虚败。但是针灸治疗与方药治疗不同之处之一在于治疗思路，首先选择的并非肾经穴位，而是选择与耳有关的经脉，《灵枢·卫气行》："其散者，从耳下下手阳明，入大指之间，入掌中。"《灵枢·经脉》："手阳明之别，名曰偏历……其别者，入耳，合于宗脉。实则龋，聋。"说明手阳明与耳有联系，窦氏针刺顺序一般先手后足，这也出自《灵枢·厥病》："耳聋取手小指次指爪甲上与肉交者，先取手，后取足；耳鸣取手中指爪甲上，左取右，右取左，先取手，后取足。"虽未用《厥病》中的经脉及穴位，但是针刺顺序需要注意，故用足三里增强同名经效果。

纵观窦氏相关针灸处方治疗耳疾，无不用合谷治疗。

病症：耳内脓出，或生珠气，痒不可当。

取穴与刺灸法：合谷（泻），次灸听会（灸）。如前证虚，肾俞（灸）。

按：本病分为两步治疗，先远近配穴，听会为脉输，穴内有动脉。古人应用听会远多于听宫，现代人似应用听宫多于听会，只因不明"听宫"本意，详见《窦太师针经》中"听宫"。如不效，或为虚证，则考虑是否为脏腑疾患，治病如抽丝剥茧，层层深入，故用肾俞治疗。

病症：耳虚鸣。

病机：皆因热毒上壅，或因缴耳损伤触动，热气不散，又因伤寒不解，不可一例治之。

取穴及刺灸法：三里（入五分，随证上下卧一寸，火三七）、合谷（入五火五）、肾俞（火三，禁针）。复刺后穴：三里（入五分，随证上下卧一寸，火三七）、合谷（入五火五）、翳风（入四火三）。

按：本病无论第一针灸处方，还是附方，均有合谷、足三里二穴，与上症为"耳聋气闭无闻，闭塞虚鸣如锣声，如蝉鸣，如热报叫"针方同，不再赘述。如不效，则增加翳风一穴，本穴一定要找到阳性点，使得"按之引耳中"方可有效。

病症：聤耳生疮出脓。

病因病机：小儿洗浴或有水入耳内，故得此证。大人因剔耳触动耳黄，亦有水误入其中者，故如此也。

取穴及刺灸法：耳门（入三火三）、合谷（入五火五）、翳风（入四火三）。复刺后穴：听会（入二，沿皮向上一寸，火七）、三里（入五分，随证上下卧一寸，火三七）。

按：本针方与上针方基本相同，不再赘述。由此对我们有所启示，针灸治疗疾病，以按经取穴、按部取穴为首要，正如《灵枢·五邪》云："邪在脾胃，则病肌肉痛。阳气有余，阴气不足，则热中善饥；阳气不足，阴气有余，则寒中，肠鸣腹痛；阴阳俱有余，若俱不足，则有寒有热，皆调于三里。"无论疾病为何，用穴基本相同，这也符合《中医基础理论》中所讲的异病同治。

病症：耳聋气闭。

病因病机：伤大热，汗闭，气不舒通，故得此证。

取穴与刺灸法：听会（入二，沿皮向上一寸，火七）、听宫（入一火三）、翳风（入四火三）。

复刺后穴：足三里（随证上下卧一寸，火三七）、合谷（入五火五）。

按：本针方先局部取穴，疏通局部经气，不效，则增加远端穴位，疏通全身经气，经气运转则症状改善。这也给我们一种启示，一定要着眼于全身大循环，局部小循环固然重要，但是改善小循环效果仍不好时，一定要抓大放小。

第六节　鼻　门

夫鼻之证非一也，有鼻内息肉者，有鼻无闻者，有鼻衄者，有鼻息者。岐伯云：鼻息生肉，自伤寒中来者极多，由阴毒气阳未败而攻于鼻，久而不治变成息肉，看虚实补泻。

按：此为鼻生息肉之病机，故窦氏临床多用灸法治疗。

病症：鼻塞不闻香臭。

取穴及刺灸法：神庭（灸）、迎香（泻）。

病症：鼻生息。

取穴及刺灸法：神庭（灸）、迎香（灸）。

病症：鼻衄不止。

取穴及刺灸法：风府（灸）。

按：此针灸处方体现出窦氏对刺法灸法的灵活应用。神庭及迎香的解析见上，因鼻生息肉为阴证，故均用灸法。古人认为鼻与脑相通，现代解剖同样发现脑部与鼻腔通过筛骨上的筛孔相通。另有前病后治之法，故可用风府治疗鼻衄。

病症：脑衄不止。

取穴及刺灸法：关元（针刺或灸二七壮）。

按：脑衄不止，《诸病源候论·鼻病诸候》云："脏虚血盛，故衄不止。"鼻衄不止，血失过多，故用关元固护元气，补虚治本。

病症：鼻中无时出血不止。

取穴及刺灸法：风门（泻）；不止，中脘（灸）。

按：风门可治胸中之疾，肺开窍于鼻，故可用风门治之。若效不佳，可灸中脘增强气血，固摄血液，又肺经起于中焦，亦可影响肺，从而治鼻中出血。

病症：鼻酸多嚏，常流清涕。

取穴及刺灸法：囟会（灸）、风门（灸）。

按：囟会通脑，故可治鼻病。风门治胸肺之症，又可祛风解表，从而治疗鼻酸多嚏、常流清涕。本针灸处方为病机病位相结合。

病症：鼻流清涕。

病因病机：皆因伤风不解，食肉饮酒太早，表里不解，痰涎咳嗽及脑寒脑痛，故得此证。

取穴及刺灸法：上星（入三火三）、风府（入三，禁火）、人中（入三火三）。复刺后穴：百劳（入五火九）、风池（横入一寸，左右透，火七）、百会（入三火七）、风门（入五火五）。

按：本病先以上星治脑以治鼻，人中为局部取穴，风府既可祛除风邪，又可治鼻。如不效，则以百劳固护腠理，风门祛风，风池加强风府之效，百会以脑治鼻。

病症：脑寒鼻出臭秽。

病因病机：皆因鼻衄不止，用药吹入脑，伤损脑户，毒气攻上，故鼻流臭也。

取穴及刺灸法：曲差（入三火五）、上星（入三火三）、合谷（入五火五）。复刺后穴：人中（入三火三）、迎香（入三，禁火）。

按：本针方以曲差、上星治鼻，合谷远端取穴，治疗头面诸疾。如不效，增加局部穴位，人中、迎香。

病症：鼻衄不止。

病因病机：血气上壅，阴阳不能升降，血不宿肝，心主血，肝纳血，故气血不顺也。血盛则妄行于口。

取穴及刺灸法：百劳（入五火九）、上星（入三火三）、风府（入三，禁火）、合谷（入五火五）。针前穴未效，复刺后穴：迎香（入三，禁火）、人中（入三火三）、印堂（入三火七）。

按：虽原文解释本病病机涉及心肝，但是用穴却无相关穴位，再次提示方药辨证思路与针灸辨证思路的不同。本针方与"鼻流清涕"及"脑寒鼻出臭秽"类同，不再赘述。

第七节　口齿门

病症：口舌生疮。

病因病机：乃三焦之经壅室，阴阳不升降也。膀胱热胜，传入小肠经受热，为广肠拦截，郁而不通。盖肾与膀胱为表里，肾水弱，心火胜，故下虚而上实，以为口舌生疮。

取穴及刺灸法：委中（泻刺血）。

按：口舌生疮的病机主要为阴阳不升降，上实下虚，主要病变经脉在膀胱经，故用委中泻血，既可去其热，又可引血下行。

病症：龋齿。

取穴：合谷。

按：笔者认为用合谷治疗龋齿应根据实际病证虚实选择补泻。龋齿如表现以疼痛为主，则用泻法；如以牙齿酸冷为主，则以补法为主。

病症：中焦有热，口生疮。

取穴及刺灸法：劳宫（灸）。

按：以笔者对劳宫穴的认识，应用泻法，不仅可以治疗中焦有热，心有热亦可治疗，即治疗心胃有热。故心胃有热之口疮，皆可用劳宫治疗。

病症：口疮，舌下肿，语言謇滞，舌缓涎出，舌根急缩。

取穴及刺灸法：金津（刺血）、合谷（泻）、委中（刺血）。

按：《诸病源候论·唇口病诸候》卷三十载："手少阴，心之经也，心气通于舌。足太阴，脾之经也，脾气通于口。腑脏热盛，热乘心脾，气冲于口与舌，故令口舌生疮也……手少阴，为心之经，其气通于舌；足太阴，脾之经，其气通于口。太阴之脉起于足大指，入连舌本。心脾虚，为风热所乘，邪随脉至舌，热气留心，血气壅涩，故舌肿。舌肿脉胀急，则舌肿强。"故均用泻法或放血法以祛热，远近配穴。

病症：上齿生疮。

取穴及刺灸法：人中（泻）。

病症：下齿生疮。

取穴及刺灸法：承浆（泻）。

按：上两个针灸处方均为局部取穴，不再赘述。

病症：口烂生疮，齿出血。

取穴及刺灸法：人中（泻）、大陵（泻）。

按：人中为局部取穴，泻大陵可泻心火，以治口烂生疮，齿出血实为牙龈出血，牙龈属胃，大陵位于手厥阴心包经，与胃经别通，故可治齿龈出血，远近配穴。

病症：口舌干燥，发渴不止。

取穴及刺灸法：金津（刺血）、玉液（刺血）。

按：金津玉液均属局部病症，刺血又可祛热生津，正所谓瘀血不去，新血不生。

病症：上下齿痛。

取穴及刺灸法：合谷（泻）、两足外踝尖上（灸，左痛灸右，右痛灸左，男女皆同）。

按：本针灸处方均为远道取穴，合谷治头面诸疾，足外踝尖为经外奇穴，首见于《备急千金要方》，可清热解毒，舒筋活络，手足相配。

病症：上牙痛。

取穴及刺灸法：吕细（灸）、手三里（灸）。

按：《诸病源候论·牙齿病诸候》载："手阳明之支脉入于齿，齿是骨所终，髓之所养。若风冷客于经络，伤髓冷气入齿根，则齿痛。"故齿痛应以手阳明及肾经治疗为主，又风冷客于经络作痛，故用灸法。吕细即太溪穴，为肾经输穴，"输主体重节痛"；手三里为大肠经经穴，止痛效果佳，故二穴配合应用。

病症：下牙痛。

取穴及刺灸法：龙玄（灸）、三间（灸）、合谷（泻）。

按：下牙为大肠经所过，《灵枢·经脉》载："大肠手阳明之脉……其支者，从缺盆上颈，贯颊，入下齿中，还出挟口。"以上三穴均位于大肠经上，三穴同用增强疗效，犹如齐刺法或董氏奇穴之倒马针。

口齿之症，古人云骨痛，冷热不得，温和，以致难为饮食膳，当审虚实补泻，勿纵巨胆妄为施舍。

按：本节言齿痛的病因病机，且有虚实之别，切勿随意补泻，勿犯虚虚实实之误。

病症：口内生疮。

病因病机：皆因上盛下虚，心火炎，上焦壅热，故口生疮，乃脾胃俱败，以成此疾。

取穴及刺灸法：廉泉（入三火三）、合谷（入五火五，妊禁）、承浆（入二火七）。不效，复刺后穴：长强（入三火五至百，抽针大痛）、人中（入三火三）、金津（刺血）、玉液（刺血）。

按：本病主要为心火上炎引起，以合谷治头面，廉泉、承浆治局部，应以泻法为主；如不效，以长强治口疾，此为上下相应，应用泻法，明言"抽针大痛"，可见针刺后痛，有时候在临床中亦会有良好疗效。笔者曾治一膝关节痛，多地求治无果，笔者针血海后，仅改善五成，后笔者用梁丘透血海，患者言大痛，出针症消。可见有时针刺疼痛是一必需针感。人中、金津、玉液均属局部取穴，以起清热泻火之效。

病症：舌肿难言。

病因病机：皆因顽痰滞于上焦，壅上舌根，肿不能言语也。

取穴及刺灸法：廉泉（入三火三）、金津（刺血）、玉液

（刺血）。不愈，复刺后穴：天突（入一寸火五）、少商（入一火一，用三棱针刺出血，神效）。

按： 本针灸处方先以局部取穴为主，以廉泉、金津、玉液改善局部血液循环，可快速改善舌肿；若仅有所改善，有所反复，或不愈，则由于顽痰滞于上焦，壅上舌根，故用少商、天突祛除痰饮；病在脏者取之井，肺为储痰之器，故用少商。

病症：牙痛。

病因病机：皆因肾经气虚败，上盛下虚，阴阳不升降，又因风毒灌注，故得此证。

取穴及刺灸法：上片牙疼，吕细（入三火三）、人中（入三火三）、太渊（入三火三）；下片牙疼，合谷（入五火五）、龙渊（入三火三，刺不见血）、颊车（入一分，透地仓）。复刺后穴：肾俞（禁针，火三）、三间（入三火三）、二间（入三火三）。

按： 通过对以上所有牙痛处方分析，凡上牙痛或牙痛者，多以肾经、大肠经以及局部穴位为主；凡下牙痛者，以取手阳明大肠经经穴及局部腧穴为主。本处方又为针灸治疗上牙痛提供了一种思路，即用太渊穴治疗牙痛，此为子母补泻法的应用，详见笔者在第四章中对太渊的分析。子母补泻法窦氏应也较为常用，故其在《流注通玄指要赋》云："以故济母而裨其不足，夺子而平其有余。"

病症：齿风连腮胀痛。

诊疗过程：此人因疝气并服热药，遂成此疾。经五年，无医可口。但吐痰一块，即为痛起，日夜二三百阵作，遂针此穴，立效。

取穴及刺灸法：颊车（入一分，沿皮透地仓，火三）、地仓（入一分，沿皮向下透颊车，火七）、合谷（入五火五）。

按：本病不仅牙痛，还有连腮胀痛，故远近配穴。合谷通治牙及面颊，颊车、地仓既可治牙痛亦可治腮部胀痛。现代研究发现，咬肌激痛点亦可引发齿痛。

第八节　颊颔颈项咽喉等症

病症：颊肿如升，咽喉闭塞，水粒不下。

取穴及刺灸法：少商（刺）、天突（灸）、液门（泻）、合谷（泻）。

按：本针灸处方为远近配穴，用肺经、大肠经、三焦经穴疏通颊部咽喉部经气，清热消肿，天突局部取穴增强疗效。

病症：双、单乳蛾。

取穴及刺灸法：少商（刺血）、合谷（泻）、委中（泻）、行间（泻）。

按：咽喉疾患首先要考虑其相联系经脉，故用肺经、大肠经、肝经治疗。《灵枢·经脉》云："肝足厥阴之脉……上贯膈，布胁肋，循喉咙之后，上入颃颡。"可见窦氏对经脉的熟悉程度，故其《流注通玄指要赋》言："观二十七之经络，一一明辨；据四百四之疾证，件件皆除。"又大肠与肝别通，故肝经可治大肠经病证。委中增强清热能力，引热下行。故本针灸方表里相配，上下相配，多经相配。

病症：急缠喉风。

取穴及刺灸法：少商（泻）、天突（灸泻）、合谷（灸泻）、中渚（灸泻）。

按：本针灸穴方与"颊颔颈项咽喉等症"中第一个针方基本一样，只不过将液门换成了中渚。第一个疾病为咽喉肿而闭塞，本针方主治急缠喉风，以喉痛为主。由此我们也可以推测，咽喉肿，以液门治之，咽喉痛，以中渚穴治之。

病症：喉咙闭塞，饮食艰难。

取穴及刺灸法：少泽（刺血）、合谷（刺血）、中渚（刺血）、委中（刺血）；未愈，中冲（泻）。

按：本病主要病位在食管，而非气管，《灵枢·经脉》云："小肠手太阳之脉，起于小指之端……入缺盆，络心，循咽，下膈，抵胃。"故用少泽刺血治疗咽部肿痛。合谷、中渚均为远道取穴，委中刺血加强清热消肿能力。如未愈，则用中冲治疗。笔者考虑，一种情况为心包与胃别通，饮食艰难为脾胃疾患，故用中冲治疗；另外一种情况为此种咽部肿痛可能与心脏病有关，冠心病患者有时会表现出咽痛的症状，名为咽心综合征，故可用中冲穴治疗。

病症：急喉痹，舌根强痛，语言不利。

取穴及刺灸法：少商（刺血）、合谷（泻）、下三里（泻）。不然用三棱针刺出血。

按：本针方中之下三里应为足三里。少商、合谷治咽，合谷又可通治头面诸疾。以足三里治疗喉痹及舌强，因喉痹为经脉疾患。《灵枢·经脉》云："胃足阳明之脉……其支者，从大迎前下人迎，循喉咙，入缺盆。"足三里可治舌强一为胃与心包别通，舌为心之苗窍，二为脾胃互为表里，"脾足太阴之脉……上膈，挟咽，连舌本，散舌下"，故两者均可治之。本针方均为远道取穴，涉及表里经配穴、同名经配穴。

病症：睡熟落枕，项痛不能回顾。

取穴及刺灸法：少商（刺血）、承浆（灸）、后溪（泻）、委中（泻）。

按：本针方应用少商治疗项痛，一为肺与膀胱脏腑别通；二为本病病因可能为熟睡感受外感风寒，肺主皮毛；三为肺与大肠通过经别的联系，使得肺经可至颈部。承浆为后病前取，且有全息理论支撑。本针方主要采用了同名经取穴、别通经取穴。

病症：伤寒项强（风）。

病机：腠理不密，风邪流注经络，以致不得位。

取穴及刺灸法：人中（泻）、百劳（灸）、合谷（灸）、风池（灸）。

按：本针方主要为前后配穴及辨证取穴。人中与百劳相配为前后配穴，百劳、合谷、风池均可祛风固表，为辨证取穴。

病症：伤寒项强（湿）。

病机：脾经受湿，十二经络受寒湿之气，流注攻于颈项，以致不得回顾。

取穴及刺灸法：承浆（泻）、合谷（泻），次泻足三里（刺血）、委中（刺血）。

按：承浆、合谷、委中三穴在上述处方中均有论述，足三里穴主要针对"不得回顾",此为经筋病候。《灵枢·经筋》云:"足阳明之筋……邪外上加于辅骨,上结于膝外廉……结于膝……其直者……至缺盆而结,上颈……"笔者认为本症针对的为胸锁乳突肌,故用足三里治疗。此针方颈项皆治,应用了同名经取穴。

病症:两颊红肿生疮。

病因病机:血气上壅,痰滞中焦,肿而不散,故口内两颊红肿生疮,如不早治,恐难治也。

取穴及刺灸法:合谷(入五火五)、地仓(入一分,透颊车,火七)、颊车(入一分,沿皮透地仓,火三)、列缺(入三火五)。复刺后穴:人中(入三火三)、承浆(入二火七)、三里(入一寸,火三七)、金津(刺血)、玉液(刺血)。

按:本病先以合谷、地仓、颊车疏通两颊经气。本病由外感邪气所致,故用列缺开宣腠理。如不效,则采用一种特殊的针法——截担法。因本病为"两颊红肿生疮",故用中间穴位治疗两颊疾患,取人中、承浆,足三里可治面部疾患,面部属阳明,亦为经脉所过之处;金津、玉液刺血可疏通头面部气血,清热泻火,故可治两颊红肿生疮。

病症:腰胫项强不能舒。

诊疗过程:金陵仓巷刘,十年前入川,与客择行,冒暑下水取凉,□逼腠理,流入经络,深至筋骨,故成此疾。针之汗出遍身,即时关外畅通,腰直身舒,四顾左右。

取穴及刺灸法:风府(入三禁火)、风池(横入一寸,左右透,火七)、人中(入三火三)。

按： 本病为风寒之邪客于皮毛，故用风池、风府开泄腠理，发汗解表，故曰："针之汗出遍身，即时关外畅通，腰直身舒，四顾左右。"人中为对症治疗，可治疗腰颈项强，又因本穴刺激强，可兴奋交感神经，从而引发汗出。

第九节　气　门

胸胁、膈、心腹、脾胃、痰饮诸般病症，看根源，论虚实，辨浮沉治之。

按： 本类气门疾病，明言要"看根源，论虚实，辨浮沉治之"，故如要治疗此类病症，必须要明病机，明虚实，要知道脉之浮沉，才能有的放矢。

病症：寒气攻灌心脾，疼痛时口吐酸水，饮食不进。

取穴及刺灸法：中脘（灸）、大陵（泻）。

按： 本病病位在心脾，大陵为心包经原穴，又心包与胃别通，故大陵可心脾同治；又本病病邪为寒邪，故中脘用灸法可直捣黄龙，祛除心脾寒气，远近相配。

病症：一切诸气，攻冲心脊痛连脾皆不可忍。

取穴及刺灸法：刺肩井；少愈，大陵（泻）、曲池（泻）、外关（泻）。

按： 窦氏认为肩井最能升气，为五脏六腑气所聚之地，故一切诸气先用肩井穴治疗，症状有所改善则针对各部进行治疗。主症为心脊痛连脾，故用大陵治心脾；曲池调节手阳明大肠经筋；外关通阳维，维系一身阳气，《标幽赋》载："阳跷、阳维并督脉，主肩背腰腿在表之病。"本针方整体与局部相配合。

病症：一切游气，攻冲胸膈疼痛，咳嗽，不可转侧。

取穴及刺灸法：支沟（泻，左泻右，右泻左）、委中（刺血）。

按：本病病位在胸腹，胸腹部攻冲作痛。支沟为手少阳三焦经，少阳为枢，可治胸胁疼痛，不可转侧；委中治腹中绞痛，只能用刺血，针刺无效。两穴配合，一上一下，一手一足，一胸一腹，配合精当。

病症：一切沉寒涸冷，气滞，心酸，面黄肌瘦，四肢无力。

取穴及刺灸法：中脘（灸）、关元（灸），次灸足三里（灸泻）。

按：本病病位在胃，心酸为胃反酸所致。本病病由沉寒涸冷而起，故用灸法。中脘、足三里治胃；关元艾灸犹如釜底之薪柴，釜底火旺，方可锅内温暖，效果持久。先腹部穴位后足三里的艾灸顺序可能与引徕效应有关。所谓引徕效应就是在人体表面如果先后施以两个刺激点，后一点刺激的感传可向前一点的方向传导。故先中脘后足三里的顺序，可使得足三里的作用更好地作用于胃。

病症：感冒寒气，饮食不化，呕吐酸水，身腹胀。

取穴及刺灸法：中脘（灸）、关元（灸），次灸足三里（灸泻），灸二七壮。

按：本症状与病机与上方同，不再赘述。此为异病同治。

病症：胃气不和，心胸注闷，噫气不时。

取穴及刺灸法：中脘（灸泻）、内关（灸泻）、足三里（灸泻），灸二七壮。

按：本病病位主要在胃，由于胃在心下，胃气不和引发心胸注闷、不时噫气。"心胸内关谋"，心胸疾患可用内关穴治疗，又心包与胃脏腑别通，故内关又可治疗胃部疾患。中脘、足三里主治胃部疾患。

病症：食伤脾气，不思饮食。

取穴及刺灸法：内关（灸补）、膻中（灸补）、公孙（灸补），各灸二七壮；未愈，大都（灸或刺）。

按：膻中为气会，以上治下，通调全身之气，内关健脾理气，公孙为脾经络穴。《灵枢·经脉》云："脾足太阴之脉……是动则病舌本强，食则呕，胃脘痛，腹胀，善噫，得后与气，则快然如衰，身体皆重。是主脾所生病者，舌本痛，体不能动摇，食不下，烦心，心下急痛，溏瘕泄……足太阴之别，名曰公孙。去本节之后一寸，别走阳明；其别者，入络肠胃，厥气上逆则霍乱，实则肠中切痛；虚则鼓胀。取之所别也。"如不效，增加大都一穴，《灵枢·寿夭刚柔》云："病在阴之阴者，刺阴之荥俞。"故大都可治脾疾。本针方上下相配，远近相配。

病症：寒气入脾，心痛不可忍。

取穴及刺灸法：大陵（灸泻）、内关（灸泻）、内庭（灸泻），各灸七壮。

按：本病病位在心胃。本病有心痛不可忍，故用手厥阴心包经输穴大陵治疗，因为"输主体重节痛"。内关既可治心，又可治胃。内庭治胃痛，因病为寒气入侵，故用灸法。

病症：一切气逆气喘，肠鸣走注攻心。

取穴及刺灸法：膻中（灸）、大陵（泻）、足三里（泻）、内庭（泻）、气海（泻）。

按： 本病病位在胸腹，故以膻中、大陵治心胸；足三里、内庭、气海治胃肠；气海穴还能治气逆。本针方远近配合，上下相配。

病症：气攻心胸连腹疼痛。

取穴及刺灸法：公孙（泻）；未愈，中脘（灸泻）、足三里（灸泻）、内关（灸泻），各灸七壮。

按： "公孙冲脉胃心胸，内关阴维下总同"，公孙通冲脉，故用公孙治疗心胸连腹疼痛，如不效，则用内关宽胸理气，中脘、足三里治腹痛。

病症：寒气伤积于心，痛不可忍，或伤生冷即发。

取穴及刺灸法：心俞（灸泻）、中脘（泻）、足三里（泻）；未愈，内关（灸）。

按： 本病病位在心，但伤生冷即发，与胃也有关。正所谓"胃心同治"，以心俞治心，中脘、足三里治胃，此痛症属实证，故用泻法。未愈，以内关调和心胃，胃心同治，增强疗效。

病症：气喘，急促，不能卧，言语无声。

取穴及刺灸法：华盖（灸）、膻中（灸）、乳根（灸）、天突（灸）、通里（灸）、足三里（灸），各灸七壮。

按：本针方远近配合。华盖、膻中、乳根、天突均为近治作用，治疗气喘急促。以通里治疗言语无声，因《灵枢·经脉》云："手少阴之别，名曰通里。去腕一寸半，别而上行，循经入于心中，系舌本，属目系。其实则支膈，虚则不能言。取之掌后一寸，别走太阳也。""胃足阳明之脉……其支者，从大迎前下人迎，循喉咙。"又足三里有下气作用，故以足三里治气喘急促。

第十节　腰背门

病症：气满，腰痛不可俯仰，或挫气腰痛，一切暴痛。

取穴及刺灸法：人中（泻）、委中（刺血）、承浆（泻）。

按：此针方应用循经取穴法及全息规律。腰痛不可俯仰主病在督脉及膀胱经。《素问·刺腰痛》载："衡络之脉令人腰痛，不可以俯仰，仰则恐仆，得之举重伤腰，衡络绝，恶血归之，刺之在郄阳、筋之间。"

病症：肾虚腰痛，久而不已者。

取穴及刺灸法：肾俞（灸补二七壮）、刺委中；未愈，刺昆仑。

按：本病病机关键在于肾虚，故用肾俞治其本，委中治其标；不愈则刺昆仑以疏通足太阳膀胱经经气。

病症：气冲腰背，痛连脊背，久而不已者。

取穴及刺灸法：肩井（泻）、曲池（泻）、委中（刺血）。

按：本病病症为气冲腰背，痛连脊背，不仅腰痛而且背痛。

肩井及曲池均治背痛。《灵枢·经筋》载："手阳明之筋，起于大指次指之端，结于腕，上循臂，上结于肘外，上臑，结于髃；其支者，绕肩胛，挟脊。"故可用曲池穴治疗背痛。

病症：腰胯疼痛，转侧艰难，痛入髀枢。

取穴及刺灸法：曲池（补）、环跳（泻）；麻痒，曲池（补）、环跳（补）、委中（补）、束骨（补）。

按：此腰痛还涉及髋关节，导致转侧艰难，痛入髀枢。少阳为枢，故转侧艰难，故用环跳穴。曲池治疗腰痛之机理与尺泽类似，可参考尺泽。《标幽赋》载："大抵疼痛实泻，痒麻虚补。"故有麻痒之证用补法。

病症：腰痛不得屈伸。

取穴及刺灸法：白环腧（灸）；少愈，命门（灸）、曲池（灸）。

按：笔者猜测本病多由寒湿引起，故用灸法，且本病部位在腰骶，故用白环俞治疗，局部寒湿祛除，则用命门提升阳气，远端取穴曲池改善腰部症状。

病症：腰脊反折，痛连两臂，或风劳气痛。

取穴及刺灸法：人中（泻）、肩井（泻）、曲池（泻）、委中（泻），宜弹针出血。

按：本病为实证，故用泻法，人中、委中治腰，肩井、曲池治臂，远近相配，相得益彰。

病症：两肩膊背胛风湿攻注疼痛。

取穴及刺灸法：重则肩井（泻）、肩髃（泻）；轻则手三里（灸泻七壮）、足三里（灸泻七壮）。

按：本病为风湿所致疼痛，属实证，故无论轻重均用泻法。轻症则远端取穴，疏通经络即可痊愈；重症或病程较长者，局部痹症严重，则以局部取穴为主，故用肩井、肩髃。

病症：上髃肩脊痛不可忍。

取穴及刺灸法：中渚（泻）；少愈，刺肩井。

按：中渚属手少阳三焦经输穴，《灵枢·经脉》载："三焦手少阳之脉，起于小指次指之端，上出两指之间，循手表腕，出臂外两骨之间，上贯肘，循臑外，上肩，而交出足少阳之后。"《难经·六十八难》云："输主体重节痛。"故用中渚治上髃肩脊痛，有疗效或效果不显，可用肩井疏通局部经气。

病症：腰脊背痛。

取穴及刺灸法：应天穴，勿使攻走，且向痛处下针，针之痛止，然后正穴刺之。

按：《盘石金直刺秘传》言应天穴即《窦太师针经》之天应穴。此法与《灵枢·杂病》颇似："心痛，当九节刺之，按，已刺按之，立已；不已，上下求之，得之立已。"此为肌肉病症，寻找阳性反应点刺之。

病症：五种腰痛。

取穴及刺灸法：尺泽（泻）；未愈，昆仑。

按：此为窦氏一般针刺顺序，先手后足。尺泽对腰痛急性期效果较好，严重或久病者，可取本经穴或局部穴针刺。

病症：肩背红肿。

病因病机：皆因腠理不密，风邪串入经络，寒湿相搏，血气相胜，故如此也。

取穴及刺灸法：肩井（入五火七）、中渚（入二火三）、风门（入五火五）。复刺后穴：大椎（入五火九）、肺俞（入五火七）、膏肓（火至百壮）。

按：本病由腠理不密、风邪串入经络所致，故多用风门、肺俞、大椎、膏肓来固护卫表，又可治疗局部病症。

病症：风湿相搏，痛连脊膂。

取穴及刺灸法：筋缩（灸）；麻则肩井（补）、曲池（补）。

按：此病为筋肉病症，故用筋缩，可使得局部拘挛的筋肉放松；麻为虚证，故用补法。

病症：肾虚腰痛不可忍。

诊疗过程：南京龙江左卫杨成德得此疾，手捺两腰，痛不能忍。此因日劳形，夜劳精，故肾虚。唯此一针立愈。

取穴及刺灸法：人中（入三火三）。

按：本病为肾虚腰痛，应用人中疏通督脉经气，可补肾水，可能与其又名"水沟"有关。

第十一节　手足门

病症：手臂肿痛不可忍。

取穴及刺灸法：曲池（泻）、合谷（泻）、中渚（泻）。手臂红肿，同治。

按： 本病为局部加循经取穴，属于实证，故用泻法。

病症：手挛背急不能握物。
取穴及刺灸法：合谷（痛则泻之，麻则补之）。
按： 局部取穴，不再赘述。

病症：两肘拘拳。
取穴及刺灸法：曲池（疼泻麻补）。
按： 局部取穴，不再赘述。

病症：两腿行动不能亲步。
取穴及刺灸法：髋骨（痛则泻，拘挛补）。
按： 局部取穴，不再赘述。本穴以放松股外侧肌及股直肌为主。

病症：两腿膝痛。
取穴及刺灸法：内痛则膝关（泻），外痛则膝眼（泻）。
按： 局部取穴，不再赘述。详见《窦太师针经》中关于二穴的论述。

病症：两腿股瘫痪。
取穴及刺灸法：内痛针血海（泻），外痛针风市（泻）。
按： 此病与上病病位不同，一为病在膝、一为病在股。血海主治股内侧肌问题，风市主治髂胫束问题，故一主股内痛、一主股外痛。

病症：两腿麻木。

取穴及刺灸法：曲池（泻）、髋骨（补）、阳辅（补）。

按：此针方为远近配穴。按照同名经及全息理论，曲池可治疗腿疾，泻法较补法刺激性强，强刺激除了使曲池发挥通经行气的作用，还可发挥非特异性主治作用。髋骨与阳辅疏通局部经气。

病症：脚气疼痛，名绕踝风，亦名侧脚气。

取穴及刺灸法：商丘（泻）、中封（泻）、丘墟（泻）、解溪（泻）；未愈，承浆（泻）。

按：本病属实证，《诸病源候论·脚气病诸候》卷十三载："此由风湿毒气与血气相搏，正气与邪气交击，而正气不宣散，故疼痛。"故用泻法，上述前四穴均为局部取穴。如不效，则用承浆祛湿，又按照三级太极全息，承浆对应下肢，故亦可治疗脚气疼痛。

病症：脚背疼痛难以行步。

取穴及刺灸法：太冲（泻）。

按：此为局部取穴，又太冲为肝经原穴及输穴，可治疗疼痛及脏腑疾患，肝主筋，故可治疗脚背疼痛。故《流注通玄指要赋》言："且如行步难移，太冲最奇。"

病症：脚背发热生疮，红肿疼痛。

取穴及刺灸法：八风；手背生疮，刺八邪。

按：八风穴均与足部各经荥穴相近，《难经·六十八难》云："荥主身热。"《灵枢·邪气脏腑病形》云："荥俞治外经。"

故可用八风治疗脚背发热生疮。八邪治手背生疮亦是此理。

病症：手臂麻痹不仁。

病因病机：皆因寒热相搏，气血凝滞，故如此也。

取穴及刺灸法：肩髃（入六火五，风症火七七）、曲池（入七火五）、上廉（入五火五）、合谷（入五火五）。复刺后穴：肩井（入五火七）、列缺（入三火五）。

按：上述穴位均属局部取穴，不再赘述。

病症：手臂风冷痛。

病因病机：盖因寒邪之气流入经络，夜睡凉枕或竹簟，金漆凳上冷处睡着，不知湿气入内，故如此也。

取穴及刺灸法：手三里（入三火三）、曲池（入七火五）、肩井（入五火七）、手下廉（入五火三）。复刺后穴：手三里（入三火三）、经渠（入三，禁火）、手上廉（入五火五）。

按：上述穴位均属局部取穴，不再赘述。

病症：手臂红肿痛。

病因病机：气壅滞留不散，关节闭塞，经不通，故如此也。

取穴及刺灸法：曲池（入七火五）、手五里（火三，禁针）、通里（入三火三）、中渚（入二火三）。复刺后穴：合谷（入五火五）、尺泽（入三火七）。

按：上述穴位均属局部取穴，不再赘述。

病症：十指拘挛，两手筋紧不开。

病因病机：皆因湿处睡卧，暑月夜行，风露相搏，或醉酒行房，行房之处露天而睡故也。

取穴及刺灸法：曲池（入七火五）、尺泽（入三火三）、合谷（入五火五）、阳池（入二，或禁火，正则亦火）。复刺后穴：肩髃（入六火五，风症入可火二七）、中渚（入二火三）、少商（入一火一）、手三里（入三分火三）。

按：从本针灸处方上来看，手指问题应先处理前臂及手指，如不效则增加肩部穴位。按照此思路，如仍不效，则可取颈部穴位。

病症：手背生疮红肿疼痛。

病因病机：气血壅滞，皮肤瘙痒，用热汤泡洗而红肿，如此久而不治，变成手背疮。

取穴及刺灸法：曲池（入七火五）、液门（入三火三）、中渚（入二火三）、合谷（入五火五）。复刺后穴：上廉（入五火五）、阳池（入二，或禁火，取法正亦灸）。

按：上穴均属局部或邻近取穴，不再赘述。

病症：两膝红肿疼痛。

病因病机：皆因脾经受湿，痰饮流注，或因痢后寒邪入于经络，及伤寒流注，故如此也。

取穴及刺灸法：膝眼（量疾深浅刺）、膝关（量疾浅深刺）、足三里（入五分，随证上下卧一寸，火三七）、委中（入一寸，禁灸）。复刺后穴：阳陵泉（入一寸，火三）、中脘（入一寸，火七壮）、丰隆（入三火三）。

按：本针灸处方先以局部取穴为主，不效则以祛除病邪为主。中脘、丰隆均可运脾化湿，祛除痰饮。

病症：足弱不能行。

病因病机：皆因醉后行房，肾经受亏，以致足弱无力，不能行动。

取穴及刺灸法：昆仑（入五火三）、丘墟（入五火三）、太冲（入三火三）、行间（入六火三）。治法如此不效，复刺后穴：足三里（入五，随证上下卧一寸，火三七）、阳辅（入五火七）、三阴交（入三火三）、复溜（入三火三）。

按：本针灸处方先以局部取穴为主，本病主要因肾经受损引起，故后用足三里、三阴交、复溜补肾，阳辅增加局部气血，疏通局部经气。

病症：红肿脚气生疮。

病因病机：皆因劳役过多，热汤泡洗，气血不散，故如此也。但针之，不宜灸。

取穴及刺灸法：京骨（入三火三）、委中（入一寸，禁火）、绝骨（入六火三）、行间（入六火三）、照海（入四火）、三里（入五分，随上下卧一寸，火三七）、昆仑（入五火三）。复刺后穴：丘墟（入五火三）、昆仑（入五火三）。

按：本针灸处方为病机、对症、局部相结合的处方，京骨、绝骨、行间、照海、昆仑、丘墟均为局部取穴。本病由于劳役过多，故用足三里调理气血，委中治疮。

病症：穿根草鞋风。

病因病机：皆因劳役过多，湿气流注，或因大热行路，凉水浸洗，故如此也。

取穴及刺灸法：照海（入四火三）、商丘（入四火三）、丘墟（入五火三）、昆仑（入五火三）。复刺后穴：太冲（入三火三）、解溪（入五火三）。

按： 上穴均属局部或邻近取穴，不再赘述。

病症：腿股风不能转动举止。

病因病机：皆因房事过多，寒湿流注，推闪后腰痛疼动心。

取穴及刺灸法：昆仑（入五火三）、居髎（入三寸，火三七）、环跳（入三火五七）、风市（入一寸五分，火三七）、三里（入五分，随症上下卧入一寸，火三七）、阳陵泉（入一寸火三）、委中（入一寸）。复刺后穴：五枢（入一火五）、阳辅（入五火三）。

按： 上穴均属局部或邻近取穴，不再赘述。

病症：手臂风湿难以举动。

诊疗过程：此人南京羽林卫姚千兵弟，因夏秋露天乘凉及□□汗潮衣服，当风脱换，以致风湿客于手阳明之经，□□于两手不能上举。遂针，立效。

取穴及刺灸法：曲池（入七火五）、肩井（入五火七）、合谷（入五火五）。

按： 上穴均属局部或邻近取穴，不再赘述。

病症：两膝肿痛莫能动止。

诊疗过程：金陵仓巷人姓蒋，扶双拐，经月痛甚，针此数穴，抛拐而走。

取穴及刺灸法：膝眼（量疾深浅刺）、居髎（平入三寸，火五七）、环跳（入三火五七）、足三里（入五，随证上下卧一寸，火三七）。

按：上穴均属局部或邻近取穴，不再赘述。

病症：寒湿贯注膝痛。

诊疗过程：此人金陵仓巷孙胜系狱，日久睡近土墙，寒湿入膝，大痛，百日前后在床。用针先刺其痛，后刺二穴，当时立起。

取穴及刺灸法：天应、天穴、足三里、阳陵泉。

按：原文先用天应、天穴二穴，实均为天应穴，后针足三里、阳陵泉二穴，以祛寒湿，舒筋活络。

病症：两腿筋挛不伸。

病因病机：此证着地坐卧，风寒湿气侵入筋骨，以致筋紧不能舒缩，就地擦行。

取穴及刺灸法：委中（入一寸，禁火）、昆仑（入五分火三）。

按：《灵枢·终始》载："手屈而不伸者，其病在筋，伸而不屈者，其病在骨。"该理论在人身其他部位亦适用。本病的主要问题在足太阳经筋，故用委中、昆仑治疗。

第十二节　杂症之类

病症：单腹胀痛，双蛊腹胀。

取穴及刺灸法：内庭（泻）、足三里（泻）；少愈，水分（灸补）、中脘（灸补）。

按：《诸病源候论·水蛊候》卷二十一载："此由水毒气结聚

于内，另腹渐大，动摇有声，常欲饮水，皮肤粗黑，如似肿状，名水蛊也。"《针灸大成·治症总要》载："饮食不化，痰积停滞，浑身浮肿生水，小便不利，血气不行，则四肢浮肿，胃气不足，酒色不节，则单蛊胀也。肾水俱败，水火不相济，故令双蛊。"故以土治水，取内庭、足三里；有所效果，则取水分加快小肠泌别清浊，分利水液；中脘补土治水。

病症：水蛊。

取穴及刺灸法：四肢浮肿，支沟（泻）；腹上，水分（泻）、行间（泻）、足三里（泻）、关元（灸）、三阴交（灸）。

按：本水肿分为四肢肿及腹部肿。四肢肿用支沟，上有所述。此腹肿偏于小腹肿，水分、关元均为局部取穴；足三里、三阴交为表里经取穴，健脾利水；行间治疗小腹病症，为经脉取穴。《灵枢·经脉》载："肝足厥阴之脉，起于大趾丛毛之际……循股阴，入毛中，过阴器，抵小腹。"故行间可治疗水蛊。

病症：一切气证，攻注疼痛。

取穴及刺灸法：关元（灸）、足三里（泻）、三阴交（泻）、大敦、申脉。

按：本病为一切气证，攻注疼痛，故用关元固护正气，又可调节冲脉；足三里为胃经本穴，脾主肌肉四肢，故可治疗全身疼痛；又以三阴交调节肝、脾、肾三经，即可治疗肉、筋、骨，还有一可能性，大敦为"引经"之用，三阴交虽然联系肝、脾、肾三经，但是力量分散不专一，配合大敦可更专注于肝经，则治疗全身筋病；申脉通阳跷脉，《标幽赋》载："阳跷、阳维并督脉，主肩背腰腿在表之病"，故可治疗全身疼痛。

病症：诸痞癖块。

取穴及刺灸法：只就块上灸七壮，针泻之，更灸百壮。块在上脘穴，宜灸不宜针，刺中五脏报死日有，并宜泻足三里。

按： 本病先取阿是穴治疗，如块在上脘穴，用灸法更为安全，以免伤脏器，如医者对解剖学十分精通，且医术精湛，针之未尝不可。本病病位主要在胃脘部，故用足三里泻之。此病例给我们的启示是，作为一名合格的针灸医师，解剖学必须学好，在《黄帝内经》时期其实十分注重解剖，古人从未停止过对人体的探索，在今天，西方的解剖知识已经超过了我们，我们可以进行充分的学习和借鉴。

病症：痨瘵四肢消瘦，面色萎黄，筋寒骨热，皮肉干枯，黄疸。

取穴及刺灸法：灸百劳、膏肓、肺俞、鸠尾、关元、绝骨、足三里，每日灸二七壮，至半月灸毕。然后灸绝骨、足三里，各灸七七壮。

按： 本病纯属虚证，故用上述穴位补虚，症状有所改善，则以绝骨、足三里为主，增加艾灸壮数。本针灸处方给我们的启示主要是穴位多少以及刺激量的选择，当病情有所好转时，穴位数量以及刺激量要随之减少。

病症：癫痫心风。

取穴及刺灸法：鸠尾（灸），刺后溪、神门、足三里（泻）。

按： 本针灸处方以鸠尾为主穴，因本穴为膏（膈）之原，可直达膈肌，调节心肺；后溪、神门表里经配穴，调节心神；又后溪通督脉，联系大脑；足三里为胃经本穴，胃经是动病为精神疾患，故可应用胃经足三里治疗。

病症：五痫、癫狂弃衣歌笑。

取穴及刺灸法：少海（灸）、冲阳（泻）、神门（泻）、少冲（泻）、合谷（泻）。

按：本病病位属心，故以心经为主，取少冲、神门、少海。三穴同用，可增强疗效，冲阳与上方用足三里机理相同，又以合谷治头，与冲阳同名经取穴，增强阳明之功。

病症：心性呆痴。

取穴及刺灸法：神门（灸）、后溪（泻）。

按：本病病位在心，故用神门、后溪表里经取穴；又以后溪通督脉，联系于脑，故可治疗心性呆痴。

病症：五种疟疾。

取穴及刺灸法：间使（寒多补之，热多泻之）；未愈，百劳（灸），未发前、已发后。

按：本病以间使治疟疾，百劳振奋阳气。本病尤其注重针刺时间，即"未发前、已发后"。

病症：黄疸，四肢无力，不问久近。

取穴及刺灸法：中脘（灸）、足三里（泻）、腕骨（泻）。

按：《诸病源候论·黄病候》卷十二载："此由寒湿在表，则热蓄于脾胃，腠理不开，瘀热与宿谷相搏，烦郁不得消，则大小便不通，故身体面目皆变黄色。"本病病位主要在脾胃，故用中脘、足三里、腕骨治疗。

病症：浑身发黄，四肢无力。

取穴及刺灸法：至阴（灸）、委中（刺血）。

按：本病发黄与上述黄疸不同，本黄病应为"膀胱蓄血发黄"，《伤寒论》125 条云："太阳病，身黄，脉沉结，少腹硬，小便不利者，为无血也；小便自利，其人如狂者，血证谛也，抵当汤主之。"本病还有四肢无力，当属阴证，故用至阴灸法；又有膀胱蓄血，委中为膀胱下合穴，故用刺血。

病症：泄泻不止。

取穴及刺灸法：天枢（灸）。

按：天枢为大肠募穴，本病泄泻不止可能为寒证，故用灸法。

病症：呕逆霍乱，烦闷气促欲死。

取穴及刺灸法：中脘（灸）、关元（灸）、气海（灸）、复溜（灸）。

按：《诸病源候论·霍乱病诸候》载："霍乱者，由人温凉不调，阴阳清浊二气，有相干乱之时，其乱在于肠胃之间者，因遇饮食而变发，则心腹绞痛。其有先心痛者，则先吐；先腹痛者，则先利；心腹并痛者，则吐利俱发。"本病病位在胃肠，故用中脘、关元、气海直捣黄龙。复溜为肾经经穴，"经主喘喝寒热"，故可治霍乱之寒热，又《灵枢·经脉》云："肾足少阴之脉……其直者，从肾上贯肝膈，入肺中，循喉咙，挟舌本；其支者，从肺出络心，注胸中。"复溜又可治心胸烦闷。

病症：脱肛，肠风痔漏。

取穴及刺灸法：百劳（灸）、承浆（灸）、长强（补）。

按：本病病位在大肠。本针灸处方用了两种全息象，一种为躯干倒象，以大椎治肛；另一种为以口治肛，故口周穴位均可治疗肛门疾病，长强为局部取穴。

病症：乳痈。

取穴及刺灸法：少泽（泻）、委中（刺血）。

按：少泽可治疗乳痈，《窦太师针经》已有详述，委中加强泄热祛痈的作用。

病症：尸厥。

取穴及刺灸法：中极（补）、关元（灸）、合谷（灸）、太冲（灸）。

按：《外台秘要·尸厥方》云："病源尸厥者，阴气逆也，此由阳脉猝下坠，阴脉猝上升，阴阳离居，营卫不通，真气厥乱，客邪乘之，其状如死。"故用中极、关元灸法大补元气，以消阴气，使得阳气得复；合谷、太冲开四关，调节全身气血，合谷主上，太冲主下，一上一下，一手一足，一阴一阳，相得益彰。

病症：伤寒六脉不应手者。

取穴及刺灸法：合谷（泻）、复溜（补）。

按：伤寒六脉不应手可能由于大汗所致，汗血同源，津液亡失，故六脉不应手，故补气敛汗，泻合谷，补复溜。

病症：妇人经脉不调。

取穴及刺灸法：合谷（补）、三阴交（泻）、血海（灸）。

按：本针灸处方以合谷调气，又肝与大肠脏腑别通，故可调肝治妇科疾病，三阴交肝脾肾三经通调，血海治血，可改善下腹血液循环。

病症：妇人气痛。

取穴及刺灸法：合谷（灸）、三阴交（泻）。

按：本处方与上方基本相同，不再赘述。

病症：妇人乳根痛。

取穴及刺灸法：肩井（灸）、少泽（泻）、合谷（泻）、三阴交（泻）。

按：肩井为前病后治，少泽为循经取穴法，合谷、三阴交为妇科疾患之"通用方"。所谓"通用方"是指通治周身一部或多部，乃至全身各部之疾的针灸方。通用方乃古人基于对身体局部与整体关系的深刻认识，活用分部理论的经验结晶，是古典针灸设方的一个极其重要的环节，如能知其原理，举一反三，将极大提高针灸设方的水平，提高针灸治病的有效率。

病症：心胸痛。

病因病机：皆因饮食，胃脘冷积作心痛，非一种，亦有虫食痛者，有痰注痛者，有心脾痛者，有阴阳不升降者，怒气冲心，以致如此。

取穴及刺灸法：曲泽（入三火三）、大陵（入六火三）、内关（入五火五）。医者仔细推详而治，复刺后穴：中脘（入一寸火七）、上脘（入八火五）、三里（入五分，随上下卧一寸，火三七）。

按：本病虽表现为心胸痛，但是却由胃脘冷积而发，故先以心包经穴位曲泽、大陵、内关治之，效不佳，则医者应"仔细推详而治"。本病病位主要在胃脘，故用中脘、上脘、足三里治之。先治其标，后治其本。

病症：胁肋下痛。

病因病机：因怒气伤肝，血不归原，触动脉经，心主血，肝纳血，为气所胜，或肝不能受血，故如此也。亦有伤寒胁痛者，亦有推闪胁痛，不可一例取之。

取穴及刺灸法：支沟（入五火五）、外关（入五火三）、章门（火三，禁针）。宜详推治之，复刺后穴：行间（入六火三）、中封（入四火三）、阳陵泉（入寸火三）、期门（入四火五）。

按：本病主要为肝病，先以阳经支沟、外关开道，快速改善胁肋痛的症状，章门为脏会，又为局部取穴。行间、中封、阳陵泉、期门治肝。

病症：腹内痛。

病因病机：因冷湿、失饥伤饱，荣卫不调，五脏不安，或冒风被雨后行，饮食不化，无为肾败，毒气冲归脐肠，故如此也。

取穴及刺灸法：三里（入五分，随证上下卧入一寸，火三七）、中脘（入一寸火七）、内关（入五火五）。

按：本病病位在脾胃，足三里、中脘、内关为窦氏一脉治疗脾胃疾患之通用基础方。

病症：肚腹胀满疼痛。

病因病机：皆因停食不化，腹肚胀满疼痛，大便虚结，其证非一，宜推详其所因以治之。

取穴及刺灸法：三阴交（入三火三）、关元（直一寸，向上五分，火至百壮）、内庭（入三火三）、天枢（入五火五）、隐白（入三火三，妇人月水过，针之）、三里（入五，随上下卧一寸，火三七）。复刺后穴：中脘（入一寸火七）、气海（入一寸，向下五分，火七七至一百）。

按：本病病位在胃肠，故用上述诸穴均可治疗胃肠疾患。

病症：浑身浮肿生水。

病因病机：皆因暴雨陵风，寒湿串于经络，或醉后、房事后乘凉恣快，致使肾经受虚败，故如此也。

取穴及刺灸法：曲池（入七火五）、三里（入五分，火三七）、行间（入六火三）、内庭（入三火三）、合谷（入五火五）、三阴交（入三火三）。宜刺后穴：中脘（入一寸，火七）、肾俞（入三火三）、水分（入一寸火五）。

按：本病病位主要在脾胃，故以太阴、阳明为主。合谷、曲池属大肠经，大肠主津所生病，可调节水液，又可与足阳明同名经取穴加强疗效；内庭、三阴交调理脾胃，促进水液代谢；行间行气，以助利水之效。不效则以中脘胃之募穴，又为腑会，直捣黄龙；本病为肾经虚败所致，故加肾俞；水分穴下为小肠，调节小肠代谢，故可分利水液。

病症：四肢浮肿。

病因病机：只因醉饱乘风取快，有兼房事劳动脏腑，食饱不化，遂成痰饮，则注于四肢，故如此也。

取穴及刺灸法：合谷（入五火五）、曲池（入七分火五）、液门（入三火三）、中渚（入二火三）、三阴交（入三火三）、中都（入三火五）、三里（入五，随证上下卧一寸，火三七）。复刺后穴：中脘（入一寸，火七壮）、丰隆（入三火三）、阴陵泉（入五火三）、行间（入六火三）。

按：本病针灸处方与上一病症"浑身浮肿生水"类似，增加了位于三焦经的液门、中渚二穴以通利水道；因本病为痰饮流于四肢所致，故在复刺后穴中，取丰隆、阴陵泉以祛除痰饮。

病症：单蛊胀。

病因病机：因风寒暑湿串入脏腑，以致食物不能化，脾败骨虚，故如此也。

取穴及刺灸法：气海（入一寸，火七七或百）、三阴交（入三火三）、中脘（入一寸，火七）、石门（入五火七）、水分（入一寸，火五壮）。复刺后穴：三里（入五，随症上下卧入一寸，火三七）、脾俞（入二火三）、行间（入六火三）、内庭（入三火三）。

按：本病病位主要还在脾胃，先治其标，故以腹部穴位为主；稍愈后，以四肢部穴位调理脾胃，以调其本。

病症：久嗽不愈。

病因病机：因咸物咳嗽伤脾，兼房事过多，酒食不节，伤风不解，痰饮流入肺经，故如此也。

取穴及刺灸法：百劳（入五火九）、肺俞（入五火五）、风门（入五火五）、列缺（入三火三）、三里（入五分，随症上下卧一寸，火三七）、乳根（入四火五）。宜刺后穴：膻中（火五）、三里（入五分，随证上下卧一寸，火三七）、乳根（入四火五）、俞府（入四火五）。

按：本病因为久嗽，故先治其本，以背俞穴及五输穴为主。百劳固护腠理，振奋一身阳气；肺俞、风门、列缺均可治疗肺脏疾患；足三里祛痰，又可对久病恢复有调补作用，如痰多则先泻后补，痰少可先补后泻。效果不佳可增加胸部穴位以治咳嗽，其取膻中、乳根、俞府三穴可认为痰位于肺之上缘、下缘、侧缘。

病症：消渴等证。

病因病机：因房事过多，肾水枯竭，水火不济，脾败肾虚。久不治，发成痈疽，则难疗也。然此证非一，详见《局方》，今不具载。

取穴及刺灸法：金津（刺血）、玉液（刺血）、承浆（入三火七）。复刺后穴，无不效也：人中（入三火三）、廉泉（入三火三）、气海（入一寸，向下五分，火七七至百）、肾俞（入二火三）。

按：先以局部取穴为主，缓解消渴症状。本病为肾水枯竭，水火不济，脾败肾虚所致，金津、玉液为肾之标脉。《灵枢·卫气》载："足少阴之本，在内踝下上三寸中，标在背输与舌下两脉也。"不效则以调理脏腑为主，一标一本，辨证准确则无不效也。人中、廉泉局部取穴，肾俞治肾，气海可引发针感上传至口。

病症：玉茎中痛。

病因病机：因少年之时，过用金石之药，有伤茎孔，使阴阳交感不能发泄，故如此也。

取穴及刺灸法：气海（入一寸，向下五分，火七七至百）、石门（入五火七）、中极（入一寸半，火可百壮）、三阴交（入三火三）、太溪（入三火三）、复溜（入三火三）。宜刺后穴：中极（入一寸半，火可百壮）、阴陵泉（入五火三）、关元（直入一寸，向上五分，火七七至百）、血海（入五火五）、海底（入三，火二七壮）。

按：原处方及后穴方思路一致，均为远近配穴，肾主二阴，故前方以肾经远端穴位太溪、复溜治疗，在复取后穴中则以脾经为主，主要以经筋论治。阴器为宗筋，《灵枢·经筋》载："足太阴之筋，起于大指之端内侧，上结于内踝；其直者，络于膝内辅骨，上循阴股，结于髀，聚于阴器。"故用阴陵泉、血海治疗。在针刺气海、关元等局部穴位时，要使得针感到达阴器，效果堪佳。

病症：脐豚息气乳弦等症。

病因病机：皆因酒色过多，肾水枯竭，积气耗散，阳气不兴，勉强为之，精不能泄外，流入胞中，或偏坠疼痛，或作鸡子之状，坠下疼痛，按上腹中则不痛，否则浑身不知，如入腹中则作声，以为乳弦疝气也。

取穴及刺灸法：水道（入寸半火三）、关元（直入一寸，向上五分，火七七至百）、气海（入一寸，向下五分，火七七至百壮）。刺前穴不效，复刺后穴：归来（入八火五）、关门（入八火五）、三阴交（入三火五）。

按：本病之用穴以局部为主。本病由肾水枯竭，积气耗散引起，故以补法为主。

255

病症：妇人赤白带。

病因病机：不惜身体，恣意房事，内伤于血，外伤于情。或经事正行，或产后未满，恶露未尽，与男交感，则内不纳精，遗下白水。

取穴及刺灸法：中极（入一寸火百壮）、气海（入一寸，向下五分，火七七至百壮）、白环俞（入八分，得气泻，泻讫多补）、肾俞（入二火三）。复刺后穴：三阴交（入三火五）、三阳交（入五火七）、气海（入一寸，向下五分，火七七至百壮）。

按：本病由于内伤于血，外伤于情，故应以补法为主。本病按照按部取穴治疗，在小腹部前后配穴，小腹部用中极、气海，腰骶部用肾俞、白环俞。复刺后穴中的三阳交，按《元代珍稀针灸三种》图中所示，应为阳交穴，为阳维脉郄穴。用三阴交补阴血，阳交维系诸阳，固护阴血，藏精而起亟。

病症：阴忽红肿及小便不通病。

病因病机：妇人经事正行，却与男子交感，得败血不止。渐渐匩瘦弱，外感寒邪，内伤于精，外思于情，寒热往来，精血相争，内不纳精，外不受血，毒气冲动子宫，风邪串入肺中，咳嗽痰涎。今时师不明脉气虚实，便作虚劳治之，非也。此乃两情交感，百脉错乱，荣卫不能归元，以致如此。

取穴及刺灸法：会阴（入二寸，火三壮）。复刺后穴：三阴交、百劳（入五火九）、中极（入一寸半，火百壮）、肾俞（入三火三）、膏肓（禁针，火百）、风门（入五火五）、曲池（入七火五）、绝骨（入六火三）。

按：本病先以会阴局部取穴治疗阴忽红肿及小便不通，后针对病因病机进行治疗。曲池、百劳、风门固护卫表，治疗外感风寒、往来寒热、咳嗽痰涎；中极、肾俞前后配穴治疗内不纳精，外不受血；三阴交与绝骨平衡阴阳，使得百脉错乱的情况得以改善。

病症：妇人经绝不来。

取穴及刺灸法：三阴交（入三火五）、中极（入一寸半，火百壮）、合谷（入五火五壮）。

止用此穴法，无不效也。医者当详证审视诊候，参考诸医书，明法泻定则，定实虚，分浅深。然非一言可尽，一时可疗也。

按：合谷、三阴交为窦氏治疗妇科疾病之"通用方"，再配以中极，局部取穴改善女子胞宫气血。以笔者经验，中极穴更善于治疗妇科之实性病症，关元穴更善于治疗妇科之虚性病症。故《针灸集成》强调"明法泻定则，定实虚分浅深"。

病症：发背痈疽。

取穴及刺灸法：肩井（入五火七）、曲池（入七火五）、委中（入一寸，禁灸）。

急可就疽上灸，法如疽不痛灸至痛，若痛灸至不痛止，多灸为妙。用蒜切片，隔灸。如无蒜，用泥。瘰病用草量病人口，凭中折纹安曲池上，灸两头是穴也。

按：肩井为局部取穴；曲池泻之可治疗皮肤红肿痛痒；委中在此可大量放血，清热解毒，又为循经取穴法，治疗痈疽发背。在此还提出一灸治法，即隔蒜灸，隔蒜灸主要用治痈疽肿痛之症，具有拔毒、消肿、定痛的作用。

病症：男子遗精白浊。

病因病机：因房室失宜，惊动于心，内不纳精，外伤于肾；忧思过虑，七情所感，心肾不能交际，人渐尪羸，血气耗散，故如此也。

取穴及刺灸法：心俞（入三禁火）、肾俞（入二火三）、三阴交（入三火三）、关元（直入一寸，向上五分，火七七至百）、膏肓（火至百壮，禁针）。

按：本病由惊动于心，外伤于肾而作，故用心俞、肾俞。三阴交、关元、膏肓治疗人渐尪羸、血气耗散的虚证。本针灸处方为辨证治疗，并未对男子遗精白浊的病进行相应配穴。

病症：霍乱吐泻。

病因病机：皆因冒暑冲寒，或食西瓜、冷茶、冰雪之类，脾土不化，故如此也。

取穴及刺灸法：中脘（入一寸火七）、天枢（入五火五）。复刺后穴：委中（入一寸，禁灸）、三里（入五分，随上下卧一寸，火三七）、中脘（入一寸火七）、天枢（入五火五）。

按：本病病位在胃肠，故先用中脘、天枢治疗。如效果不佳，增加委中治疗吐泻；足三里与中脘、天枢相配，增加治疗胃肠的效力。

病症：健忘。

病因病机：忧愁思虑，内动于心，外感其情，或痰涎灌注心窍，七情所感，故如此也。

取穴及刺灸法：心俞（入二禁火）、列缺（入三火五）、神门（入三，沿皮向后三分，禁灸）。复刺后穴：中脘（入一寸火七）、三里（入五分，随上下卧一寸，火三七）。

按：本病病位在心，故主穴为心俞、神门，以列缺祛痰，防止痰涎灌注心窍，效不佳则增加调理脾胃的穴位。古代强调"胃心同治"，有着很深的哲学历史渊源，详见《中国针灸学术史大纲》。

病症：气逆发吃。

病因病机：因怒气伤肝，冲动胃口，故如此也。

取穴及刺灸法：中脘（入一寸火七）、膻中（火五，禁针）。

按：本病病位在胃，包括食管，故以中脘治胃，膻中治食管，治疗气逆发吃。

病症：五淋。

病因病机：皆因色欲不节，少年之过，用诸枪药之类；或小便急，行房正合欢之际，被人冲破不能泄，阴阳不舒通，故成珠淋、血淋、热淋、冷淋、气淋。

取穴及刺灸法：气海（入一寸，向下五分，火七七至百）、关元（入一寸，向上五分，火七七至百）、阴谷（入四火三）、阴陵泉（入五火三）。

按：本病采用远近配穴。气海、关元治局部病症，"合治内腑"，以肾经、脾经之合穴治疗淋证，以起到利水通淋的作用。

病症：脾寒发疟。

病因病机：先寒后热者，痰盛气弱；先热后寒者，气盛痰少；单热者则饮流脾经，充动血气也；单寒者饮流胃间，停聚不散而然也。或一日一发，或二日一发。若一日一发易治也，若间两三日一发者，难愈也。故人之疟、痢、嗽，医师问之则不喜也，再后针以上穴法，仍用补之剂调理之，则无不效也。

取穴及刺灸法：脾寒发疟，间使、后溪、百劳；先寒后热，中脘、曲池、公孙；单寒单热，曲池、绝骨、百劳（入五分，火五壮）；先热后寒，间使（入五火三）、百劳（入五分，火五壮）。

按：一般疟疾应用间使、后溪、百劳之通用方，上已有详述。先寒后热者，为痰盛气弱，故应祛痰为主，以治脾胃为主，故用中脘、曲池、公孙，应用泻法，或先泻后补；先热后寒者，为气盛痰少，故以补气为主，取百劳振奋全身阳气，间使治疟；单热者则饮流脾经，充动血气也；单寒者饮流胃间，停聚不散而然也，故单寒单热应调动气血，以曲池、绝骨、百劳调动一身阳气。

病症：寒热五般疝偏坠。

病因病机：此证因劳伤或走受寒，故成此疾。

取穴及刺灸法：关门（入八火五）、归来（入八火五）、关元（入一寸，向上五分，火七七至百）、大敦（入三火三）、曲泉（入六火三）、三阴交（入三火三）。若常发，只泻下；从上来，多补元气。若一时攻心欲死，先灸关门，绝赶下气；次下泻，灸立效。

按：本病按照经脉循行属肝经，故用大敦、曲泉、三阴交直达阴部，配合局部穴位关门、归来、关元，最好能使得针感传向阴部，效佳。病若常发，说明邪盛，则只用泻法；若病多作攻冲，则说明元气不足，故多补元气；若一时急性病发，先灸关门，以治其疾，然后再治疗其他穴位。

下篇

窦汉卿相关歌赋注疏

第六章　窦汉卿相关歌赋浅析

第一节　《针经标幽赋》注解及发挥

拯救之法，妙用者针。察岁时于天道，定形气于予心。春夏瘦而刺浅，秋冬肥而刺深。不穷经络阴阳，多逢刺禁；既论脏腑虚实，须向经寻。原夫起自中焦，水初下漏。太阴为始，至厥阴而方终，穴出云门，抵期门而最后。正经十二，别络走三百余支；正侧偃伏，气血有六百余候。手足三阳，手走头而头走足，手足三阴，足走腹而胸走手。

注解：治疗疾病的方法，有绝妙效果的就是针灸疗法。医者首先要明察年之所加及自然界的变化，确定患者的形与气的情况。在春夏季节和对瘦人应浅刺，在秋冬季节和对肥胖的人应深刺。如果不知道经络阴阳的变化，就多会发生违反针刺禁忌的错误操作。医者如要知道患者的脏腑虚实，就必须学会诊察经络。营气经脉起始于中焦，气血按时辰流注各经，从手太阴肺经至足厥阴肝经，如环无端，终而复始。从手太阴经脉云门穴出体表，止于足厥阴期门穴。全身有十二正经及三百余络。经络在身体的正面、背面和侧面，取穴则应根据穴位所在采取仰卧位或俯卧位。穴位是气血汇聚之处，有六百余个，且会发生不同的变化。手三阳经从手走头，足三阳经从头走足。足三阴经从足走腹，手三阴经从胸走手。

发挥：此为针灸理论之总纲，并说明了针灸的主要理论、临床操作及注意事项等。明针灸之理须明天地之道，人身乃一小宇宙，气血会受到天地自然的影响，故要查天道岁时、形气多少，方明针刺部位、层次与手法。经络乃人之解剖及生理病理系统，西医学将人体横向分为九大系统，古人纵向地将人体分为十二大系统即十二经络。不明解剖经络、天时阴阳四时变化，则临床多发生事故。穴位是变化的，会随着人的生理、病理情况和体位而改变。"手足三阳，手走头而头走足，手足三阴，足走腹而胸走手"一句，我们还可以理解成手三阴经和人体胸部有关，手三阳经和头首有关，足三阳经跨度最大，和人体头胸腹均有关，足三阴经和人体腹部有关。

要识迎随，须明逆顺。况乎阴阳，气血多少为最。厥阴太阳，少气多血；太阴少阴，少血多气。而又气多血少者，少阳之分；气盛血多者，阳明之位。先详多少之宜，次察应至之气。轻滑慢而未来，沉涩紧而已至。既至也，量寒热而留疾；未至也，据虚实而候气。气之至也，如鱼吞钓饵之浮沉；气未至也，如闲处幽堂之深邃。气至速而效速，气迟至而不治。

注解：要掌握补泻之法，必须明白身体的逆顺情况。具体来说，阴阳的概念中，气血是最重要的。厥阴经、太阳经少气多血；太阴经、少阴经少血多气；少阳经多气少血；阳明经多气多血。先详细了解各经脉气血多少，其次应详察针感的变化，针下轻浮、滑虚、迟慢是气未至，针下觉沉涩紧是气已至。气至有针感后，应根据寒证和热证的不同选择留针或不留针。气未至，应根据病症之虚实而候气。气至的时候，医者手下有如鱼吞钩饵的沉而浮动感。气未至，则手下如闲处幽堂深处，没有感觉。气速至则速效，气不至或长时间不至则没有效果或效果不佳。

发挥："迎随"之意并非指迎随补泻法，补泻之法众多何以独著迎随，乃后人理解之误。笔者认为，迎随是所有补泻法的统称，迎为泻，随为补，明补泻的前提是明白阴阳逆顺，明白逆之部及逆之况，方知补泻的部位及补泻之法。气血是人身最重要的，是整个针灸理论的原命题，治病关键在于气血的调和，可根据不通经脉的气血情况，选择不同的刺灸法或穴位。"气至"的概念是历代医家争论的话题。笔者认为气至应该包括两个方面，一个是客观指标，一个是主观指标。客观指标包括肌肉的跳动、肢体的抽动、针的抖动等；主观指标以患者酸麻重胀感或医者手下沉紧涩滞感等。但是最终的目的是气血的调和，使得谷气至。如何得知气血是否调和，《内经》主要以脉诊为主要指标。

观夫九针之法，毫针最微。七星可应，众穴主持。本形金也，有蠲邪扶正之道；短长水也，有决凝开滞之机。定刺象木，或邪或正，口藏比火，进阳补羸。循机扪而可塞以象土，实应五行而可知。然是一寸六分，包含妙理；虽细拟于毫发，同贯多歧。可平五脏之寒热，能调六腑之虚实。拘挛闭塞，遣八邪而去矣；寒热痛痹，开四关而已之。凡刺者，使本神朝而后入；既刺也，使本神定而气随。神不朝而勿刺，神已定而可施。定脚处，取气血为主意；下手处，认水木是根基。天地人，三才也，涌泉同璇玑、百会；上中下，三部也，大包与天枢、地机。阳跷、阳维并督脉，主肩背腰腿在表之病；阴跷、阴维任带冲，去心腹胁肋在里之疑。二陵、二跷、二交，似续而交五大；两间、两商、两井，相依而列两支。足见取穴之法，必有分寸。先审自意，次观肉分。或伸屈而得之，或平直而安定。在阳部筋骨之侧，陷下为真，在阴部之间，动脉相应。取五穴用一穴而必端，取三经用一经而可正。头部与肩部详分，督脉与任脉异[1]定。

注解： 在治病的九针中，毫针是最为微妙的，它与北斗七星相应，在人体有众多穴位相助变化。毫针本身属金，金性肃杀，有祛邪扶正的作用；针有长短的不同，就好像水一样，有疏通瘀滞凝结的作用；进针后，针有直刺、斜刺的不同，如同树木树干；扎针前，为了防止针具寒凉，将针含入口中，使针温热，有助阳补虚的作用；抚循经脉，针毕按塞针孔如土之功。可知应用毫针合于五行之理。虽然毫针只有一寸六分，但是却包含着精妙的道理；毫针虽细如毫发，但却能从一个进针点，贯通许多气血之通路。毫针能调治五脏的寒热，补泻六腑的虚实。对于筋脉拘挛、气血不通者，可以通过针刺驱散八风之虚邪；对于寒热痹痛者，可以通过针刺肘膝以下的穴位（四关）来治疗。凡用针刺治疗，首先应使患者及医者精神集中而后刺入；刺入后，应使患者及医者精神安定，而后施针行气，亦可配合以意导气；精神不集中的时候，不应针刺，神气定了之后，才可以进行针刺。针刺以调气血为要，下手施术补母泻子是基本方法。百会、涌泉和璇玑穴如天地人三才，大包、天枢与地机是上中下三部取穴。阳跷脉、阳维脉及督脉，主治肩背腰腿在表的病症。阴跷脉、阴维脉、任脉、冲脉及带脉，主治

---

1 异：《针灸大全》作"易"，义长。

心、腹、胁肋在里的病症。阳陵泉、阴陵泉、申脉（阳跷）、照海（阴跷）、阴交、阳交六穴经气递相交接于两手两足并头部。二间、三间、少商、商阳、天井、肩井六穴相依分布在两上肢。取穴的方法，必须明了穴位定位，根据筋骨肌肉肥瘦长短度量取穴。取穴时，根据部位或伸屈肢体，或平卧，或直立，自然安定状态下取穴。在阳部筋骨侧旁取穴，筋骨侧一定要取有凹陷的地方，在阴侧筋骨间隙、腘窝部取穴必有动脉应指而为正确。取穴时以周围五个穴相参照而定位一个穴位，则必然准确。取一经经穴，必须用其他二经做比较才能准确。头部与肩部的穴位繁多应详细分取，督脉任脉直行背腹，按分寸和椎体间隙定位，有所不同。

发挥：窦氏十分推崇毫针。毫针为九针之灵，九针之中刺脉调虚实集补泻于一身者，唯毫针也。故毫针"守经隧调血气"的作用更全面，应用更方便，为《黄帝内经》时代针具的代表，毫针补泻调经法也成为刺法的核心。毫针细微，可刺脉不出血，更可"静以久留"，精准刺脉外以调气，故又称"气针"。其具有温阳散寒、补气调神之功，是九针中唯一具有"静以久留"及补和泻双重作用的针具。毫针出现的特殊意义———一针而兼补泻，调血气更自如有效；调神，将针带入道的层面，至小无内，至大无外也。本段中间部分即"天地人……相依而列两支"为部分穴位的部位及作用。窦氏还十分注重对"神"的把控。从发病上看，神失其位即病，神归其室则治，故《灵枢·胀论》曰："神去其室，致邪失正，真不可定。"《素问遗篇·本病论》曰："即一切邪犯者皆是神失守位故也。此谓得守者生，失守者死，得神者昌，失神者亡。"从治疗原则看，《灵枢·胀论》云："补虚泻实，神归其室，久塞其空，谓之良工。"《灵枢·大惑论》云："盛者泻之，虚者补之，必先明知其形志之苦乐，定乃取之。"从刺法看，《黄帝内经》不仅有大量针刺调神的治疗原则，更创立了具体的调神刺法以及临床应用的示例，故《灵枢·根结》曰："用针之要，在于知调阴与阳，调阴与阳，精气乃光，合形与气，使神内藏。"从对针工的要求看，《灵枢·官能》云"徐而安静，手巧而心审谛者"方可行针艾，并强调平素的修身治神。在针灸实践中也将能否调神作为判断"粗工"和"上工"的标准，所谓"粗守形，上守神"是也。对于取穴法而言，窦氏深得取穴之要，腧穴实际可分为两类，一为"脉输"，一为"气穴"。脉输均在动脉处。对于"取五穴用一穴而必端，取三经用一经而可正"一句，还有另一种理解，即五个穴都可治疗某种疾病，例如尺泽、昆仑、委中、腰痛点、环跳、肾俞、太冲等均能治腰痛，到底选哪一个？某种病症可能与多条经脉有关，到底以哪一条为主？例如肺病，肺经、大肠经、肾经、心经、肝经等均与肺有联系，应该如何辨证？

明标与本，论刺深刺浅之经；住痛移疼，取相交相贯之径。岂不闻脏腑病，求门海俞募之微；经络滞，而求原别交会之道。更穷四根三结，依标本而刺无不痊；但用八法五门，分主客而针无不效。八脉始终连八会，本是纪纲；十二经络十二原，是谓枢要。一日取六十六穴之法，方见幽微；一时取十二经之原，始知要妙。

注解： 要明确经脉的标部和本部，以及不同经脉针刺的深浅。治疗疼痛宜多用阴阳交贯的方法（如龙虎交战手法，或者多取络穴、交会穴）。诊察和治疗脏腑的疾病，要仔细扣求期门、章门、京门、气海、血海和背俞穴、募穴等带有门海俞募性质穴位的微细变化。经络气血阻滞应以针灸原穴、络穴及交会穴为主。更进一步掌握了经脉的根结和标本上下关系的理论，按此针刺，则治疗疾病的范围就非常广泛灵活且有效。采用灵龟八法及五门十变针法，其中分主穴、客穴则往往有良好的针刺效果。奇经八脉通八脉交会穴，是人身经脉的纲要，十二经脉连十二原穴，则是气血的枢纽。气血行十二正经，一日中一时辰气旺一经，当此之时按子午流注选取全身六十六个穴位针刺之法，才显示出针灸的奥妙。按时辰分取十二原穴玄妙深奥。

发挥： 此段主要讲述要明标本根结，要掌握子午流注相关针法（五门十变、灵龟八法亦属于子午流注）。《标幽赋》全名《针经标幽赋》，其中的"针经"指的是《子午流注针经》，故其中包括了许多《子午流注针经》中的学术观点，从有关窦氏经验的针灸处方书籍《针灸集成》《盘石金直刺秘传》来看，尚未看见窦氏应用时间针法，故窦氏是否善用时间针法待考。窦氏重视标本根结可见其对《灵枢》的领会程度。标本即是古人构建经脉的雏形，又是探查病变经脉的重要诊察方法之一（详见《经脉理论还原与重构大纲》），所以知道标本，就知道病变经脉，在病变脉输刺灸，达到气血平和，即气至，则病愈，故窦氏说"则无惑于天下"。

原夫补泻之法，非呼吸而在手指；速效之功，要交正而识本经。交经缪刺，左有病而右畔取，泻络远针，头有病而脚上针。巨刺与缪刺各异，微针与妙刺相通。观部分而知经络之虚实，视浮沉而辨脏腑之寒温。且夫先令针耀，而虑针损；次藏口内，而欲针温。目无外视，手如握虎，心无内慕，如待贵人。左手重而多按，欲令气散；右手轻而徐入，不痛之因。空心恐怯，直立侧而多晕，背目沉掐，坐卧平而没昏。推于十干十变，知孔穴之开阖；论其五行五脏，察时日之旺衰。伏如横弩，应若发机。

注解： 补泻的方法，重点并不在呼吸，重要的是手指的捻转、提插、轻重、浅深。要想有快速的疗效，还须选用本经和与之相关的经脉穴位，如表里经、同名经等。交经缪刺法，即左侧有病而取右侧，运用刺络放血的方法，属于远部取穴，头上有病取足部穴位，上病下取。巨刺与缪刺虽然都是左病刺右，右病刺左，但是两者仍有不同，而用毫针巧妙祛邪的方法是相通的。根据经络的分布证候可知某经脉的虚实，诊察脉象的浮沉迟数，可分辨出某脏腑的寒证或热证。针刺之前要先保证针具的光滑，不应有针的损坏，然后把针放于口内，使得针具温热而不寒凉。针刺之时，医者集中思想，精神贯注，如擒虎般沉着、果决，如待贵人一样庄重、审慎。然后押手应重按穴位使得气散，刺手轻而徐缓地刺入，这样可使针刺而不痛。患者饥饿之时或恐惧严重，无论直立位或侧卧位针刺都易发生晕针。押手重掐穴位，不使患者看到进针情况，则坐卧位都不易发生晕针。根据天干地支及五门十变推论气血流注的变化，判断穴位的开阖情况。针刺如发射弩箭，根据各种情况，选择合适的时机施针，其疗效则如箭扣发扳机一样迅速。

发挥： 窦氏认为补泻方法更在于手法，故提出"手指补泻十四法"。笔者认为补泻的方法，不仅在手指的捻转、提插、轻重、浅深，配合呼吸会有更好的疗效。呼吸是通神的中介，可以使患者及医者心情放松，全神贯注。窦氏不愧是一代针灸大家，深谙《内经》要义，明白巨刺与缪刺的不同，缪刺是一个大概念，所有不属于"经刺方"的，均属于"缪刺"，而巨刺法实际仍属于"经刺",其表现为"邪客于经,左盛则右病,右盛则左病,亦有移易者,左痛未已而右脉先病,如此者,必巨刺之,必中其经,非络脉也"(《素问·缪刺论》)。针刺时,务必"手如握虎,心无内慕,如待贵人"。此乃调神之法,如不如此,则临床上多犯禁忌,且无法做到"伏如横弩,应若发机"。

阴交、阳别而定血晕;阴跷、阴维而下胎衣。痹厥偏枯,迎随俾经络接续;漏崩带下,温补使气血依归。静以久留,停针待之。必准者,取照海治喉中之闭塞;端的处,用大钟治心内之呆痴。大抵疼痛实泻,痒麻虚补。体重节痛而输居,心下痞满而井主。心胀咽痛,针太冲而必除;脾冷胃疼,泻公孙而立愈。胸满腹痛刺内关,胁疼肋痛针飞虎。筋挛骨痛而补魂门,体热劳嗽而泻魄户。头风头痛,刺申脉与金门;眼痒眼痛,泻光明于地五。泻阴郄止盗汗,治小儿骨蒸;刺偏历利小便,医大人水蛊。中风环跳宜刺,虚损天枢可取。由是午前卯后,太阴生血疾温;离左酉南,月朔死而速冷。循扪弹弩,留吸母而坚长;爪下伸提,疾呼子而嘘短。动退空歇,迎夺右而泻凉;推内进搓,随济左而补暖。慎之大凡危疾,色脉不顺而莫针;寒热风阴,饥饱醉劳而切忌。望不补而晦不泻,弦不夺而朔不济。精其心而穷其法,无灸艾而坏其皮;正其理而求其原,免投针而失其位。避灸处而和四肢,四十有九;禁刺处而除六俞,二十有二。

注解: 三阴交(一说阴交)和阳池(一名别阳)可平定妇人血晕。照海、内关有催产下胎衣的功效。使用补泻手法,可使经络气血运行复常,治疗各种痹病和中风后的半身不遂。采用温针或灸可温补气血,固摄气血而治疗崩漏证、带下证。治疗上面各病都要留针较长时间,以待正气恢复。取照海穴治疗喉中闭塞的症状，用大钟治疗心神失常痴呆。一般疼痛症属实宜用泻法，麻痒不仁多属虚证应用补法。五输穴中的"输"穴主治体重节痛，"井"穴主治心下痞满证。心胁部胀痛、咽痛可针肝经太冲穴治疗。脾胃冷痛，针公孙穴则愈。胸腹胀满不适，针刺内关。胁肋部疼痛，针刺支沟穴（飞虎）。筋挛骨痛取魂门穴行补法。体热虚劳咳嗽针魄户用泻法。头风头痛可刺申脉穴和金门穴。眼睛痒或痛可泻光明穴和地五会穴。针刺心经郄穴阴郄可以清内热而治疗盗汗和小儿骨蒸内热。刺偏历有利小便的作用而治疗腹水。中风半身不遂可取环跳穴。虚损宜补脾胃取胃经的天枢穴治疗。按照时辰顺序午前卯后是辰时、巳时，此时尤上半月之月亮，人之气血由虚转实，应顺其势而用温补法。离左西南是未时、申时，即午后，人之气血尤下半月之月亮，由实转虚。这是正常天人相应规律，因此应顺其势而用凉泻之法。用针之后采用循法、扪针孔法、轻弹针法、留针法、呼吸补法、选母穴补法都可以补虚，而重提、疾去针、选子穴、呼吸泻法都可以泻实。摇针动而速出针，不扪针孔，迎经脉流注顺序而刺，捻针向右皆泻法，可退热。重插进内，搓针法，随经脉流注顺序而刺，捻针向左都是补法，可以令寒转暖。要谨慎！凡危重患者，色脉证相逆者要谨慎处理，不可草率进针；大寒、大热、大风和阴晦的气候中，过饥、过饱、酒醉、过劳的患者都要注意禁忌审慎用针。每月十五日是月望，不宜用补法；初一日是月晦日，不宜采用泻法。上弦月是初七、初八日，不宜用泻法，下弦月是廿二日和廿三日，都不宜用泻法。精心地诊断，详尽地掌握各种灸法，不要无谓地灸坏皮肤，损伤肌肉，甚至造成坏病。研究医理，寻求疾病的原因和部位，以免针刺的穴位不准确精当。禁灸处记载有四十九穴；禁刺穴除肺心膈肝脾肾俞外，还有二十二个穴位，应谨慎。

发挥： 本段前半部分主要是讲不同疾病的治法。后半部分主要讲补泻时令及针灸禁忌。本段所言避灸处"四十有九"，就是指分布于头面、胸腹、腰背部的穴位，再加四肢的穴位，总计49穴。这也是不大准确的，只是窦汉卿的个人见解。有人进行统计，这49穴包括：面部的丝竹空、攒竹、睛明、素髎、口禾髎、迎香、承泣、颧髎、下关、耳门、人迎；颈项部的头维、头临泣、瘈脉、脑户、承光、天牖、天柱、风府、哑门；躯干部的周荣、渊腋、乳中、鸠尾、腹哀、石门、白环俞、心俞、脊中；四肢部的天府、肩贞、经渠、阳池、鱼际、少商、中冲、髀关、承扶、殷门、伏兔、阴市、委中、犊鼻、条口、漏谷、申脉、隐白、地五会、膝阳关。"禁刺处而除六俞，二十有二"指的是背部六个背俞穴，即肺俞、心俞、膈俞、肝俞、脾俞、肾俞；其余二十二个禁刺穴位为脑户、囟会、神庭、玉枕、络却、承灵、颅息、角孙、承泣、神道、灵台、膻中、水分、神阙、会阴、横骨、气冲、箕门、承筋、手五里、三阳络、青灵。可能由于古代条件所限，现在看这些穴位并不是不能刺灸，须辨证看待。

对于补泻时令及其他针灸禁忌问题，窦汉卿参考《黄帝内经》，如《灵枢·终始》云："凡刺之禁：新内勿刺，新刺勿内；已醉勿刺，已刺勿醉；新怒勿刺，已刺勿怒；新劳勿刺，已刺勿劳；已饱勿刺，已刺勿饱；已饥勿刺，已刺勿饥；已渴勿刺，已刺勿渴；大惊大恐，必定其气乃刺之。"《素问·刺禁论》云："无刺大醉，令人气乱。无刺大怒，令人气逆。无刺大劳人，无刺新饱人，无刺大饥人，无刺大渴人，无刺大惊人。"《素问·八正神明论》云："凡刺之法，必候日月星辰，四时八正之气，气定乃刺之。是故天温日明，则人血淖液而卫气浮，故血易泻，气易行；天寒日阴，则人血凝泣而卫气沉。月始生，则血气始精，卫气始行；月郭满，则血气实，肌肉坚；月郭空，则肌肉减，经络虚，卫气去，形独居。是以因天时而调血气也。是以天寒无刺，天温无疑。月生无泻，月满无补，月郭空无治，是谓得时而调之。因天之序，盛虚之时，移光定位，正立而待之。故曰月生而泻，是谓脏虚，月满而补，血气扬溢，络有留血，命曰重实；月郭空而治，是谓乱经。阴阳相错，真邪不别，沉以留止，外虚内乱，淫邪乃起。"

抑又闻高皇抱疾未瘥，李氏刺巨阙而复苏；太子暴死为厥，越人针维会而复醒。肩井、曲池，甄权刺臂痛而复射；悬钟、环跳，华佗刺躄足而立行。秋夫针腰俞，而鬼免沉疴，王纂针交俞，而妖精立出。刺肝俞与命门，使瞽士视秋毫之末，刺少阳与交别，俾聋夫听夏蚋之声。

注解：曾经听说高皇帝重病，李浩医师刺心之募穴巨阙后复苏。秦越人过虢国，太子患尸厥，秦越人为其针刺百会使太子苏醒。甄权治鲁州刺史库狄嵚的手臂痛，刺肩井和曲池穴后立即能挽弓射箭。华佗刺悬钟和环跳穴使下肢瘫痪、跛足之人立即能行走。南宋的徐秋夫，夜闻鬼求治腰痛，便扎腰俞穴，治好了痼疾。宋代王纂针刺某穴治好了一女的狐惑病，下针妖精即逃（王纂为南北朝时道士，涉及神鬼之说较多），其女病愈。还有针刺肝俞和睛明穴，使盲者复明，刺少阳经听会与阳池穴，使聋人复聪的各种记载。

发挥：此为历代部分医家的经验记载，值得一提的是李浩的巨阙刺法，实出自华佗徒弟樊阿的针法，《三国志》记载："阿善针术。凡医咸言背及胸藏之间不可妄针，针之不过四分，而阿针背入一二寸；巨阙胸藏，针下五六寸，而病辄皆瘳。"樊阿精通针法。所有的医生都说背部和胸部内脏之间不可以乱针，即使下针也不能超过四分深，而樊阿针刺背部穴位深到一二寸，在胸部的巨阙穴扎进去五六寸，而病常常都被治好。由此可知，华佗及其弟子的刺法应是募刺迫脏，以及刺华佗夹脊穴的脊神经根迫激术。具体刺法详见《针经知行录》。

嗟夫！去圣愈远，此道渐坠。或不得意而散其学，或衍[1]其能而犯禁忌。庸愚知浅，难契于玄言；至道渊深，得之者有几？偶述斯言，不敢示诸明达者焉，庶几乎童蒙之心启。

注解：啊！距古时针灸医圣已经很久远了，针灸之道已经开始衰落。有的人学习针灸未能领会其精髓就随意散布其学术；有的人为了炫耀其高超的技术而犯针灸禁忌。愚笨的人和平庸的人领悟程度比较低，难于理解和运用针灸玄妙的理论啊！针灸学理论极为深奥，真正得其真传的能有几个人？我上面说的这些话，不敢让真的领会针道明达者看，差不多给初学针灸的人有些启蒙的作用吧。

发挥：窦氏此言不虚，在古代如此，现代亦如此。笔者至今仍不敢说领会针道要义，写此书也仅是为了发表个人观点，尚不敢说完全正确，只希望对针灸人有一定的启蒙作用。更精华的内容，仍然脱离不了经典，尤其是作为针灸人的我们，更需要反复研读《黄帝内经》，方有可能领悟针道。

版本选择：成化八年本《针经指南》中《针经标幽赋》。

---

1 衍：《玉龙经》作炫，义顺。

第二节 《流注通玄指要赋》注解及发挥

必欲治病，莫如用针，巧运神机之妙，工开圣理之深。外取砭针，能蠲邪而扶正；中含水火，善回阳而倒阴。

注解：治病之法中，针灸疗法有着独特的优势。针灸是一门精巧的医术，可以运转生理活动上的神机，以平复功能失常的病理现象。只有针灸的上工，才能将圣人的医学理论继往开来，从实践中发挥它的真正价值。针刺疗法的针具主要用砭石，能起到蠲除病邪、扶助正气的作用。针道之中蕴含着阴阳五行的道理。针灸具有扶阳补阴的功效。

发挥：本段首倡针灸治病，并指明针灸的作用，与其《标幽赋》所述"拯救之法，妙用者针……观夫九针之法，毫针最微，七星上应，众穴主持。本形金也，有蠲邪扶正之道；短长水也，有决凝开滞之机，定刺象木，或斜或正；口藏比火，进阳补羸"有异曲同工的作用。现代研究表明，针灸可以调节运动系统、神经系统、内分泌系统、免疫系统、循环系统、呼吸系统、消化系统、泌尿系统、生殖系统。治疗各种疾病的作用机理各不相同，但是作用途径主要通过神经－内分泌－免疫调节。针灸的妙用之处也在于可以双向调节，通过针刺的深浅及手法，使得兴奋的受到抑制，使受到抑制的兴奋，如硬瘫，针刺可以释放肌肉的张力，从而改善肌肉痉挛状态；痿证，可以通过针刺使得肌肉收缩，增加肌张力；又如针刺可以使得交感神经兴奋，也可抑制交感神经。此类实例比比皆是，我辈应继往开来，发皇古义，融会新知才能与时俱进，发挥更好的疗效。

原夫络别支殊，经交错综，或沟池溪谷以歧异，或山海丘陵而隙共。斯流派以难揆，在条纲而有统。理繁而昧，纵补泻以何功；法捷而明，曰迎随而得用。

注解：经络系统主要包括经脉和络脉，经脉有阴经、阳经，经脉之间相互交通、错综复杂，经络上的穴位就像沟池溪谷、山海丘陵一样均有差异，但都处在孔隙或凹陷中。经络系统的流注复杂，是难以分辨记忆清楚的，但经络系统又是统一有序的。如果不理解这些复杂的规律，即使运用了补泻手法，也难获得满意的疗效。如果准确应用不同的补泻针法，就会收获快速而良好的疗效。

发挥：此段主要讲述了经络腧穴、刺法灸法的重要性。作为针灸人一定要明经络，懂穴性，不能用针灸的双脚去穿方药这双鞋，不能削足适履。黄龙祥研究员有精辟的论断："强和方药之辙，难押针灸之韵。"例如痹病，按中医内科的诊疗框架，病因：风、寒、湿、热；证型：最简单的分型也不下行痹、痛痹、着痹、热痹四型；对应的治法：祛风通络，温经散寒，除湿通络，清热通络。虽然分析得丝丝入扣，但对针灸而言最后还是根据肩、肘、腕、脊背、髀、股、膝、踝等不同的病变部位选穴施针。腧穴中没有专属祛风的穴、散寒的穴、除湿的穴、清热的穴……如果一定要将中医方药的"辨证分型"模式作为针灸诊疗标志或法则的话，那么至少针灸的一半"灸法"（包括时下流行的热敏灸），以及针法中的头皮针、耳针、腕踝针、有效点疗法、浮针、平衡针……这些疗效显著、广泛应用的疗法，乃至于 60 年前的主流针灸都将被关在"针灸"门外了！所以整改教材刻不容缓，但是这又何其容易？我辈任重而道远。

　　且如行步难移，太冲最奇。人中除脊膂之强痛，神门去心性之呆痴，风伤项急，始求于风府；头晕目眩，要觅于风池。耳闭须听会而治也，眼痛则合谷以推之。胸结身黄，取涌泉而即可；脑昏目赤，泻攒竹以偏宜。但见苦两肘之拘挛，仗曲池而平扫；四肢之懒惰，凭照海以消除。牙齿痛吕细堪治，头项强承浆可保。太白宜导于气冲，阴陵开通于水道。腹膨而胀，夺内庭以休迟；筋转而疼，泻承山而在早。大抵脚腕痛，昆仑解愈；股膝痛，阴市能医。痫发癫狂兮，凭后溪而疗理；疟生寒热兮，仗间使以扶持。期门罢胸满血膨而可以，劳宫退胃翻心痛以何疑。稽夫大敦去七疝之偏疼，王公谓此；三里却五劳之羸瘦，华佗言斯。固知腕骨祛黄，然骨泻肾。行间治膝肿目疾，尺泽去肘疼筋紧。目昏不见，二间宜取；鼻窒无闻，迎香可引。肩井除两髀难任，攒竹疗头疼不忍。咳嗽寒痰，列缺堪治；眵䁾冷泪，临泣尤准。髋骨将腿痛以祛残，肾俞把腰疼而泻尽。以见越人治尸厥于维会，随手而苏；文伯泻死胎于阴交，应针而殒。

　　注解： 至于足痛步行困难，太冲有着神奇的治疗效果；人中穴可以治疗脊柱两侧肌肉强痛；神门穴可以治疗心性痴呆；风邪侵袭人体导致颈项强痛，疾病初期可首先选择风府治疗；头晕目眩要用风池治疗；耳聋取听会；眼痛取合谷；胸部热结身黄，取涌泉治疗；脑昏目赤，取攒竹穴用泻法治疗。凡是见到两肘拘挛，用曲池穴可以快速解决；四肢懒惰乏力，用照海穴来缓解症状；肾虚牙痛可以用太溪治疗；头项强痛，用承浆穴治疗；凡是气上冲胸用太白穴可宣降；阴陵泉穴可以开通水道治水肿病；腹部胀满，取内庭穴可快速改善症状；腿肚转筋而疼，要赶紧泻承山来治疗。基本上脚腕痛，可以取昆仑穴治愈；股膝痛，可以用阴市治疗；癫狂痫证，可以取后溪治疗；疟疾寒热往来，可以取间使治疗；胸满、血结膨满，取期门；翻胃、呕恶、心痛，取劳宫。考查了古代医籍的记载，大敦可治七疝之睾丸偏坠，王焘的《外台秘要》中有这样的记载；足三里可治五劳之羸瘦，华佗验案中有记载。腕骨可治黄疸；泻然骨可以治疗肾病实证；行间可治膝盖肿痛和目疾；尺泽可以治肘疼筋紧；目昏不见，可以取二间治疗；鼻窒不闻香臭，取迎香可以治疗；肩井可治疗两髀疼痛不能负重；攒竹穴可治疗头疼；咳嗽寒痰可取列缺；眼屎凝积、冷泪可取足临泣；髋骨穴可以治疗腿疼从而治疗中风引起的残疾；泻肾俞穴可治疗腰疼；扁鹊治疗虢太子尸厥病取百会穴，患者随着针刺而苏醒；徐文伯用刺三阴交的方法，使怀孕后胎死腹中的妇女排出死胎。

发挥：以上各条均为某穴主治某疾，详见第四章解析部分，此不赘述。

圣人于是察麻与痛，分实与虚，实则自外而入也，虚则自内而出。以故济母而裨其不足，夺子而平其有余。观二十七之经络，一一明辨；据四百四之疾证，件件皆除。故得夭枉都无，跻斯民于寿域；几微已判，彰往古之玄书。

注解：圣人检察患者肢体的麻木和疼痛，分虚证和实证，实证即外感六淫之邪中人，从外而入里；虚即指内伤虚损气血不足，是由内而发。因此，可以应用补母泻子法，虚则补其母穴，实则泻其子穴。十二正经和十五络脉共二十七条，其循经、是动病、所生病等要分别清楚。古代记载针灸能治疗的四百四十种疾病，都要一一验证治愈。这样，就不会有治坏和误伤性命的事发生，老百姓就能尽其天年。以上微妙的针灸理论已经分析明白，我不过是阐发古代医籍所载的深奥理论罢了。

发挥：本段讲述了治病首先要明白病证的虚实、虚实是如何得来的及治疗方法。需要说明的是，《黄帝内经》中的"虚"与"实"多指脉之虚实。早在汉简《脉书》中，"盈""虚"已作为脉诊的主要内容，并已确立了"脉盈而泻之，虚而实之，净则待之"的针灸治疗原则。窦汉卿将其理解为病证之虚实。长期以来，人们对于虚实一直存在一定误解，随着中医"虚实"概念的演变，依据病证之虚实治疗疾病已经渐渐成为方药治病的准则。这不仅影响人们对《内经》中许多篇章原文的准确理解，也直接影到人们针灸临床诊疗的思路。

抑又闻心胸病，求掌后之大陵；肩背患，责肘前之三里。冷痹肾余，取足阳明之土；连脐腹痛，泻足少阴之水。脊间心后者，针中渚而立瘥；胁下肋边者，刺阳陵则即止。头项痛，拟后溪以安然；腰脚疼，在委中而已矣。夫用针之士，于此理苟明者焉，收祛邪之功而在乎捻指。

注解：我又听说心胸疾患，可以取位于掌后的大陵穴；肩背疾患，可以取位于肘前的手三里穴。寒湿所侵，致使出现疝气，取足阳明胃经合土穴足三里；感受风寒之邪，致使脐腹疼痛，泻足少阴肾经合水穴阴谷。脊间心后痛，扎中渚穴可以立即治愈；胁下肋边的疾病，刺阳陵泉可立即解除。头项痛，取后溪可以使患者安然自若；腰脚疼，刺委中穴而疼痛立即停止。针灸医生如果能深入研究本篇所述的针灸理论，心中豁然明了，那么于临床中，收获良好的效果就在捻指搓针之间了。

发挥：本段前半部分仍是讲单个穴位主治，详见第四章解析部分，此不赘述。最后一句是值得每个针灸人思考的。现代针灸人越来越注重"术",而非道。从我们日常生活中,也能看出这一倾向:例如,如今人们赞扬医生说"医术高明",而非医道;人们赞扬针灸医生说"针法精湛""穴法神妙",而非针道。在这种大背景下,大多针灸人大多时候已然不知"针道"为何,古道淡出视界而新道尚未建成,针灸学面临着无道可循的时期。现代针灸人临证时各有其说,各炫其能,何病何时用何法何术,皆不的确,全凭经验与习惯,所谓"妄治时愈,愚心自得"。笔者亦常常教导学生要明白"针道",将书法作品《针道》挂于诊室及家里,常常自省悟道。

　　针灸学的发展命运取决于什么?今天针灸人给出的最多回答是"在于疗效",然而两千年前的针工却给出了完全不同的观点——"治不能循理,弃术于市,妄治时愈,愚心自得"(《素问·征四失论》)。汉代《淮南子》也明言:"故有道以统之,法虽少,足以化矣;无道以行之,法虽众,足以乱矣"。窦汉卿深知其中要害,故于最后提出,以警示后人。

　　版本选择:成化八年本《针经指南》中《流注通玄指要赋》。

第三节 《针灸玉龙歌》注解及发挥

扁鹊授我玉龙歌,玉龙一试绝沉疴,
玉龙之歌真罕得,流传千载无差讹。
我今歌此玉龙诀,玉龙一百二十六,
医者行针殊妙绝,但恐时人自差别。
补泻分明指下施,金针一刺显明医,
伛者立身偻者起,从此名扬天下知。

中风

中风不语最难医，发际顶门穴要知，

更向百会明补泻，实时苏醒免灾危。

发挥：顶门即囟会穴，中风乃经气不能上达于头乃作，故此三穴用灸法更适宜，且在其原文下注解中明言，顶门禁不可刺，灸七壮；百会中风先补后泻，多补少泻，灸七壮。

口眼㖞斜

中风口眼致㖞斜，须疗地仓连颊车，

㖞左泻右依师语，㖞右泻左莫教差。

发挥：地仓透颊车乃窦氏治疗面瘫之常用穴位，且用其代表性的沿皮透刺法。

头风

头风呕吐眼昏花，穴取神庭始不差，

子女惊风皆可治，印堂刺入艾来加。

偏正头风

偏正头风痛难医，丝竹金针亦可施，

沿皮向后透率谷，一针两穴世间稀。

发挥：此种头痛乃因颞肌激痛点引发，故丝竹空透率谷可快速释放颞肌筋膜张力，改善偏正头痛的症状。

头风痰饮

偏正头风有两般，风池穴内泻因痰，

若还此病非痰饮，合谷之中仔细看。

发挥：本头风病为远近配穴，风池穴应横针一寸半，透刺风府穴，合谷用直刺法。

头项强痛

项强兼头四顾难，牙疼并作不能宽，
先向承浆明补泻，后针风府即时安。

发挥：本病按照按部取穴，前后穴位相配，相得益彰。

牙疼（附呕吐）

牙疼阵阵痛相煎，针灸还须觅二间，
翻呕不禁兼吐食，中魁奇穴试看看。

乳蛾

乳蛾之症更稀奇，急用金针病可医，
若使迟延难整治，少商出血始相宜。

鼻渊

鼻流清涕名鼻渊，先泻后补疾可痊，
若更头风并眼痛，上星一穴刺无偏。

不闻香臭

不闻香臭从何治，须向迎香穴内攻，
先补后泻分明记，金针未出气先通。

眉目间痛

眉间疼痛不能当，攒竹沿皮刺不妨，

若是目疼亦同治，刺入头维疾自康。

发挥：本针灸处方采用了两种透穴法，一为攒竹透鱼腰，一为头维透悬颅，两针均用泻法，以除眉目间痛。

心痛

九般心痛及脾疼，上脘穴中宜用针，

脾败还将中脘泻，两针成败免灾侵。

三焦

三焦热气壅上焦，口苦舌干不和调，

针刺关冲出毒血，口生津液气俱消。

上焦热（附心虚胆寒）

少冲穴在手少阴，其穴功多必可针，

心虚胆寒还泻补，上焦热涌手中寻。

发挥：两针均位于手少阴心经之上，注文言"上焦热涌手中寻"，手中乃通里穴，心与胆脏腑别通，故可治心惊胆寒。

痴呆

痴呆一症少精神，不识尊卑最苦人，

神门独治痴呆病，转手骨开得穴真。

目光

眼睛红肿痛难熬，怕日羞明心自焦，

但刺睛明鱼尾穴，太阳出血病全消。

发挥：本针灸处方要求睛明穴针尖向鼻刺入一分半。笔者临床针之感刺激性强，患者可立即流出眼泪，对于眼睛干涩者，笔者亦常用此法。鱼尾穴应透鱼腰穴，太阳刺血。三穴均属泻法。

目病隐涩

忽然眼痛血贯睛，隐涩羞明最可憎，

若是太阳除毒血，不须针刺自和平。

目热

心血炎上两眼红，好将芦叶搐鼻中，

若还血出真为美，目内清凉显妙功。

发挥：本穴位为内迎香穴，详见第四章中笔者解析。

目烂

风眩烂眼可怜人，泪出汪汪实苦辛，

大小骨空真妙穴，灸之七壮病根除。

目昏

肝家血少目昏花，肝俞之中补更加，

三里泻来肝血益，双目朗朗净无瑕。

发挥：肝俞、足三里均为直刺法，肝俞直刺二分，足三里针入三分，恰好位于膜筋，为肝所主，故亦可调肝。

耳聋（附红肿生疮）

耳聋气闭不闻声，痛痒蝉吟总莫禁，
红肿生疮须用泻，只从听会用金针。

聋疠（二症）

若人患耳即成聋，下手先须觅翳风，
项上倘然生疬子，金针泻动号良工。

喑哑

哑门一穴两筋间，专治失音言语难，
此穴莫深唯是浅，刺深翻使病难安。

痰嗽喘急

咳嗽喘急及寒痰，须从列缺用针看，
太渊亦泻肺家疾，此穴仍宜灸更安。

发挥：本针灸处方为本经原络配穴法。

咳嗽腰痛（附黄疸）

忽然咳嗽腰脊痛，身柱由来穴更真，
至阳亦医黄疸病，先泻后补妙通神。

伤风

伤风不解咳嗽频，鼻流清涕气昏沉，
喷嚏须针风门穴，咳嗽还当艾火深。

喘

哮喘一症最难当，夜间无睡气遑遑，

天突寻之真妙穴，膻中一灸便安康。

发挥：本针灸处方对于哮喘急症有较好疗效，可快速改善症状。上均属局部取穴，可宽胸理气。

气喘

气喘吁吁不得眠，何当日夜苦相煎，

若取璇玑真个妙，更针气海保安然。

发挥：此两穴均要求直刺三分，气喘乃肺之病症，刺入三分刺皮，以皮应肺，泻璇玑，补气海。

哮喘痰嗽

哮喘咳嗽痰饮多，才下金针疾便和，

俞府乳根一般刺，气喘风痰渐渐磨。

发挥：此两穴均属局部取穴，不再赘述。

口气

口气由来最可憎，只因用意苦劳神，

大陵穴共人中泻，心脏清凉口气清。

发挥：此为远近配穴法，均用泻法，泻火以治疗口气。

气满

小腹胀满气攻心，内庭二穴刺须针，

两足有水临泣泻，无水之时不用针。

气（附心闷手生疮）

劳宫穴在掌中心，满手生疮不可禁，
心闷之疾大陵泻，气攻胸腹一般针。

肩肿痛

肩端红肿痛难当，寒湿相搏气血狂，
肩髃穴中针一遍，顿然神效保安康。

肘挛筋痛（二首）

（一）

两肘拘牵筋骨痛，举动艰难疾可憎，
若是曲池针泻动，更医尺泽便堪行。

（二）

筋急不和难举对，穴法从来尺泽真，
若遇头面诸般疾，一针合谷妙通神。

发挥：肘挛筋疼有两处方，一均为局部取穴，二为远近配穴。以笔者经验而言，急性病症先以远端取穴为主，可配合近部取穴；对于病程较长的患者，以局部取穴为主，可配合远端穴位调气，因病久者局部多有瘀证，应先祛除局部瘀证方可有效。

肩背痛

肩臂风连背亦痛，用针胛缝妙通灵，
五枢本治腰疼病，入穴分明疾顿轻。

发挥：本针灸处方为远近配穴，以腿治臂。

虚

虚羸有穴是膏肓，此法从来要难度，

禁穴不针宜灼艾，灸之千壮亦无妨。

虚弱起夜

老人虚弱小便多，夜起频频更若何，

针助命门真妙穴，艾加肾俞疾能和。

发挥：本病乃因肾虚而起，故以命门、肾俞相配，调补肾阳。

胆寒心惊鬼交白浊

胆寒先是怕心惊，白浊遗精苦莫禁，

夜梦鬼交心俞泻，白环俞穴一般针。

发挥：心俞针对病因病机，治疗胆寒心惊，白环俞治疗遗精白浊，对症与对证相配合。

劳证

传尸劳病最难医，涌泉穴内没忧疑，

痰多须向丰隆泻，喘气丹田亦可施。

发挥：本病病本在肾，故先取涌泉补之，直入三分。注文言此穴有血可疗，无则危。然后以丰隆祛痰，关元补虚纳气，补多泻少。

盗汗

满身发热病为虚，盗汗淋漓缺损躯，

穴在百劳椎骨上，金针下著疾根除。

肾虚腰痛

肾虚腰痛最难当，起坐艰难步失常，

肾俞穴中针一下，多加艾火灸无妨。

腰脊强痛

脊膂强痛泻人中，挫闪腰疼亦可针，

委中也是腰疼穴，任君取用两相通。

发挥：此两穴均为远端取穴，对于人中穴明言挫闪腰疼，说明急性腰痛取人中穴有较好疗效，久病之腰痛或效不佳或疗效不持久。委中如有瘀络可刺血，无则以在穴周寻找阳性点针之。

手腕疼

腕中无力或麻瘤，举指酸疼握物难，

若针腕骨真奇妙，此穴尤宜仔细看。

臂腕疼

手臂相连手腕疼，液门穴内下针明，

更有一穴名中渚，泻多勿补疾如轻。

发挥：此为远端取穴，荥俞相配增强疗效。

虚烦

连日虚烦面赤妆，心中惊恐亦难当，

通里心原真妙穴，神针一刺便安康。

腹中气块

腹中气块最为难，须把金针刺内关，

八法阴维名妙穴，肚中诸疾可平安。

腹痛

腹中疼痛最难当，宜刺大陵并外关，

若是腹疼兼闭结，支沟奇穴保平安。

发挥：此为表里经配穴，外关穴并无治疗腹痛的作用，但是如果采用外关透内关，才能有此作用，若有大便闭结，增加支沟治疗。

吹乳

妇人吹乳痛难熬，吐得风痰疾可调，

少泽穴内明补泻，金针下了肿全消。

白带

妇人白带亦难治，须用金针取次施，

下元虚惫补中极，灼艾尤加仔细推。

脾疾翻胃

脾家之疾有多般，翻胃多因吐食餐，

黄疸亦须腕骨灸，金针中脘必痊安。

发挥：本病病位在胃肠，故以小肠经原穴及胃之募穴治疗。

腿风

环跳为能治腿风，居髎二穴亦相同，

更有委中出毒血，任君行步显奇功。

膝腿无力

膝疼无力腿如瘫，穴法由来风市间，
更兼阴市奇穴妙，纵步能行任往还。

腿痛

髋骨能医两腿痛，膝头红肿一般同，
膝关膝眼皆须刺，针灸堪称劫病功。

膝风

红肿名为鹤膝风，阳陵二穴便宜攻，
阴陵亦是通神穴，针到方知有俊功。

脚气

寒湿脚气痛难熬，先针三里及阴交，
更兼一穴为奇妙，绝骨才针肿便消。

脚肿

脚跟红肿草鞋风，宜向昆仑穴上攻，
再攻太溪共申脉，此针三穴病相同。、

脚背痛

丘墟亦治脚跗疼，更刺行间疾便轻，
再取解溪商丘穴，中间补泻要分明。

脚疾

脚步艰难疾转加，太冲一穴保无他，

中封三里皆奇妙，两穴针而并不差。

发挥：以上八种病症均为局部取穴，不再赘述。

疟疾

疟疾脾寒最可怜，有寒有热两相煎，

须将间使金针泻，泄热补寒方可痊。

时疫疟疾

时疫疟疾最难禁，穴法由来用得明，

后溪一穴如寻得，艾火多加疾便轻。

瘰疬

瘰疬由来瘾疹同，疗之还要择医工，

肘尖有穴名天井，一用金针便有功。

痔漏

九般痔漏最伤人，穴在承山效如神，

纵饶大痛呻吟者，一刺长强绝病根。

发挥：此针灸处方为远近配穴，承山一定要平刺，长强一定抽针大痛方可有效。

大便闭塞

大便闭塞不能通，照海分明在足中，

更把支沟来泻动，方知医士有神功。

身痛

浑身疼痛疾非常，不定穴中细审详，

有筋有骨须浅刺，灼艾临时要度量。

惊痫

五痫之证不寻常，鸠尾之中仔细详，

若非明师真老手，临时犹恐致深伤。

水肿

病称水肿实难调，腹胀膨脝不可消，

先灸水分通水道，后针三里及阴交。

发挥：此阴交为三阴交穴，水分、水道为局部取穴，促进小肠分利水液，足三里与三阴交调理脾胃，促进水液吸收。本针灸处方采用了远近取穴及表里经取穴。

疝气（三首）

（一）

由来七疝病多端，偏坠相兼不等闲，

不问竖疬并木肾，大敦一泻即时安。

（二）

竖疬疝气发来频，气上攻心大损人，

先向阑门施泻法，大敦复刺可通神。

（三）

冲心肾疝最难为，须用神针病自治，

若得关元并带脉，功成处处显良医。

发挥：三首处方均治疝气，但是具体情况不同，故处方不同。单纯疝气，或症状初期者，为肝经病证，以大敦治之即可；
若有气上攻心，则增阑门治疗，且形成远近配穴；最后一首应
为腹部肌群无力导致的疝气，故应通过改善腹部肌群与内脏的
异常从而改善腹压治疗疝气。

痔漏

痔漏之疾亦可针，里急后重最难禁，
或痛或痒或下血，二白穴在掌后寻。

泄泻

脾泄为灾若有余，天枢妙穴刺无虞，
若兼五脏脾虚症，艾火多烧疾自除。

伤寒

伤寒无汗泻复溜，汗出多时合谷收，
六脉若兼沉细证，下针才补病痊瘳。

伤寒过经

过经未解病沉沉，须向期门穴上针，
忽然气喘攻胸胁，三里泻之须用心。

脚细筋疼

脚细拳挛痛怎行，金针有法治悬钟，
风寒麻痹连筋痛，一刺能令病绝踪。

牙疼

风牙虫蛀夜无眠，吕细寻之痛可蠲，
先用泻针然后补，方知法是至人传。

心腹满痛（附半身麻痹手足不仁）

中都原穴是肝阴，专治身麻痹在心，
手足不仁心腹满，小肠疼痛便须针。

头胸痛呕吐眩晕

金门申脉治头胸，重痛虚寒候不同，
呕吐更兼眩晕苦，停针呼吸在其中。

发挥：本针灸处方要求金门透申脉。金门为足太阳之郄穴，申脉通阳跷脉。此两穴均可治头胸痛，一为经脉所过，主治所及；二是根据全息理论，以脚应头，呕吐眩晕为头疼导致，故可不增加配穴。

小肠疝气连腹痛

水泉穴乃肾之原，脐腹连阴痛可蠲，
更刺大敦方是法，下针速泻即安然。

发挥：水泉并非肾之原，乃肾经之郄穴，肝肾同源，故用肝肾经穴治疗疝气连腹痛。

脾胃虚弱

咽酸口苦脾虚弱，饮食停寒夜不消，
更把公孙脾俞刺，自然脾胃得和调。

发挥：本病病位在脾，故用脾经络穴及背俞穴治疗。《灵枢·经脉》云："足太阴之别，名曰公孙。去本节之后一寸，别走阳明；其别者，入络肠胃，厥气上逆则霍乱，实则肠中切痛；虚则鼓胀。取之所别也。"

臂细筋寒肾痛

臂细无力转动难，筋寒骨痛夜无眠，

曲泽一针依补泻，更将通里保平安。

发挥：本病疼痛部位应在心经或小肠经循行部位，故以通里一针通两经，曲泽为局部治疗。

版本选择：文渊阁《四库全书》本中《扁鹊神应针灸玉龙经》。

注：原文中注释部分多与《窦太师针经》重复，笔者均删除。由于《扁鹊神应针灸玉龙经》中多为单穴治疗，其机理在第四章的注解中已有详述，故笔者仅针对两个穴位以上的针灸处方进行注解。

第四节 《针灸歌》注解及发挥

中风瘫痪经年月，曲鬓七处艾且热。

发挥：此处曲鬓实乃发际穴，此处言七处，出自《黄帝明堂灸经·正人形第四》："凡人不信此法，或饮食不节，酒色过度，忽中此风，言语謇涩，半身不遂，宜于七处一齐下火，各灸三壮。如风在左灸右，在右灸左。一、百会穴。二、耳前发际。三、肩井穴。四、风市穴。五、三里穴。六、绝骨穴。七、曲池穴。上件七穴，神效极多，不能具录，根据法灸之，万无一失也。"这些内容在本书"窦汉卿针方之道"中已有详述。

耳聋气闭听会中，百会脱肛并泻血。

承浆暴哑口㖞斜，耳下颊车并口脱。

发挥：本处方在"针灸处方之道"中已有详述，实承浆、颊车、地仓三穴。

偏正头疼及目眩，囟会神庭最亲切。

风劳气嗽久未痊，第一椎下灸两边。

发挥：本穴应为经外奇穴大杼穴。

肺疼喘满难偃仰，华盖中府能安然。

喉闭失音并吐血，细寻天突宜无偏。

瘰疬当求缺盆内，紫宫吐血真秘传。

霍乱吐泻精神脱，艾灸中脘人当活。

食积脐旁取章门，气癖食关中脘穴。

脐上一寸名水分，腹胀更宜施手诀。

关元气海脐心下，虚惫崩中真妙绝。

发挥：气海乃肓之原，关元乃下丹田所在，均为要穴大穴，均可治虚惫崩中。

呕吐当先求膈俞，胁痛肝俞目翳除。

肩如反弓臂如折，曲池养老并肩髃。

泄泻注下取脐内，意舍消渴诚非虚。

气刺两乳中庭内，巨阙幽门更为最。

忽然下部发奔豚，穴号五枢宜灼艾。

肺俞魄户疗肺痿，疟灸脾俞寒热退。

膏肓二穴不易求，虚惫失精并上气。

五痔只好灸长强，肠风痔疾尤为良。

肠痛围脐四畔灸，相去寸半当酌量。

发挥：四畔灸实首见于《肘后备急方·救卒客忤死方》："客忤者，中恶之类也，多于道门门外得之，令人心腹绞痛胀满，气冲心胸，不即治，亦杀人，救之方……又方：以绳横度其人口，以度其脐，去四面各一处，灸各三壮，令四火俱起，瘥。"《备急千金要方·惊痫》亦有记载："治小儿暴痫者，身躯正直如死人，及腹中雷鸣，灸太仓及脐中上下两旁各一寸，凡六处，又灸当腹度取背，以绳绕颈下至脐中竭，便转绳向背顺脊下行，尽绳头，灸两旁各一寸五壮。"但是所说分寸各有出入。

赤白带下小肠俞，咳逆期门中指长。

大敦二穴足大趾，血崩血衄宜细详。

项强天井及天柱，鼻塞上星真可取。

人门挺露号产癥，阴跷脐心二穴主。

发挥：治疗本病应用照海与神阙穴。

妇人血气痛难禁，四满灸之效可许。

脐下二寸名石门，针灸令人绝子女。

肩髃相对主痿留，壮数灸之宜推求。

腹连痈瘯骨蒸患，四花一灸可无忧。

环跳取时需侧卧，冷痹筋挛足不收。

转筋速灸承山上，太冲寒疝实时瘳。

脚气三里及风市，腰痛昆仑曲胲里。

复溜偏治五淋病，涌泉无孕须怀子。

阴中湿痒阴跷间，便疝大敦足大趾。

癫邪之病及五痫，手足四处艾俱起。

发挥：此手足四处指手足鬼眼穴。

风拄地痛足髁疼，京历跗阳与仆参。
心如锥刺太溪上，睛痛宜去灸拳尖。
历节痛风两处灸，飞扬绝骨可安痊。
脾虚腹胀身浮肿，大都三里艾宜燃。
赤白痢下中膂取，背脊三焦最宜主。

发挥：此处应用中膂俞及三焦俞治疗。

臂痛手疼手三里，腕骨肘髎与中渚。
巨骨更取穴谚谙，肩背痛兼灸天柱。
腰俞一穴最为奇，艾灸中间腰痛愈。
醉饱俱伤面目黄，但灸飞扬及库房。
额角偏头痛灌注，头风眼泪视眈眈。
伤寒热病身无汗，细详孔最患无妨。
寒气绕脐心痛急，天枢二穴夹脐旁。
女人经候不匀调，中极气海与中髎。
月闭乳痈临泣妙，痃聚膀胱即莫抛。
乳汁少时膻中穴，夜间遗尿觅阴包。
足疼足弱步难履，委中更有三阴交。
心悸怔忡多健忘，顶心百会保安康。
两丸牵痛阴痿缩，四满中封要忖量。
四直脐心灸便沥，胞转葱吹溺出良。

发挥：最后一句前半句即指四畔灸，后半句实乃孙思邈
《备急千金要方》葱管导尿术。《备急千金要方·胞囊论》云：

299

"凡尿不在胞中，为胞屈僻，津液不通，以葱叶除尖头，纳阴茎孔中深三寸，微用口吹之，胞胀，津液大通即愈。"

> 忽然梦魇归泉速，踇趾毛中最可详。
> 脑热脑寒并脑溜，凶会穴中宜着灸。
> 鼻中息肉气难通，灸取上星辨香臭。
> 天突结喉两旁间，能愈痰涎并咳嗽。
> 忽然间发身旋倒，九椎筋缩无差瘳。
> 痈疽杂病能为先，蒜艾当头急用捻。
> 犬咬蛇伤灸痕迹，牙痛叉手及肩尖。

发挥：牙痛取穴实为龙渊及经外奇穴肩尖。肩尖一穴出自南宋张杲《医说》。

> 噎塞乳根一寸穴，四椎骨下正无偏。
> 大便失血阳虚脱，脐心对脊效天然。

发挥：此乃命门穴，故可治疗肾阳虚衰之大便失血。

又歌曰：

> 心疼巨阙穴中求，肩井曲池躯背痛。
> 眼胸肝俞及命门，足躄悬钟环跳中。
> 阴跷阳维治胎停，照海能于喉闭用。
> 大钟一穴疗心痴，太冲腹痛须勤诵。
> 脾胃疼痛泻公孙，胸腹痛满内关分。
> 劳嗽应须泻魄户，筋挛骨痛销魂门。
> 眼痛睛明及鱼尾，阴郄盗汗却堪闻。
> 若也中风在环跳，小儿骨蒸偏历尊。

行步艰难太冲取，虚损天枢实为主。

要知脊痛治人中，痴呆只向神门许。

风伤项急风府寻，头眩风池吾语汝。

耳闭听会眼合谷，承浆偏疗项难举。

胸结身黄在涌泉，眼昏目赤攒竹穿。

两肘拘挛曲池取，转筋却先承山先。

宣导气冲与太白，开通水道阴陵边。

脚腕痛时昆仑取，股膝疼痛阴市便。

癫痫后溪疟间使，心痛劳宫实堪治。

胸满胁胀取期门，大敦七疝兼偏坠。

怯黄偏在腕骨中，五劳羸瘦求三里。

膝肿目疾行间求，肘痛筋挛尺泽试。

若也鼻塞取迎香，两股酸痛肩井良。

偏头风痛泻攒竹，咳唾寒痰列缺强。

迎风冷泪在临泣，委中肾俞治腰行。

三阴交中死胎下，心胸如病大陵将。

肩背患时手三里，两足冷痹肾俞拟。

胁下筋边取阳陵，脊心如痛针中渚。

头强项硬刺后溪，欲知秘诀谁堪侣。

此法传从窦太师，后人行知踏规矩。

版本选择：文渊阁《四库全书》本中《扁鹊神应针灸玉龙经》。

注：由于《针灸歌》中多为单穴治疗，其机理在《窦太师针经》的注解中已有详述，故笔者仅针对两个穴位以上的针灸处方进行注解，如处方均为局部取穴，笔者亦省略不注。且第二首歌乃由《标幽赋》《流注通玄指要赋》二首改编而成，故不再注解。

穴名拼音索引

症状拼音索引

B

症状	原文	来源
白带	妇人白带亦难治，须用金针取次施。下元虚惫补中极，灼艾尤加仔细推	《玉龙歌》
背痛	肩井曲池躯背痛	《针灸歌》
奔豚	忽然下部发奔豚，穴号五枢宜灼艾	《针灸歌》
鼻塞	鼻塞上星真可取	《针灸歌》
	若也鼻塞取迎香	《针灸歌》
鼻息肉	鼻中息肉气难通，灸取上星辨香臭	《针灸歌》
鼻渊	鼻流清涕名鼻渊，先泻后补疾可痊，若更头风并眼痛，鼻窒：鼻窒无闻，迎香可引	《流注通玄指要赋》
闭经	月闭乳痈临泣妙	《针灸歌》
	上星一穴刺无偏	《玉龙歌》
髀不可举	肩井除两髀难任	《流注通玄指要赋》

续表

症状	原文	来源
臂痛	两胛疼痛气攻胸，肩井二穴最有功。此穴由来真气聚，泻多补少应针中	《玉龙歌》
臂痛手疼	臂痛手疼手三里，腕骨肘髎与中渚	《针灸歌》
臂腕痛	手臂相连手腕疼，液门穴内下针明。更有一穴名中渚，泻多勿补疾如轻	《玉龙歌》
臂细筋寒骨痛	臂细无力转动难，筋寒骨痛夜无眠。曲泽一针依补泻，更将通里保平安	《玉龙歌》
便血	大便失血阳虚脱，脐心对脊效天然	《针灸歌》
不闻香臭	不闻香臭从何治，须向迎香穴内攻，先补后泻分明记，金针未出气先通	《玉龙歌》

C

症状	原文	来源
产癥	人门挺露号产癥，阴跷脐心二穴主	《针灸歌》
眵臁	眵臁冷泪，临泣尤准	《流注通玄指要赋》
痴呆	痴呆一症少精神，不识尊卑最苦人。神门独治痴呆病，转手骨开得穴真	《玉龙歌》

症状	原文	来源
痴呆	痴呆只向神门许	《针灸歌》
痴呆	大钟一穴疗心痴	《针灸歌》
痴呆	神门去心性之呆痴	《流注通玄指要赋》
齿痛	牙齿痛吕细堪治	《流注通玄指要赋》
赤白带下	赤白带下小肠俞	《针灸歌》
虫兽咬伤	犬咬蛇伤灸痕迹	《针灸歌》
传尸劳	传尸劳病最难医，涌泉穴内莫忧疑。痰多须向丰隆泻，喘气丹田亦可施	《玉龙歌》
喘	哮喘一症最难当，夜间无睡气惶惶。天突寻得真穴在，膻中一灸便安康	《玉龙歌》
喘满	肺疼喘满难偃仰，华盖中府能安然	《针灸歌》
催乳	妇人催乳痛难熬，吐得风痰疾可调。少泽穴中明补泻，金针下了肿全消	《玉龙歌》

D

症状	原文	来源
盗汗	满身发热病为虚，盗汗淋漓却损躯。穴在百劳椎骨上，金针下着疾根除	《玉龙歌》
	泻阴郄止盗汗，治小儿骨蒸	《标幽赋》

症状	原文	来源
盗汗	阴郄盗汗却堪闻	《针灸歌》

E

症状	原文	来源
耳闭	耳闭听会眼合谷	《针灸歌》
耳聋（附：红肿生疮）	耳聋气闭不闻音，痛痒蝉吟总莫禁。红肿生疮须用泻，只从听会用金针	《玉龙歌》
耳聋	耳闭须听会而治也	《流注通玄指要赋》
	耳聋气闭听会中	《针灸歌》
	若人患耳即成聋，下手先须觅翳风	《玉龙歌》

F

症状	原文	来源
肺痿	肺俞魄户疗肺痿	《针灸歌》
风劳气嗽	风劳气嗽久未痊，第一椎下灸两边	《针灸歌》
妇人尿闭	胞转葱吹溺出良	《针灸歌》
妇人血气痛	妇人血气痛难禁，四满灸之效可许	《针灸歌》
腹痛	腹中疼痛最难当，宜刺大陵并外关。若是腹痛兼闭结，支沟奇穴保平安	《玉龙歌》

续表

症状	原文	来源
腹痛	太冲腹痛须勤诵	《针灸歌》
腹胀	腹而胀，夺内庭以休迟	《流注通玄指要赋》
	脐上一寸名水分，腹胀更宜施手诀	《针灸歌》
腹胀（浮肿）	脾虚腹胀身浮肿，大都三里艾宜燃	《针灸歌》
腹中气块	腹中气块最为难，须把金针刺内关。八法阴维为妙穴，肚中诸疾可平安	《玉龙歌》

G

症状	原文	来源
睾丸痛	两丸牵痛阴痿缩，四满中封要忖量	《针灸歌》
股膝痛	股膝疼痛阴市便	《针灸歌》
	股膝痛，阴市能医	《流注通玄指要赋》
骨蒸	腹连疹瘰骨蒸患，四花一灸可无忧	《针灸歌》

H

症状	原文	来源
寒疝	太冲寒疝实时瘳	《针灸歌》
喉闭	照海能于喉闭用	《针灸歌》

症状	原文	来源
喉闭失音（吐血）	喉闭失音并吐血，细寻天突宜无偏	《针灸歌》
黄疸	固知腕骨祛黄	《流注通玄指要赋》
	祛黄偏在腕骨中	《针灸歌》
	至阳亦医黄疸病，先泻后补妙通神	《玉龙歌》
	醉饱俱伤面目黄，但灸飞扬及库房	《针灸歌》
霍乱	霍乱吐泻精神脱，艾灸中脘人当活	《针灸歌》

J

症状	原文	来源
脊膂强痛	人中除脊膂之强痛	《流注通玄指要赋》
脊痛	要知脊痛治人中	《针灸歌》
瘕聚	瘕聚膀胱即莫抛	《针灸歌》
肩背痛	肩背患，责肘前之三里	《流注通玄指要赋》
	肩背患时手三里	《针灸歌》
	肩臂风连背亦痛，用针胛缝妙通灵。五枢本治腰疼病，入穴分明疾顿轻	《玉龙歌》
	巨骨更取穴谵谵，肩背痛兼灸天柱	《针灸歌》

症状	原文	来源
肩臂痛	肩如反弓臂如折，曲池养老并肩髃	《针灸歌》
肩肿痛	肩端红肿痛难当，寒湿相搏气血狂。肩髃穴中针一遍，顿然神效保安康	《玉龙歌》
健忘	心悸怔忡多健忘，顶心百会保安康	《针灸歌》
脚背痛	丘墟亦治脚跗疼，更刺行间疾便轻。再取解溪商丘穴，中间补泻要分明	《玉龙歌》
脚疾	脚步难移疾转加，太冲一穴保无它。中封三里皆奇妙，两穴针而并不差	《玉龙歌》
脚气	寒湿脚气痛难熬，先针三里及阴交。更兼一穴为奇妙，绝骨才针肿便消	《玉龙歌》
脚气	脚气三里及风市	《针灸歌》
脚腕痛	大抵脚腕痛，昆仑解愈	《流注通玄指要赋》
	脚腕痛时昆仑取	《针灸歌》
脚细筋疼	脚细拳挛痛怎行，金针有法治悬钟。风寒麻痹连筋痛，一刺能令病绝踪	《玉龙歌》
脚肿	脚跟红肿草鞋风，宜向昆仑穴上攻。再取太溪共申脉，此针三穴病相同	《玉龙歌》

症状	原文	来源
筋挛骨痛	筋挛骨痛而补魂门	《标幽赋》
	筋挛骨痛销魂门	《针灸歌》
筋挛足不收	环跳取时需侧卧，冷痹筋挛足不收	《针灸歌》
惊痫	五痫之症不寻常，鸠尾之中仔细详。若非明师真老手，临时尤恐致深伤	《玉龙歌》
绝孕	脐下二寸名石门，针灸令人绝子女	《针灸歌》

K

症状	原文	来源
咳逆	咳逆期门中指长	《针灸歌》
咳嗽	咳嗽寒痰，列缺堪治	《流注通玄指要赋》
咳嗽	咳唾寒痰列缺强	《针灸歌》
咳嗽鼻流清涕	腠理不密咳嗽频，鼻流清涕气昏沉。喷嚏须针风门穴，咳嗽还当艾火深	《玉龙歌》
咳嗽痰涎	天突结喉两旁间，能愈痰涎并咳嗽	《针灸歌》
咳嗽腰痛	忽然咳嗽腰脊痛，身柱由来穴更真	《玉龙歌》
口眼㖞斜（暴哑）	承浆暴哑口㖞斜，耳下颊车并口脱	《针灸歌》

续表

症状	原文	来源
口眼㖞斜	中风口眼致㖞斜，须疗地仓连颊车，㖞左泻右依师语，㖞右泻左莫教差	《玉龙歌》

L

症状	原文	来源
劳嗽	劳嗽应须泻魄户	《针灸歌》
劳证	五劳羸瘦求三里	《针灸歌》
冷痹肾余	冷痹肾余，取足阳明之上	《流注通玄指要赋》
历节痛风	历节痛风两处灸，飞扬绝骨可安痊	《针灸歌》
痢疾	赤白痢下中膂取，背脊三焦最宜主	《针灸歌》
两股酸痛	两股酸痛肩井良	《针灸歌》
两足冷痹	两足冷痹肾俞拟	《针灸歌》
瘰疬	瘰疬当求缺盆内	《针灸歌》
瘰疬	瘰疬由来隐疹同，疗之还要择医工。肘间有穴名天井，一用金针便有功	《玉龙歌》
瘰疬	若人患耳即成聋，下手先须觅翳风，项上倘然生疬子，金针泻动号良工	《玉龙歌》

M

症状	原文	来源
满手生疮	劳宫穴在掌中心，满手生疮不可禁	《玉龙歌》
眉目间痛	眉目痛病不能当，攒竹沿皮刺不妨，若是目疼亦同治，刺入头维疾自康	《玉龙歌》
梦魇	忽然梦魇归泉速，拇趾毛中最可详	《针灸歌》
目病隐涩	忽然眼痛血贯睛，隐涩羞明最可憎。若是太阳出毒血，不须针刺自和平	《玉龙歌》
目赤	脑昏目赤，泻攒竹以偏宜	《流注通玄指要赋》
	眼睛红肿痛难熬，怕日羞明心自焦。但刺睛明鱼尾穴，太阳出血病全消	《玉龙歌》
目昏	目昏不见，二间宜取	《流注通玄指要赋》
	肝家血少目昏花，肝俞之中补更佳。三里泻来肝血益，双瞳朗朗净无瑕	《玉龙歌》
目疾	膝肿目疾行间求	《针灸歌》
	行间治膝肿目疾	《流注通玄指要赋》
目烂	风眩烂眼可怜人，泪出汪汪实苦辛。大小骨空真妙穴，灸之七壮病除根	《玉龙歌》

续表

症状	原文	来源
目热	心血炎上两眼红，好将芦叶搐鼻中。若还血出真为美，目内清凉显妙功	《玉龙歌》
目痛	睛痛宜去灸拳尖	《针灸歌》
目翳	胁痛肝俞目翳除	《针灸歌》

N

症状	原文	来源
脑病	脑热脑寒并脑溜，囟会穴中宜着灸	《针灸歌》
脑昏	脑昏目赤，泻攒竹以偏宜	《流注通玄指要赋》
疟疾	癫痫后溪疟间使	《针灸歌》
	疟疾脾寒最可怜，有寒有热两相煎。须将间使金针泻，泄热补寒方可痊	《玉龙歌》
	疟灸脾俞寒热退	《针灸歌》
	疟生寒热兮，仗间使以扶持	《流注通玄指要赋》

O

症状	原文	来源
口气	口气由来最可憎，只因用意苦劳神。大陵穴共人中泻，心脏清凉口气清	《玉龙歌》

续表

症状	原文	来源
呕吐	翻呕不禁兼吐食，中魁奇穴试看看	《玉龙歌》
	呕吐当先求膈俞	《针灸歌》

P

症状	原文	来源
脾疾反胃	脾家之疾有多般，反胃多因吐食餐。黄疸亦须腕骨灸，金针中脘必痊安	《玉龙歌》
脾胃疼痛	脾痛胃疼泻分孙而立愈	《标幽赋》
	脾胃疼痛泻公孙	《针灸歌》
脾胃虚弱	咽酸口苦脾虚弱，饮食停寒夜不消。更把公孙脾俞刺，自然脾胃得和调	《玉龙歌》
偏头风痛	偏头风痛泻攒竹	《针灸歌》
偏头痛	额角偏头痛灌注，头风眼泪视晄晄	《针灸歌》
偏正头风	头风偏正最难医，丝竹金针亦可施，更要沿皮透率谷，一针两穴世间稀	《玉龙歌》
偏正头疼（目眩）	偏正头疼及目眩，囟会神庭最亲切	《针灸歌》

Q

症状	原文	来源
脐腹痛	连脐腹痛，泻足少阴之水	《流注通玄指要赋》
脐周痛	肠痛围脐四畔灸，相去寸半当酌量	《针灸歌》
气冲	太白宜导于气冲	《流注通玄指要赋》
	宣导气冲与太白	《针灸歌》
气喘	气喘吁吁不得眠，何当日夜苦相煎。若取璇玑真个妙，更针气海保安然	《玉龙歌》
气满	小腹胀满气攻心，内庭二穴刺须真。两足有水临泣泻，无水之时不用针	《玉龙歌》
缺乳	乳汁少时膻中穴	《针灸歌》

R

症状	原文	来源
绕脐痛	寒气绕脐心痛急，天枢二穴夹脐旁	《针灸歌》
乳蛾	乳蛾之症更稀奇，急用金针病可医，若使迟延难整治，少商出血始相宜	《玉龙歌》
乳痛	气刺两乳中庭内，巨阙幽门更为最	《针灸歌》
乳痛	月闭乳痛临泣妙	《针灸歌》

S

症状	原文	来源
三焦	三焦邪气拥上焦，舌干口苦不和调，针刺关冲出毒血，口生津液气俱消	《玉龙歌》
疝气（三首）	由来七疝病多端，偏坠相兼不等闲。不问竖痃并木肾，大敦一泻实时安	《玉龙歌》
疝气	便疝大敦足大趾	《针灸歌》
	冲心肾疝最难为，须用神针病自治。若得关元并带脉，功成处处显良医	《玉龙歌》
	大敦七疝兼偏坠	《针灸歌》
	稽夫大敦去七疝之偏疼，王公谓此	《流注通玄指要赋》
	竖痃疝气发来频，气上攻心大损人。先向阑门施泻法，大敦复刺可通神	《玉龙歌》
伤风	伤风不解咳频频，久不医之劳病终。咳嗽须针肺俞穴，痰多必用刺丰隆	《玉龙歌》
伤寒	伤寒无汗泻复溜，汗出多时合谷收。六脉若兼沉细证，下针才补病痊瘳	《玉龙歌》
伤寒过经	过经未解病沉沉，须向期门穴上针。忽然气喘攻心胁，三里泻之须用心	《玉龙歌》

症状	原文	来源
伤寒无汗	伤寒热病身无汗，细详孔最患无妨	《针灸歌》
上焦热（附：心虚胆寒）	少冲穴在手少阴，其穴功多必可针。心虚胆寒还补泻，上焦热涌手中寻	《玉龙歌》
身痛	浑身疼痛疾非常，不定穴中宜细详。有筋有骨须浅刺，灼艾临时要度量	《玉龙歌》
肾虚腰痛	肾虚腰痛最难当，起坐艰难步失常。肾腧穴中针一下，多加艾火灸无妨	《玉龙歌》
尸厥	以见越人治尸厥于维会，随手而苏	《流注通玄指要赋》
时疫疟疾	时疫疟疾最难禁，穴法由来用得明。后溪一穴如寻得，艾火多加疾便轻	《玉龙歌》
食积气癖	食积脐旁取章门，气癖食关中脘穴	《针灸歌》
手腕疼	腕中无力或麻痛，举指酸疼握物难。若针腕骨真奇妙，此穴尤宜仔细看。	《玉龙歌》
水道不通	开通水道阴陵边	《针灸歌》
	阴陵开通于水道	《流注通玄指要赋》
水肿	病称水肿实难调，腹胀膨脝不可消。先灸水分通水道，后针三里及阴交	《玉龙歌》

症状	原文	来源
死胎	文伯泻死胎于阴交，应针而殒	《流注通玄指要赋》

T

症状	原文	来源
胎停	阴跷阳维治胎停	《针灸歌》
痰嗽喘急	咳嗽喘急及寒痰，须从列缺用针看。太渊亦泻肺家疾，此穴仍宜灸更安	《玉龙歌》
体热劳嗽	体热劳嗽而泻魄户	《标幽赋》
头风	头昏呕吐眼昏花，穴在神庭刺不差，子女惊风皆可治，印堂刺入艾来加	《玉龙歌》
头风痰饮	偏正头风有两般，风池穴内泻因痰，若还此病非痰饮，合谷之中仔细看	《玉龙歌》
头风头痛	头风头痛，刺申脉与金门	《标幽赋》
头疼	攒竹疗头疼不忍	《流注通玄指要赋》
头项强	头强项硬刺后溪	《针灸歌》
	头项强承浆可保	《流注通玄指要赋》
头项强痛	项强兼头四顾难，牙疼并作不能宽。先向承浆明补泻，后针风府即时安	《玉龙歌》
头项痛	头项痛，拟后溪以安然	《流注通玄指要赋》

症状	原文	来源
头胸痛呕吐眩晕	金门申脉治头胸，重痛虚寒候不同。呕吐更兼眩晕苦，停针呼吸在其中	《玉龙歌》
头眩	头眩风池吾语汝	《针灸歌》
头晕目眩	头晕目眩，要觅于风池	《流注通玄指要赋》
吐血	紫宫吐血真秘传	《针灸歌》
腿风	环跳为能治腿风，居髎二穴亦相同。更有委中出毒血，任君行步显奇功	《玉龙歌》
腿痛	髋骨将腿痛以祛残	《流注通玄指要赋》
腿痛	髋骨能医两腿痛，膝头红肿一般同。膝关膝眼皆须刺，针灸堪称劫病功	《玉龙歌》
脱肛	百会脱肛并泻血	《针灸歌》

W

症状	原文	来源
痿证	肩髃相对主痿留，壮数灸之直推求	《针灸歌》
胃翻心痛	劳宫退胃翻心痛以何疑	《流注通玄指要赋》
无孕	涌泉无孕须怀子	《针灸歌》
五劳羸瘦	三里却五劳之羸瘦，华佗言斯	《流注通玄指要赋》
五淋	复溜偏治五淋病	《针灸歌》

X

症状	原文	来源
膝风	红肿名为鹤膝风，阳陵二穴便宜攻。阴陵亦是神通穴，针到方知有俊功	《玉龙歌》
膝腿无力	膝疼无力腿如瘫，穴法由来风市间。更兼阴市奇妙穴，纵步能行任往还	《玉龙歌》
膝肿	膝肿目疾行间求	《针灸歌》
	行间治膝肿目疾	《流注通玄指要赋》
下胎	三阴交中死胎下	《针灸歌》
痫病	忽然痫发身旋倒，九椎筋缩无差瘳	《针灸歌》
痫病	痫发癫狂兮，凭后溪而疗理；	《流注通玄指要赋》
项急	风伤项急，始求于风府	《流注通玄指要赋》
	风伤项急风府寻	《针灸歌》
项强	承浆偏疗项难举	《针灸歌》
	项强天井及天柱	《针灸歌》
消渴	意舍消渴诚非虚	《针灸歌》
小便不利	刺偏历利小便，医大人水蛊	《标幽赋》
小肠疝气连腹痛	水泉穴乃肾之原，脐腹连阴痛可蠲。更刺大敦方是法，下针速泻即安然	《玉龙歌》
小儿骨蒸	小儿骨蒸偏历尊	《针灸歌》

续表

症状	原文	来源
小儿骨蒸	泻阴郄止盗汗，治小儿骨蒸；	《标幽赋》
哮喘咳嗽	哮喘咳嗽痰饮多，才下金针疾便和。俞府乳根一般刺，气喘风痰渐渐磨	《玉龙歌》
胁肋疼痛	胁疼肋痛针飞虎	《标幽赋》
胁肋痛	胁下肋边者，刺阳陵则即止	《流注通玄指要赋》
胁痛	胁痛肝俞目翳除	《针灸歌》
	胁下筋边取阳陵	《针灸歌》
泄泻	脾泄为灾若有余，天枢妙穴刺无虞。若兼五脏脾虚证，艾火多烧疾自除	《玉龙歌》
	四直脐心灸便沥	《针灸歌》
	泄泻注下取脐内	《针灸歌》
心腹满痛（附：半身麻痹、手足不仁）	中都原穴是肝阴，专治身麻痹在心。手足不仁心腹满，小肠疼痛便须针	《玉龙歌》
心后痛	脊间心后者，针中渚而立痊	《流注通玄指要赋》
	脊心如痛针中渚	《针灸歌》
心悸怔忡	心悸怔忡多健忘，顶心百会保安康	《针灸歌》
心闷	心闷之疾大陵泻，气攻胸腹一般针	《玉龙歌》
心疼	心疼巨阙穴中求	《针灸歌》

症状	原文	来源
心痛	九般心痛及脾疼，上脘穴中宜用针，脾败还将中脘泻，两针成败免灾侵	《玉龙歌》
	心如锥刺太溪上	《针灸歌》
	心痛劳宫实堪治	《针灸歌》
心胸病	抑又闻心胸病，求掌后之大陵	《流注通玄指要赋》
	心胸如病大陵将	《针灸歌》
心胀咽痛	心胀咽痛，针太冲而必除	《标幽赋》
胸腹痛满	胸腹痛满内关分	《针灸歌》
胸结身黄	胸结身黄取涌泉而即可	《流注通玄指要赋》
	胸结身黄在涌泉	《针灸歌》
胸满腹痛	胸满腹痛刺内关	《标幽赋》
胸满胁胀	胸满胁胀取期门	《针灸歌》
胸满血膨	期门罢胸满血膨而可以	《流注通玄指要赋》
虚	虚羸有穴是膏肓，此法从来要度量。禁穴不针宜灼艾，灸之千壮亦无妨	《玉龙歌》
虚惫崩中	关元气海脐心下，虚惫崩中真妙绝	《针灸歌》
虚惫失精	膏肓二穴不易求，虚惫失精并上气	《针灸歌》

症状	原文	来源
虚烦	连日虚烦面赤妆,心中惊恐亦难当。通里心原真妙穴,神针一刺便安康	《玉龙歌》
虚弱夜起	老人虚弱小便多,夜起频频更若何。针助命门真妙穴,艾加肾俞疾能和	《玉龙歌》
虚损	虚损天枢而可取	《标幽赋》
虚损	虚损天枢实为主	《针灸歌》
血证	大敦二穴足大趾,血崩血衄宜细详	《针灸歌》

Y

症状	原文	来源
牙疼	牙疼阵阵痛相煎,针灸还须觅二间	《玉龙歌》
牙痛	风牙虫蛀夜无眠,吕细寻之痛可蠲。先用泻针然后补,方知法是至人传	《玉龙歌》
牙痛	牙痛叉手及肩尖	《针灸歌》
眼病(胸胁病)	眼胸肝俞及命门	《针灸歌》
眼病	耳闭听会眼合谷	《针灸歌》
眼昏目赤	眼昏目赤攒竹穿	《针灸歌》
眼痛	眼痛睛明及鱼尾	《针灸歌》

续表

症状	原文	来源
眼痛	眼痛则合谷以推之	《流注通玄指要赋》
眼痒眼痛	眼痒眼痛，泻光明与第五	《标幽赋》
腰脊强痛	脊膂强痛泻人中，挫闪腰疼亦可针。委中亦是腰疼穴，任君取用两相通	《玉龙歌》
腰脚疼	腰脚疼，在委中而已矣	《流注通玄指要赋》
腰疼	肾俞把腰疼而泻尽	《流注通玄指要赋》
腰痛	委中肾俞治腰行	《针灸歌》
	腰痛昆仑曲瞅里	《针灸歌》
	腰俞一穴最为奇，艾灸中间腰痛愈	《针灸歌》
噎塞	噎塞乳根一寸穴，四椎骨下正无偏	《针灸歌》
夜间遗尿	夜间遗尿觅阴包	《针灸歌》
阴中湿痒	阴中湿痒阴跷间	《针灸歌》
喑哑	哑门一穴两筋间，专治失音言语难。此穴莫深惟是浅，刺深反使病难安	《玉龙歌》
迎风冷泪	迎风冷泪在临泣	《针灸歌》
痈疽	痈疽杂病能为先，蒜艾当头急用捻	《针灸歌》
月经不调	女人经候不匀调，中极气海与中髎	《针灸歌》

Z

症状	原文	来源
痔疾	五痔只好灸长强，肠风痔疾尤为良	《针灸歌》
痔瘘漏	九般痔疾最伤人，穴在承山妙如神。纵饶大痛呻吟者，一刺长强绝病根	《玉龙歌》
痔漏	痔漏之疾亦可针，里急后重最难禁。或痒或痛或下血，二白穴从掌后寻	《玉龙歌》
中风	且如行步难移，太冲最奇	《流注通玄指要赋》
	若也中风在环跳	《针灸歌》
	行步艰难太冲取	《针灸歌》
	中风不语最难医，顶门发际亦堪施，百会穴中明补泻，及时苏醒免灾危	《玉龙歌》
	中风环跳而宜刺	《标幽赋》
	中风瘫痪经年月，曲鬓七处艾且热	《针灸歌》
肘部拘挛	但见苦两肘之拘挛，仗曲池而平扫	《流注通玄指要赋》
	两肘拘挛曲池取	《针灸歌》
肘挛筋痛（两首）	两手拘挛筋骨痛，举动艰难疾可增。若是曲池针泻动，更医尺泽便堪行	《玉龙歌》

症状	原文	来源
肘挛筋痛	筋急不和难举动，穴法从来尺泽真。若遇头面诸般疾，一针合谷妙通神	《玉龙歌》
肘疼筋紧	尺泽去肘疼筋紧	《流注通玄指要赋》
肘痛筋挛	肘痛筋挛尺泽试	《针灸歌》
转筋	筋转而疼，泻承山而在早	《流注通玄指要赋》
	转筋却先承山先	《针灸歌》
	转筋速灸承山上	《针灸歌》
足躄躄	足躄躄悬钟环跳中	《针灸歌》
足跟痛	风拄地痛足髃疼，京骨跗阳与仆参	《针灸歌》
足疼足弱	足疼足弱步难履，委中更有三阴交	《针灸歌》

主要参考文献

1. 黄龙祥. 针灸名著集成［M］. 北京：华夏出版社，1996.

2. 黄龙祥，黄幼民. 实验针灸表面解剖学：针灸学与表面解剖学影像学的结合［M］. 北京：人民卫生出版社，2007.

3. 黄龙祥. 中国古典针灸学大纲［M］. 北京：人民卫生出版社，2019.

4. 黄龙祥. 针灸典籍考［M］. 北京：北京科学技术出版社，2017.

5. 黄龙祥，黄幼民. 针灸腧穴通考：《中华针灸穴典》研究［M］. 北京：人民卫生出版社，2011.

6. 黄龙祥. 元代珍稀针灸三种［M］. 北京：人民卫生出版社，2008.

7. 陈晓辉，黄龙祥. 针经知行录：寻觅针道真谛［M］. 北京：人民卫生出版社，2020.

8. 南京中医学院. 诸病源候论校释［M］. 北京：人民卫生出版社，2013.

9. 黄龙祥. 经脉理论还原与重构大纲［M］. 北京：人民卫生出版社，2016.

10. 迈尔斯，关玲，周维金，等. 解剖列车：徒手与动作治疗的肌筋膜经线［M］. 北京：军事医学科学出版社，2015.

11. 克莱尔·戴维斯，安伯·戴维斯，黎娜. 触发点疗法

［M］.北京：北京科学技术出版社，2018.

12.樊玉林.听宫初考（临床观察部分）［J］.西安医学院学报，1977（Z1）：44–51.

13.黄龙祥.经脉理论还原与重构大纲［M］.北京：人民卫生出版社，2016.

14.王以贡.针灸临床探研录［M］.北京：人民卫生出版社，2018.

15.王凯军.王新明独特针灸经验真传［M］.北京：中国医药科技出版社，2018.

16.张智龙.浅谈意气针法［J］.山西中医，1990，006（002）：31–33.

17.方云鹏.手象针与足象针［M］.西安：陕西科学技术出版社，1986.

18.柳泰佑.手指针入门讲座［M］.高丽手指针学会，2005.

19.季秦安，季波.季氏手诊手疗法［M］.西安：世界图书出版西安公司，1998.

20.季秦安.季秦安手诊手疗［M］.太原：山西科学技术出版社，2015.

21.袁其伦.现代针灸学临床实用手册［M］.北京：科学技术文献出版社，2002.

22.葛钦甫.葛氏掌针法［M］.香港：华夏文化出版社，2012.

23.黄龙祥.黄帝明堂经辑校［M］.北京：中国医药科技出版社，1987.

24.蔡朝鸿主编.中医学基础［M］.长沙：湖南大学出版社，1974.

25.陈夷，陈小雨，宋宝林.点压手穴治病绝招［M］.北京：

中医古籍出版社，1992.

26. David G.Simons，Janet G.Travell，Lois S.Simons. 肌筋疼痛与功能障碍·激痛点手册［M］.北京：人民军医出版社，2014.

27. 王居易.王居易针灸医案讲习录［M］.北京：中国中医药出版社，2014.

28. 王峥，马雯.中国刺血疗法大全［M］.合肥：安徽科学技术出版社，2005.

29. 中医出版中心.黄帝内经素问［M］.北京：人民卫生出版社，2012.

30. 中医出版中心.灵枢经［M］.北京：人民卫生出版社，2012.

31. 林慧光.陈修园医学全书［M］.北京：中国中医药出版社，2015.

32. 李宝金.窦汉卿腧穴、刺灸法研究［D］.北京：中国中医科学院，2018.

33. 孙孟章.窦汉卿师承与传人考略［J］.中华医史杂志，2011（02）：115-120.

34. 李宝金，李桃花，刘清国.窦汉卿著作篇目考辨［J］.中国针灸，2008（04）：306-308.

35. 李宝金.窦汉卿生平及其学术思想源流考辨［D］.北京：北京中医药大学，2007.